肾与肺系病

中医肺系病传承创新丛书

总主编　张伟

主编　刘学

山东科学技术出版社

图书在版编目（CIP）数据

肾与肺系病 / 刘学主编 . -- 济南：山东科学技术
出版社，2024.5
（中医肺系病传承创新丛书 / 张伟总主编）
ISBN 978-7-5723-1923-5

Ⅰ . ①肾…　Ⅱ . ①刘…　Ⅲ . ①肾病（中医）-
中医疗法　②肺病（中医）- 中医疗法　Ⅳ . ① R256

中国国家版本馆 CIP 数据核字（2024）第 018500 号

肾与肺系病
SHEN YU FEIXIBING

责任编辑：李文靖
装帧设计：孙　佳

主管单位：山东出版传媒股份有限公司
出 版 者：山东科学技术出版社
地址：济南市市中区舜耕路 517 号
邮编：250003　电话：（0531）82098088
网址：www.lkj.com.cn
电子邮件：sdkj@sdcbcm.com
发 行 者：山东科学技术出版社
地址：济南市市中区舜耕路 517 号
邮编：250003　电话：（0531）82098067
印 刷 者：济南升辉海德印业有限公司
地址：山东省济南市高新区科创路 2007 号
院内东车间 3 号
邮编：250104　电话：（0531）88912938

规格：16 开（184 mm×260 mm）
印张：18.5　字数：330 千
版次：2024 年 5 月第 1 版　印次：2024 年 5 月第 1 次印刷
定价：68.00 元

中医肺系病传承创新丛书

编 委 会

本书编委会

总主编　张　伟

主　编　刘　学

副主编　刘骅漫　沈　宁　刘显涛　田　梅

编　委　（以姓氏笔画为序）

孙玥枫　孙海涛　李佳晴　李博洋

吴　凡　苑玮珊

丛 书 序

《素问·六节脏象论》言："肺者，气之本。"《医经精义》云："肺气如天，居至高布阳气。"肺者，生气之源，主气司呼吸，又处胸中至高之位，乃相傅之官，治节出焉。肺气充沛，宣降调畅，则治节有权，主行水，朝百脉，使全身之气、血、津液各尽其责。然肺为华盖，固护诸脏免受侵袭，又为娇脏，清虚而纤芥不容，是故内外之邪均易犯肺。加之肺与他脏休戚相关，因而肺系病常易牵涉甚广，导致病机繁复，辨析难明。

医之为道，肇起农皇，千载群书，递至今朝。余以其卷帙浩繁，非探幽穷赜，不能道只字。然肺系之病散载各书，鲜有系统论著，学人诚难遍阅，故吾采菁撷华，纂集《中医肺十论》《中医肺十病》《中医肺十法》梓行于世。《中医肺十论》以气、血、阴、阳、经络论肺生理之常，以痰、瘀、虚、毒论肺病理之变。《中医肺十病》本于临床，进与病谋，退与心谋，意在指导省病诊疾、遣方用药。《中医肺十法》将肺之常变与相关疾病有机结合，列以治法次第应之，乃承于《中医肺十论》《中医肺十病》一脉，并为"肺病三十"，然其本意不在出古人范畴。兵无常形，水无常势，岐黄之术贵乎临机应变，故吾博综深思，勒成《张伟中医肺病学》一书，详细论述肺系病之概念范畴、生理病理、辨病辨证、治法方药，提出"医学4.0模式"概念，以应时代之变。然治疾除患，俱极精切，纵寝馈其中，亦恐不得穷辨证之精微，究制方之妙旨。况学问之道，贵与年俱进，前书所录，不能尽绝。思之鉴之，吾将殚精医学四十余载所求奥义，汇辑成帙，但求无负先人之意，悉合时地之宜，以垂医统。

张锡纯《医学衷中参西录》有云："夫事贵师古者，非以古人之规矩、准绳限我也……又贵举古人之规矩、准绳而扩充之，变化之，引伸触长之。"世代变迁，疾病谱亦深变，病因病机愈趋繁杂。故本丛书分列三部，始论病因之探究，

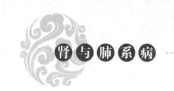

继论病机之辨析，终论脏腑经络之关联。病因篇就肺系病常见病因分述《风邪与肺系病》《寒邪与肺系病》《毒邪与肺系病》《七情与肺系病》共四部，并进一步总结提炼"致病当量"概念及临床意义。病机篇编撰《气运失常与肺系病》《血运失常与肺系病》《痰湿与肺系病》《内生五邪与肺系病》共四部，基于病机之源流，结合临证之所悟，编次成集。其中，详细阐述了"气运失常""血运失常""津液代谢失常""脏腑功能失常"及"本虚标实"贯穿慢性肺系病始终的理论，衷中参西，与现代医学病名接轨，为当代中医诊疗提供新的病机阐释及临证思路。脏腑与经络篇纳含《心与肺系病》《肝与肺系病》《肾与肺系病》《脾与肺系病》《经络与肺系病》共五部，指出肺部疾患的传变有其独特规律，多与他脏并病或合病，常有心肺气虚、肺脾气虚、肝火犯肺、肺肾阴虚等证型。此外，脾不散精理论、气机升降理论、络病理论等亦对遣方用药有重要指导意义，然其精密纷繁，此处不再添详叙。

呼吸系统疾病作为全球性的常见病、多发病，严重威胁着人民的身体健康，给疾病防治工作带来沉重负担和严峻挑战。调查显示，慢性阻塞性肺疾病目前为全球三大死因之一，我国总患病人数高达 1 亿人，而肺癌更是位居我国恶性肿瘤发病首位。呼吸系统疾病具有高发病率、高死亡率、高经济负担的特征，而与之相反的低知晓率、低就诊率、低检查率，令人抚膺扼腕。随同生活方式、生态环境的变动，以及人口增长、老龄化等现实问题，间质性肺疾病、慢性阻塞性肺疾病、肺癌等非传染性疾病发病率、死亡率的上升有目共睹，流感等传染性疾病的暴发亦给社会、经济以及人类健康带来巨大威胁。疾病谱因时因势千变万化，中医需要不断注入创新的"源头活水"，博采前贤之义蕴，引而伸之，才能在更多领域取得新突破。当代中医药，以其独特优势和显著疗效受到越来越多的重视和认可，在世界范围内的影响力日益扩大。从《慢性阻塞性肺疾病全球防治创议》等新标准的中医解读，到临床上抗病毒、抗纤维化治疗的成效斐然，岐黄之术，前景似锦。

曹炳章云："医之治病，虽有成法规矩，成法之中，尤寓变化之巧。规矩之法有尽，而用法变化无穷也。"本丛书上采先贤青简之菁华，下并吾临证之所得，斟酌之，损益之，更兼幸承"齐鲁中医药优势专科肺病集群"捐资，终得

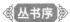

今付剞劂。然拘方治病病必殆，浓望毋按图而索骥。管窥之见，详述于下，以俟高明者匡所不逮。倾囊所著，祈之裨于医道同好，更祈裨于国计民生，如是则慰然快哉。

张　伟

序

　　"肺肾相关"理论是中医脏象学说的重要内容,其源于《黄帝内经》。《灵枢·经脉》言"肺手太阴之脉,起于中焦,下络大肠,还循胃口,上膈属肺。从肺系,横出腋下,下循臑内……""肾足少阴之脉,起于小指之下……其直者,从肾上贯肝膈,入肺中,循喉咙,挟舌本。其支者,从肺出,络心,注胸中",提示肺、肾二脏经脉相连,经气互通。之后历代医家对肺、肾二脏的关系论述逐渐加以发展完善。《类证治裁·喘证》云:"肺为气之主,肾为气之根,肺主出气,肾主纳气,阴阳相交,呼吸乃和。"《身经通考》亦云:"肾病必先求之于肺。"从肺系病"发时治肺,平时治肾""实喘治肺须兼治胃,虚喘治肾兼宜治肺",到现今"发时治肺兼顾肾,平时治肾兼顾肺"和"以肾治肺"观点的提出,均证实了肺、肾二脏关系密切。

　　肺、肾二脏在生理、病理上相互影响,具体表现在呼吸运动、水液代谢和五行及阴阳相互资生等三方面。在生理方面,肺、肾二脏通过经脉相联系。人体的呼吸运动一方面依赖肺气的肃降功能,另一方面还必须依赖肾气的摄纳潜藏,以维持呼吸的深度。在病理方面,肾气亏虚,肾不纳气,导致肺所吸入之清气不能潜藏于肾,而导致呼吸表浅,甚则喘息的病理表现。在水液代谢方面,肺肾相辅相成,肺气宣发肃降作用推动和调节全身水液的输布和排泄。肾主水,对水液有直接蒸腾气化作用,主持和调节人体水液代谢的生理功能。肺在五行属金,肾在五行属水,金为水之母,肺阴充足,可以下输以充盈肾阴。肾阳为诸阳之根,肾阳充足,可以温助肺阳,推动肺中津液输布。

　　随着现代生理学、病理学、免疫学和分子生物学等的发展,中医"肺肾相关"理论的物质基础及其科学内涵不断得到阐释和丰富。近年来,学者们运用现代科学技术对"肺肾相关"理论的物质基础及其内涵进行了大量的临床研究和基础研究。有研究表明,在肺通气过程中,正、负压呼吸及其深度的改变通过自主神经系统和心－肺－肾反射来影响肾素－血管紧张素－醛固酮系统的活动，从而调节肾脏泌尿功能，影响人及动物的尿量。还有研究表明，在正常情况下肺的功能活动除了通过下丘脑－神经垂体或心－肺－肾反射机制等间接影响肾脏尿生成功能外，还可以通过肺组织本身释放的生物活性物质经血运直接调控肾小管的重吸收功能，从而调节肾的泌尿功能。肺脏疾病会引起肺通气功能障碍及肺组织生物活性物质的合成、释放异常，进而影响肾小管对钠和水的重吸收作用。这是肺脏疾病患者常伴有全身水肿、尿量减少、血浆中钠离子浓度降低等水液代谢失衡症状的主要原因。此外，在对肺病模型小鼠进行补肾中药的预防治疗后，小鼠的临床症状得到改善。这些研究为中医学"金水相生"的治疗原则提供了依据，为中医"肺肾相关"理论的研究提供了现代医学基础。

"肺肾相关"理论是中医学的重要概念，是中医学整体观念之"五脏一体观"的内容之一，其现代科学内涵丰富，涉及面广，本质上涉及神经、内分泌、免疫、循环、感觉等多系统、多器官的生理病理活动，而神经－内分泌－免疫网络学说等现代生命科学新理论则是其现代科学内涵的重要基础。"肺""肾"不只是两个单独的脏器，也指肺系统和肾系统，肺、肾分别是这两大系统的核心。中医学"肺肾相关"理论从肺系统和肾系统来阐述其生理功能、病理变化的相互联系及相互影响，具体体现在呼吸运动、水液代谢、阴阳互资方面。"肺肾相关"理论的现代研究也是从以上三个方面探讨其物质基础及内涵的。借助"肺肾相关"理论指导临床实践，可以提高中医治疗相关疾病的临床疗效，研究"肺肾相关"理论的现代科学内涵，可以促进中医学和现代生命科学的发展。

我们在分析和总结中医"肺肾相关"理论指导临床的相关问题时发现，中医的肺、肾密切相关，古人及今人都充分认识到了这一点，但是现在中医用"肺肾相关"理论解释临床问题时，遇到了其与现代科学的肺、肾脏器难以界清，而其他学科的专家难以理解和接受中医理论的问题。因此，中医在与其他学科，尤其是与其他医学学科的交流中存在困难。针对这一点，我们提出：中医研究必须在自然科学范畴内进行。这样才能让中医在世界范围内与其他学科在自然科学这一平台上进行交流。为了解决这个问题，将"肺系统""肾系统"的概念引入是很必要的。《中医基础理论》中提到了肺系统（肺－大肠－皮－鼻－毛）和肾系统（肾－膀胱－骨髓－耳－发），对肺肾相关内容进行了描述，但是理论不够系统、完整，论述不够全面。我们为了更合理地解决上述在中医临床、科研中遇到的问题，特提出"肺肾相关"理论，旨在丰富中医基础理论。从中医"肺系统"疾病出发，较为全面地论述肺肾相关理论，解决中医的相关概念和现代医学的相关概念混淆的问题，以期实现中医与现代医学在自然科学平台上平等对话，推动中医药传承创新发展。

刘 学

前　言

　　"肺肾相关"理论源于《黄帝内经》,《灵枢·本输》言"肾上连肺",《素问·水热穴论》言"其本在肾,其末在肺,皆积水也"。肺为水之上源,肾为水之下源,肺、肾二脏共主机体水液代谢。《灵枢·经脉》言"肺手太阴之脉,起于中焦,下络大肠,还循胃口,上膈属肺。从肺系,横出腋下,下循臑内……""肾足少阴之脉,起于小指之下……其直者,从肾上贯肝膈,入肺中,循喉咙,挟舌本。其支者,从肺出,络心,注胸中",说明肺、肾在经络上相互贯通。《难经·四难》言:"呼出心与肺,吸入肾与肝。"《类证治裁·喘证》言:"肺为气之主,肾为气之根,肺主出气,肾主纳气,阴阳相交,呼吸乃和。"肺、肾二脏共同完成呼吸运动。《素问·阴阳应象大论》言"肺生皮毛,皮毛生肾",《辨证录·咽喉痛门》云"夫肺金生肾水者也,肺气清肃,自能下生肾水",《杂症会心录》谓"肾与肺,又属子母之脏,呼吸相应,金水相生",肺、肾又为金水相生、阴阳互资的关系。中医理论从水液代谢、经络循行、呼吸运动、五行、阴阳方面,证实了肺、肾二脏关系密切。

　　近年来,随着现代医学的发展,中医肺肾相关理论的物质基础及其科学内涵也不断得到阐释和丰富。运用现代科学技术对"肺肾相关"理论的物质基础及其内涵进行了大量的临床和基础研究,为中医学"金水相生"的治疗原则及"肺肾相关"的理论提供了佐证。

　　呼吸系统疾病作为全球性常见病,具有高发病率、高死亡率的特征,在严重威胁人民身体健康的同时,也为疾病防治工作及社会经济带来沉重负担。调查显示,慢性阻塞性肺疾病目前为全球三大死因之一,肺癌位居我国恶性肿瘤发病首位,间质性肺疾病、慢性阻塞性肺疾病、肺癌等非传染性疾病的发病率不断上升,流感等传染性疾病的暴发亦给社会、经济及人类健康带来巨大威胁。中医药在凭借其独特优势成为呼吸系统疾病诊疗新突破口的同时,也急需不断进行理论与实

1

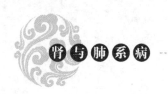

践的创新，丰富中医理论的内涵，从新角度、新方向论治疾病。

　　本书立足于中医学理论，分别从中医学、现代医学角度阐述对肺、肾的基本认识，肺肾相关理论研究，最终着眼于临床，分别论述了肺系常见疾病之咳嗽、支气管哮喘、慢性阻塞性肺疾病、肺间质纤维化、肺结节、肺癌、呼吸衰竭、肺出血肾炎综合征、肺肾交互疾病、尿毒症肺炎、放射性肺损伤等的病因病机、现代医学研究、临床表现及治疗，并将中医学"肺肾相关"理论引入临床治疗，试从肾论治肺系病。本书旨在为后续从肾论治肺系病的基础研究与临床研究提供理论基础，以期为临床治疗肺系疾病开辟新思路与新方向。

　　由于时间较紧，编者水平有限，疏漏谬误之处在所难免，敬请各位同道和广大读者批评指正，在此致以诚挚的谢意。

编　者

目　录

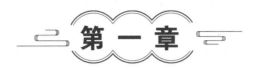

第一章

中医学对肺的基本认识

第一节　肺脏的解剖

人们对事物的认识来源于观察，中医学对脏腑的认识自然也不例外。通读中医古籍，我们不难发现，中医学最早起源于解剖学，且它对人体解剖结构的认识和描述遥遥领先于其他医学体系。

一、肺的位置

《黄帝内经》（简称《内经》）认为肺位于胸腔，左右各一，覆盖于心之上。肺有分叶，左二右三，共五叶。肺经肺系（指气管、支气管等）与喉、鼻相连，故称喉为肺之门户，鼻为肺之外窍。在诸脏腑中，肺的解剖位置最高。《素问·痿论》曰："肺者，脏之长也，为心之盖也。"《灵枢·师传》曰："五脏六腑者，肺为之盖。"《灵枢·九针论》曰："肺者，五脏六腑之盖也。"明代赵献可《医贯·内经十二官论》曰："喉下为肺，两叶白莹，谓之华盖，以覆诸脏。"明代章潢《图书编》引《脏腑全图》说："喉管下有肺两叶，为华盖，盖诸脏腑。"所谓"盖"及"华盖"，均系形容位置最高之意，就是说肺位居五脏六腑之首。《素问·刺禁论》言"刺缺盆中内陷，气泄，令人喘咳逆"，"缺盆"即锁骨上窝，肺尖高出锁骨内侧 1/3 上方 2～3 cm，若刺锁骨上窝凹陷处，可刺破肺尖，致气外泄，而使人产生喘咳逆等症状，也就是说中医认识到肺是位于胸腔之中的器官，

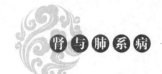

以上记载明确指出了肺位于胸中，居五脏六腑之上。《难经》补充了《内经》的不足，指出："肺重三斤三两，六叶两耳，凡八叶。"肺脏为白色分叶、质地疏松、含气的器官，其"虚如蜂窠""浮""熟而复沉"，故称为"清虚之脏"。《难经·三十一难》曰："心者血，肺者气……故令心肺在膈上也。"心主血液循环，肺主一身之气，心、肺都位于膈肌之上。《难经·三十五难》曰："经言心营肺卫，通行阳气，故居在上。"由此可见，中医对肺的位置描述，源于对肺脏器官的解剖观察，所述与现代解剖学基本相符，故中医的"肺"即现代解剖学的肺脏器官，当无疑义。

二、肺的形态

《难经·四十二难》曰："肺重三斤三两，六叶两耳，凡八叶。"元代滑伯仁在《十四经发挥》中说："肺之为脏，六叶两耳。"所谓"六叶两耳"，显然与肺脏的形态不符。明代章潢言"喉管下有肺两叶"，明代赵献可言"喉下为肺，两叶白莹"，可见明代即已纠正了肺有"六叶两耳"的错误说法，而明确指出了肺有两叶，即左右两肺。清代王清任通过解剖观察，不仅再次纠正了《难经》认为肺有"六叶两耳"的说法，并且对肺的形态和气管、支气管、细支气管的分布情况做了形象而较准确的描述。王清任在《医林改错》中说："肺两叶大面向背，上有四尖向胸，下一小片亦向胸，肺管下分为两杈，入肺两叶，每杈分九中杈，每中杈分九小杈，每小杈长数小枝，枝之尽头处并无孔窍，其形仿佛麒麟菜。"这里所说的"肺两叶大面"，似指肺的肋面；"下一小片"可能是指左肺下方的肺小舌；"肺管"即气管，"下分为两杈"为左右支；支气管各入左右两肺，所谓"中杈""小杈"等指的应是肺内支气管的各级分支；"小杈"当指细支气管而言；"麒麟菜"又名鹿角菜，长于海滨砂石之间，分枝如杈，末端钝圆，用它来形容支气管树的形态恰到好处。虽然由于历史条件的限制，中医对肺形态的描述不甚详尽，但就上述记载来看，也可证明其所述的"肺"就是现代解剖学所述的肺脏器官。

三、肺的色泽

《素问·脏气法时论》言"肺色白"，《难经·三十三难》言"肺白象金"。中医还认为肺为魄之处，气之主，是人体气体交换的地方，在五行中属金，在五色中属白色，方位为西方，肺部疾病都会引起面色发白。人患病后，疾病会表现在脸上，既可以显现在整个颜面，称"满面病色"，也可以仅显现在某些局部，称"色部病色"，有一定的规律可循。肺的色部在两眉之间，这个区域俗称"印堂"。人患肺病，基本上能从印堂看出气色变化。

印堂的正常气色比周围的气色略偏白，就像用透明的丝绸包裹着红色一样，白里透红最好。印堂和印堂两侧属于太阳经脉所在部位，按照中医学观点，太阳经是一身藩篱，主一身之表。当风寒邪气侵犯人体时，首先侵犯的是太阳经脉，所以外感风邪时，此处首先出现变化，印堂变得比较干燥，然后才会出现病色：风寒发青，风热发红，伤暑有黄有红，风燥发白，风湿黄而浑浊。最后向两侧眉毛上方乃至整个颜面扩散。

如果印堂不是白里透红，而是变成了鲜红色，说明肺有热。肺有热之后，血管就会扩张，血液会增多，所以这个部位会变得特别红。

四、肺的结构

肺质轻松柔软，富有弹性，肺内含有空气，故比重较轻。肺主要由肺内各级支气管和无数肺泡组成。支气管在肺中不断分支，形成支气管树。吸气时，肺体积增大，呼气时，肺体积缩小。对于支气管树的形象，前面已经提到王清任已做过形象而较准确的描述。

元代滑伯仁在《十四经发挥》中说："肺……附著于脊之第三椎中，有二十四空，行列分布诸脏腑清浊之气，为五脏华盖云。"古人还曾认为肺下有透窍。但对这些错误的说法，明代张景岳即已纠正，他在《类经图翼》中就指出了肺"下无透窍"；王清任在《医林改错》中也再次指出"肺外皮实无透窍，亦无行气之二十四孔"。《难经·三十二难》曰："肺得水而浮。""肺热而复沉。"张景岳《类经图翼》言："肺……虚如蜂窠，下无透窍，吸之则满，呼之则虚。"王清任《医林改错》曰："管内所存，皆轻浮白沫，如豆腐沫，有形无体。"《医籍考》载僧幻云《史记标注》引"存真图"曰："至若蒙干多病嗽，则肺且胆黑。"《素问·刺禁论》曰："刺中肺，三日死，其动为咳。"诸如上述所记，说明中医也认为肺内有支气管树，肺是质地疏松的含气器官，肺的体积可随吸气、呼气而增减，也认识到肺的损伤病变会引起咳嗽，而多咳嗽之症者，其肺的颜色等也将发生变化。

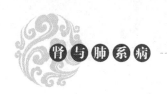

第二节　肺的主要生理功能与特性

一、肺主气，司呼吸

肺主气，与呼吸功能有关，即肺主呼吸之气。通过肺的呼吸功能，肺从自然界吸入清气，又把体内的浊气排出体外，从而保证了新陈代谢的顺利进行。所以，为了保证肺主气、司呼吸功能正常，既要使肺本身的生理功能正常，还要保持气管、支气管、咽喉等气体进出体内外的气道通畅。

（一）主呼吸之气

肺主呼吸之气，是指肺通过呼吸运动吸入自然界的清气，呼出体内的浊气，实现体内外气体交换的功能，通过不断呼浊吸清，吐故纳新，促进人体气的生成，调节气的升降出入运动，从而保证人体新陈代谢的正常运行。《素问·阴阳应象大论》曰："天气通于肺。"张景岳曰："天气，清气也，谓呼吸之气。清气通于五脏，由喉而先入肺。"《医贯·内经十二官论》言："喉下为肺，两叶白莹，谓之华盖，以覆诸脏，虚如蜂窠，下无透窍，故吸之则满，呼之则虚，一吸一呼，本之有源，无有穷也。乃清浊之交运，人身之橐籥"。"橐籥"即古代冶炼鼓风用的器具，如风箱。橐，外面的箱子；籥，里面的送风管，以此来类比肺的呼吸运动。人体之肺如橐籥一般，通过不停地呼吸运动，吸清呼浊，从而维持人体内外之气的交换。

肺主气的功能正常，气道通畅，呼吸就会正常自如。若肺有了病变，不但影响到呼吸运动，而且会影响到其主一身之气的生理功能。例如，肺气不足，则呼吸微弱，气短不能接续，语音低微。若肺气壅塞，则呼吸急促、胸闷、咳嗽、喘息。此外，如果影响到宗气的生成和布散，失去对其他脏腑器官的调节作用，则会出现全身性的气虚表现，如疲倦、乏力、气短、自汗等。肺一旦丧失呼吸功能，则清气不能吸入，浊气不能排出，宗气不能生成，人的生命也随之告终。正如陈修园在《医学实在易》中所说："凡脏腑经络之气，皆肺气之所宣。"

《中国医药汇海·论肺之功用》言："肺为呼吸器官，一吸氧气纳入，一呼碳气吐出，肺予以换气转血，实司人身重要功能。"中医学认为，呼吸运动不仅靠肺来完成，还有赖于肾的协作。肺为气之主，肾为气之根。肺主呼，肾主纳，一呼一纳，一出一入，才能完成呼吸运动。肺司呼吸的功能正常，则气道通畅，呼吸调匀。若病邪犯肺，影响其呼吸功能，则出现咳嗽、喘促、呼吸不利等症状。

（二）主一身之气

肺主一身之气，是指肺有主持、调节全身各脏腑经络之气的作用。肺主一身之气这一功能又取决于肺司呼吸的功能及肺气的宣发肃降运动。肺气宣降正常，则呼吸均匀协调；吸清呼浊，是人体之气生成和运动调畅的根本条件。

肺主一身之气的生理功能具体体现在两个方面。一是在气的生成方面。肺参与一身之气的生成，特别是宗气的生成。人体通过呼吸运动，把自然界的清气吸入肺，又通过胃肠的消化吸收功能，把饮食物变成水谷精气，由脾气升清，上输于肺。自然界的清气和水谷精气在肺内结合，积聚于胸中的上气海（指膻中，位于胸中两乳之间，为宗气汇聚发源之处），便称之为宗气。宗气上出喉咙，以促进肺的呼吸运动；贯通心脉，以行血气而布散全身，温养各脏腑组织及维持其正常功能活动，在生命活动中占有重要地位，故起到主一身之气的作用。因此，肺呼吸功能健全与否，不仅影响宗气的生成，而且影响全身之气的生成。二是对全身气机的调节方面。所谓气机，泛指气的运动，升降出入为其基本形式。肺的呼吸运动是气的升降出入运动的具体体现。肺有节律地一呼一吸，对全身之气的升降出入运动起着重要的调节作用。故《太平圣惠方》言："肺为四脏之上盖，通行诸脏之精气，气则为阳，流行脏腑，宣发腠理，而气者皆肺之所主。"《辨证奇闻·痹证门》言："肺为相傅之官，治节出焉。统辖之气，无经不达，无脏不转，是乃肺之充，而肺乃气之主也。"

肺主一身之气的功能正常，则各脏腑之气旺盛。反之，肺主一身之气的功能失常，会影响宗气的生成和全身之气的升降出入运动，表现为少气不足以息、声低气怯、肢倦乏力等气虚之候。

（三）肺主呼吸之气与肺主一身之气的关系

肺主呼吸之气和一身之气，实际上都属于肺的呼吸功能。肺的呼吸调匀是气的生成和气机调畅的根本条件。肺的呼吸功能失常，势必影响宗气的生成和气的运动，如此，肺主呼吸之气和一身之气的作用也就减弱了。若肺丧失了呼吸功能，清气不能入，浊气不能出，新陈代谢停止，那么人的生命活动也就终结

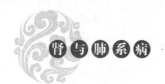

了。所以说,肺主一身之气的作用主要取决于肺的呼吸功能。气的不足和升降出入运动异常,以及血液运行和津液输布异常,亦可影响肺的呼吸运动而出现呼吸异常。

二、肺主气与水液代谢的关系

气无形而善动,水有形而主静。故人体水液之输布运行,必须依赖气为之推动。即所谓气行则水行,气滞则水停。如唐宗海《血证论·阴阳水火气血论》中所说:"气之所至,水亦无不至焉。"肺主一身之气,与宗气的生成有密切关系。宗气是由肺吸入的自然界清气与脾胃运化的水谷精气相合而成,其气既成,聚于胸中,动而不已,以助心肺营卫发挥作用。孙一奎《赤水玄珠·火热门·外内君相篇》中说:"宗气,其气之余,由肺运于一身,通调水道,下输膀胱,水精四布,五经并行,以为生生不息之运用。"张景岳也指出:"水因气生,气为水母,凡肺气所及,则水精布焉。"由此可见,肺主气为水液代谢之动力。若肺气亏虚,宣发无力,则宗气不足,推动无力,气虚水停。若肺气壅滞,则宗气不布,气滞水停,成为痰饮。痰饮既成,则内扰脏腑或外溢肌肤,扰乱气机,致咳喘、水肿、小便不利等病症。

三、肺主行水,通调水道

肺主"通调水道",出自《内经》对津液生成输布过程的论述。《素问·经脉别论》曰:"饮入于胃,游溢精气,上输于脾。脾气散精,上归于肺,通调水道,下输膀胱,水精四布,五经并行。"肺主通调水道,即指肺疏通调畅机体水液运行通道的作用。肺调节水液代谢的作用称为"肺主行水""通调水道"。而完成此功能主要依赖肺的宣发和肃降功能,对体内水液的输布、运行和排泄起疏通和调节作用。

肺主宣发,指肺气可将水谷精微和津液宣散于周身,特别是使布散到体表的津液,通过毛孔以汗液的形式排泄于体外。排泄汗液,是人体水液代谢的一部分。每人每天通过毛孔可排出 400 mL 左右的水分。所以,在正常情况下,肺的宣发功能正常,则汗液的排泄适度,起到调节水液代谢的作用。在病理情况下,肺的宣发功能失常,就会引起无汗、水肿、小便不利等病变。

通调水道,不仅是依靠肺气的宣发,将水谷精微宣布全身,调控腠理开阖,调节汗液的排泄；还要使肺气肃降，体内水液运行、排泄的通道维持通畅、流通无阻，这是维持水液代谢平衡的重要条件。另外，肺气肃降，不但将吸入之清气下纳于肾，而且将体内水液不断向下输送，经肾与膀胱的气化作用，生成尿液排出体外。因肺气能促进和调节水液代谢，所以有"肺主行水"和"肺为水之上源"之说。若肺病，其通调水道功能减退，就可发生水液停聚而生痰、成饮，甚则水泛为肿。对此，临床上多采用宣降肺气，疏通水道以利水的方法治疗。

四、肺朝百脉，主治节

（一）朝百脉

朝，朝向、汇聚之意。肺朝百脉，指全身血液均通过全身的血脉而汇聚于肺，经过肺的呼吸功能进行气体交换，再通过百脉输布至全身。肺与周身百脉和血液有密切关系。此作用后世称为"助心行血"。肺主一身之气，调节全身之气机，而血液的正常运行，亦赖于肺的敷布和调节，故有"血非气不运"之说。"肺朝百脉"语出《素问·经脉别论》，"食气入胃，浊气归心，淫精于脉。脉气流经，经气归于肺，肺朝百脉，输精于皮毛"，指出肺与百脉的关系即为气与血的关系。气与血乃人体脏腑功能活动的基本物质。脉中之津与营气相合，化生为血，赖宗气之推动，行于脉中，内至五脏六腑，外达四肢百骸，散布于周身上下，并且与脉外之津液相互渗透，共同发挥其生理功能。正如《景岳全书·杂证谟·诸气》中所说："血无气不行，血非气不化。"《仁斋直指方·血营气卫论》亦曰："盖气者，血之帅也，气行则血行，气止则血止，气温则血滑，气寒则血凝。气有一息之不运，则血有一息之不行。"虽然心主身之血脉，然心肺同居上焦，肺主周身之气，血行脉中，需赖气之推动。肺主宣降，主气而司呼吸，调节一身之气，乃血行之动力源泉。肺气充足，宣降得宜，气机通畅，则血行无阻。

《灵枢·邪客》曰："营气者，泌其津液，注之于脉，化以为血。"血与津液皆为水谷精微所化生，"津亦水谷所化，其浊者为血，清者为津"，又"津液者，血之余，行乎脉外，流通一身，如天之清雾""夫精也，血也，液也，莫不赖津以濡之，乃能各成其体而不敝"。津为血之构成部分，血之作用以津为基础。可见津与血同源同功，互生互化，相互为用，血行脉中，津或行脉中，或行脉外，根据机体之需要而渗透经脉内外，"水入于经，其血乃成"，二者共同维持正常的血液循行及水液代谢的过程。然津与血皆以气为之动力，气行则血行津布，人身

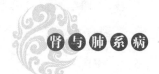

得养，水液代谢正常；气虚不运，或气滞不行，则血行不利，脉络瘀阻，水饮内停，脉络胀满，津液外渗，从而导致水液代谢障碍，水气溢于肌肤腠理，发为水肿等。

（二）主治节

"肺主治节"出自《素问·灵兰秘典论》："肺者，相傅之官，治节出焉。"这是形象地将肺的生理功能比喻为辅助一国之君主的宰相，总理内政外务，肺协助心君，治理、调节全身。据该篇而言，"治节"意指"肺辅心行血"。而在后世的医学发展过程中，"治节"的含义被扩大了。如《内经知要·脏象》曰："肺主气，气调则脏腑诸官听其节制，无所不治，故曰治节出焉。"《类经·脏象类》亦曰："肺主气，气调则营卫脏腑无所不治。故曰治节出焉。"《血证论·脏腑病机论》曰："肺之令主行制节，以其居高，清肃下行，天道下际而光明，故五脏六腑皆润利而气不亢，莫不受其制节也。"《内经素问吴注·灵兰秘典论篇第八》曰："主行荣卫，犹之调燮阴阳而赞化理，故曰治节出焉。"从以上肺主"治节"的发展来看，对其含义的理解应包括《内经》本义和后世释义。然目前所论之"治节"多以后世释义为说，即所谓"治节"乃治理调节，是对肺的主要生理功能的高度概括。

肺的治节作用，一是治理、调节肺的呼吸功能；二是治理、调节肺的节律性呼吸运动，使全身气机升降运动协调，使脏腑功能活动有节；三是辅佐心脏，推动和调节血液运行，完成血与气的交换；四是通过肺的宣发与肃降，治理和调节津液的输布、运行与排泄。因此，肺的治节功能，实际上代表着肺的主要生理功能。若肺主治节的功能失常，则影响到宗气的生成与布散，又因肺气虚衰，影响血液的正常运行，既可影响津液的调节与排泄，又可影响气机的升降运动。

1. 治节气

肺通过主气的功能治节呼吸之气和一身气机，肺主治节调节呼吸节律。肺气宣发肃降，协调平衡，气机升降有序，动而不息，并行不悖，推动肺脏有规律地一呼一吸，则呼吸节律自然而成。肺脏吐故纳新，主生成诸气，合成宗气，宗气贯心脉，以助心行血。而人体之各种功能活动皆与宗气有关，故肺治节宗气的生成以治节一身之气。一身之气，升、降、出、入是谓气机，气机之调顺赖呼吸之协调有序，肺治节呼吸之节律故而治节一身气机。

2. 治节血

肺通过朝百脉的功能治节血液运行。《灵枢·决气》曰："中焦受气取汁，变化而赤是谓血。"血液生成之后赖宗气之推动而发挥营养作用。《灵枢·邪客》曰："宗气积于胸中，出于喉咙以贯心脉，而行呼吸焉。"宗气充盈则血液运行通畅。血液经宗气的作用，流经五脏六腑，皮毛筋骨，供给营养，满足机体新陈代谢之所需，而后代谢之废水又随血液循环流回肺脏，通过肺脏吸清呼浊的作用，更新血液，排出废水，然后把代谢所需的营养物质重新注于血内，循环运营周身。故《素问·经脉别论》曰："脉气流经，经气归于肺，肺朝百脉，输精于皮毛，毛脉合精，行气于腑，腑精神明，留于四脏，气归于权衡。"

3. 治节津液的输布、运行与排泄

肺通过宣发肃降和通调水道的功能治节水液的输布与代谢。肺气宣发，向上、向外调节水液达于体表，主司汗液之排泄；肺气肃降，向下、向内调节水液通降于膀胱，主司尿液之排泄。"通调水道"则为肺疏通调理全身水液输布、运行和排泄之道路，即汗液、尿液排泄之通道。此外，肺通调水道还需应合"四时五脏阴阳"的变化，而此种"应合"则反映在汗、尿两大通道的协调对四时寒暑的变迁所做出的适应性调节上。《灵枢·五癃津液别》曰"天暑衣厚则腠理开，故汗出……天寒则腠理闭，气涩不行，水下流于膀胱，则为溺与气"，是对汗、尿两大通道协调过程的说明，由此才能维持人体正常的水液代谢。若肺失于宣散，通调水道作用失常，水液不得外达，腠理闭塞，则致无汗或汗液排泄异常、皮肤水肿等病症；肺失肃降，则水液不能下输膀胱，水液潴留，则致水肿、小便短少或不利等病症。

总之，肺之"治节"是在"肺主气"的前提下，通过肺气的宣发肃降和朝百脉、通调水道的生理功能，实现对人体气机、血液运行、水液代谢的协调和制约。

五、肺主宣发与肃降

《内经》中虽无"宣发肃降"之名，却有"宣发肃降"之实。《素问·至真要大论》曰"诸气膹郁，皆属于肺"，便是关于肺病病机的高度概括，充分说明了"宣发肃降"为肺的生理功能。对于"膹""郁"二字，历代注家多有解释。王冰注云："膹谓膹满也，郁谓奔迫也。"。吴崑注云："膹，闷满也；郁，怫郁不

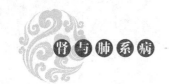

畅也"。张景岳云："膹，喘急也；郁，否闷也"。李中梓云："膹者，喘急上逆；郁，为否塞不通。""膹郁"的机制是在各种病因的作用下，肺气不得宣发而郁滞，致胸闷不爽，为"郁"之表现；若气不得肃降而上逆，则为喘咳之症，为"膹"的表现。即肺的病变不外宣降失常，或为膹，或为郁，以失宣为主者为郁，以失降为主者为膹。可见，《内经》所言之"郁"实为现代中医学之"肺失宣降"。由于肺居诸脏腑的最高位置，为"华盖"，肺就像"花洒"一样，将气血津液等从上到下、由表及里布散、宣发开来。

（一）肺主宣发

肺的宣发功能正常对保证人体气血运行、津液代谢，维持人体正常生命活动有重要影响，对人体的免疫功能也起着十分明显的调节作用。首先明确提出"宣发"二字，并与肺联系在一起的为宋代《太平圣惠方》，其在《治肺气喘急诸方》篇中指出："夫肺为四脏之上盖，通行诸脏之精气……宣发腠理，而气者皆肺之所主也。"肺主宣发，即肺脏具有向上、向外升宣、布散的生理功能。所谓宣发，即宣通、发散、敷布之意，就是肺气向上的升宣和向外的布散。其生理作用主要表现在三个方面。一是将脾转输的津液和水谷精微布散到全身，外达于体表，以濡润滋养皮毛，发挥气血津液滋养、濡润所有脏腑器官的作用，即如《灵枢·决气》所言"上焦开发，宣五谷味，熏肤、充身、泽毛，若雾露之溉，是谓气"。二是通过肺的气化，不断将体内的浊气排出体外，并带走部分代谢后的废液。三是宣发卫气，调节腠理开阖，将代谢后的津液转化为汗液，通过毛孔排出体外，以调节机体内水液的平衡，如《灵枢·痈疽》曰"上焦出气……通腠理"。在病理情况下，称为肺失宣散，可出现咳嗽、咳痰、喘促、胸闷、呼吸困难、呼气不利、鼻塞、喷嚏和无汗等症状。

肺的宣发又为其发挥清肃和下降功能的前提。肺合于皮毛，司腠理开阖，皮肤是人体抵御外邪的一道屏障。肺宣发功能正常，卫气达于皮毛，腠理致密则易拒邪于外。肺为娇脏，不耐寒热，无论何邪侵犯肺脏都易使肺失宣发和宣通，导致肺气壅塞、郁闭、输布失常，从而影响其他脏腑功能。肺的宣发障碍，一方面可出现鼻塞、流涕、呼吸不利、咳喘、胸闷等症。另一方面，由于不能很好地宣发卫气，可出现腠理闭塞无汗，邪不能外达；若因肺气虚，布散无力，卫外失司，可致腠理疏松，出现自汗，易感外邪；如肺失宣发造成布散津液功能减弱，可使津液停滞于肺而成痰，甚则溢于肌肤而为水肿。

宣发功能障碍又影响肺的清肃与下降功能。肺与大肠相表里，肺气失于宣畅也可影响大肠排泄糟粕的功能。肺失宣发、通畅，治当宣肺，李时珍言"壅者塞也，宣者布也、散也"，即指此。宣肺是指宣散和宣通肺气的方法。肺受邪则肺气郁滞，故宜使肺气疏达通畅。宣肺之药，历代医家所述不一。但麻黄是公认的宣肺代表药，其能宣肺气，开腠理，散风寒。《本草正义》言麻黄"专疏肺邪，宣泄气机……虽曰解表，实为开肺"，道出了用宣肺之法治疗肺失宣发的本质——"无不恃以为疏达肺金，保全清肃之要务"。

（二）肺主肃降

首先明确提出"肃降"二字，并与肺联系在一起的为清代叶天士的《临证指南医案》，其《肺痹》篇指出："肺为呼吸之橐龠，位居最高，受脏腑上朝之清气，禀清肃之体，性主乎降。"而在宋代朱肱所撰《类证活人书》中已经有"肺为天，其位至高，其体至清，故用轻清顺利之剂投之，使肺气清肃而火易散也"的记载。肃降即有清肃和下降之意。清肃又包含肃清的意思，即具有肃清、排出肺内毒邪与异物的作用。肺叶白莹娇嫩，为娇脏，属清虚之器官，肺内不容异物，也不能容有任何水湿痰浊停留。通过肺的清肃功能，使肺脏具有机体自卫功能。而下降是指肺气有向下、通降的生理作用。

"肃"原指肃杀，后世医家将它引申为清肃。肺在五行属金，清肃是金的属性之一，故有"金气清肃"之说。清肃指肺具有清除废浊之物的作用。因"肃"常与"降"并言，有人常把肃降仅理解为降，或认为肃肺即降气，以致无法理解如何通过肺的肃降保持肺的洁净。肺虚如蜂窠，下无透窍，肺中痰浊异物如何能降而清除呢？肺通过一定渠道将代谢过程中产生的废浊之物排出于外的功能与肺主气、司呼吸、通调水道、外合皮毛、与大肠相表里等理论有着密切的联系。如肺合皮毛，皮肤上遍布的"气门"有散气、调节呼吸的呼浊吸清的作用，通过汗孔排汗也可排出代谢产物，逐邪于外；如肺与大肠相表里，水谷中的糟粕在大肠传导下行经魄门排出体外，大肠中的废浊之气也可通过矢气排出。这些都与肺的清肃功能相关。当然，皮肤、大肠等功能正常与否也会影响肺的清肃功能。肺的清肃功能又表现在自身洁净方面，肺轻清肃净，不容异物，如呼吸时空气中的尘埃、细菌等异物经鼻毛、湿润的黏膜等阻挡，部分进入气管者则被气管分泌的黏液吸附，通过气管壁的纤毛运动及咳嗽等一系列过程排出体外。打喷嚏也是排出肺中邪气、异物的方法。肺中的痰液等物也可经咳嗽排出。肺通过呼吸运动吐故

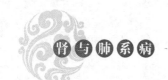

纳新，呼气也即肃除了肺中的废浊之气。肺喜清肃，一旦肺的洁净状态受到破坏，则会直接影响肺的生理功能，出现各种症状。《医贯》曰："盖肺为清虚之府，一物不容，毫毛必咳。"故各种内外之邪气及异物犯肺均可影响肺的清肃。如肺失清肃影响了肺主气、司呼吸、通调水道等功能，则可见呼吸不利、咳嗽、气逆、水肿、痰饮内阻、小便不利等症状；若影响大肠则可见便秘或矢气频繁等症；影响气机则有咳嗽、痞满等症。肺失清肃，治当肃肺，肃肺是指清除肺中一切客邪、痰浊、异物以保持肺的洁净，使肺恢复正常生理功能。在历代的本草、药物典籍中，均未列有肃肺药。各医家对具有"肃肺"作用药物的认识也各不相同。因此肃肺是一种笼统的、不甚确切的说法。凡能使肺气清肃，使肺保持洁净的药物都可认为是肃肺药。在药物的功效中之所以不提"肃肺"，是为了避免概念及药物应用上的混乱。但从临床来看，狭义的肃肺药即祛痰、化痰之药。肺中痰浊得以排出则气道通畅，肺恢复清肃功能，临床上常用的药物如桔梗、半夏之属。

　　肺主肃降作用也表现在以下四个方面。一是吸入自然界的清气，并将之下纳于肾，必赖肺气肃降功能的辅助。二是肃清肺和呼吸道内的异物，保持呼吸道的洁净。肺气肃降，气机调畅，水液代谢道路通畅无阻，不致成痰成饮停留于呼吸道，由此实现洁净气道的作用。三是将吸入的清气和由脾转输至肺的津液和水谷精微向下布散。肺气肃降，疏通调理水液运行的道路，使津液和水谷精微向下转输至中、下二焦；同时，到达下焦的水液代谢之后，经肾与膀胱的气化作用，生成尿液排出体外，完成水液的代谢，故称肺为"水之上源"。四是肺气肃降，通导大便。通过肃降作用，肺向下布散津液并通达肠道气机，从而辅助治节大肠的传导功能，正所谓"肺之气下输膀胱，转运大肠，通调津液，而主制节，制节下行，则气顺而息安……因之膀胱通，大便调，五脏六腑之气，皆得润利而不壅遏，肺气通调之益也"。

　　肺的生理功能正常，依靠肺气的宣发和肃降功能相辅相成。在生理情况下，宣降正常，二者相互依存、相互配合、相互制约，使呼吸保持平稳，肺气升降出入通畅，呼吸调匀。在病理情况下，宣降失常，相互影响，没有正常的宣发，就没有正常的肃降；没有正常的肃降，也就不可能有正常的宣发。如果出现"肺气失宣""肺失肃降"等病变，则见胸闷、咳嗽、喘息等症状。

　　宣、肃与降均为肺的生理特性，三者在生理上联系密切，病理上相互影响。

　　宣与肃：肺气通畅、布散有序，则呼吸正常，有利于肺司职清浊运化及发挥其他生理功能，肺的其他生理功能正常也有利于肺行使清肃功能。从临床用药来看，宣肃药中有的也兼排出痰浊功效，如桔梗既开通肺气，又有祛痰、排痰的功效。肺的清肃功能正常则有利于肺气的宣通、布散。若痰浊内阻则易致肺气失于通畅，排出肺中痰浊则肺气得通。

宣与降：肺气不宣，则气机壅塞，气不通畅，易致肺气上逆。若肺气上逆，则输布功能失常，通畅受阻。如哮喘患者常兼有咳嗽之症，故治疗上常麻黄与杏仁等同用，宣通、降气并行，效果也较单一治法好。

肃与降：肺气清肃，则气得以顺利下降，反之亦然。若清肃之令不行，则肺的清净状态受损，肺中痰浊异物停滞，阻塞肺管，以致肺气不得通降。因此，临床上化痰药与降气药常同用，如杏仁、枇杷叶配二陈汤。

因此，肺的宣、肃与降三者在生理上相互协调，在病理上也互相影响。分清三者各自的特点，了解三者的相互关系，有利于临证时抓住重点，全面考虑，取得较好的疗效。临床上常将宣、肃与降三者有机地配合应用，如常用的"三三二"方即三拗汤、三子养亲汤合二陈汤，便是三者同用的典范。

六、肺对皮毛的作用

中医学认为，肺者，其华在毛，肺与皮毛的关系密切。肺主气属卫，具有宣发卫气，输送精津于皮毛而对其发挥温养和润泽的作用，故称"肺主身之皮毛"。肺合皮毛，肺主气，气为血之帅，若耗气失血，气血不充；或阳气虚衰，气血运行无力；或寒邪侵袭，经脉收引，气血运行不畅，不能上荣于面，则可见面色淡白或苍白。肺朝百脉，肺健时则能行气血，使毛发润泽；若肺有所伤或肺气不足，则毛发会显得干燥无泽或灰黄枯焦，甚则脱落。肺司呼吸，主一身之气，肺所吸入的清气与水谷精微之精气合而化为宗气，宗气积于胸中为气之枢纽，可推动周身之气的运行，具有主持、调节全身各脏腑气机的作用，并使气机调和，毛发润泽。由此可见，肺与皮毛紧密相连，凡肺之生理功能正常者，其皮肤致密，毫毛光泽，抵御外邪侵袭的能力较强；而肺气虚者，皮毛无泽，卫外不固，多汗而易感冒，致皮肤疾患和肺系疾病。

肺与皮毛的相合关系主要表现在以下三方面。

（一）肺皮同源，共同完成呼吸运动

肺是人体与外界环境进行气体交换的器官和场所。人体通过肺，吸入自然界

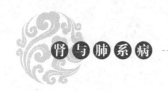

的清气，呼出体内的浊气，实现体内外气体的不断交换。故《素问·阴阳应象
大论》曰："天气通于肺。"与肺相合，皮肤之玄府也有散气以调节呼吸的作用。
《素问·生气通天论》称玄府为"气门"，即此而言。肺与皮肤相互协调，共同
主司呼吸。

（二）肺皮合和，调节体液代谢

体液代谢是人体重要的功能活动。津（水）液来源于饮食水谷，在其输布、
代谢过程中，肺的宣发肃降和通调水道作用至关重要。只有肺功能正常，水液之
精微才能输布全身，充养五脏，润泽皮毛。水液之浊者则下输膀胱，经过膀胱的
气化再泌清浊。故有"肺为水之上源"之说。若肺宣发肃降功能失常，则致水液
停积，发为喘满肿胀。与肺相呼应，皮肤在体液代谢过程中也起着一定的辅助、
调节作用。皮肤调节体液的主要方式为排泄汗液。正常情况下，肺气充足，宣降
得当，皮肤得精津营卫所养，则排汗功能正常，体液代谢保持平衡。病理情况下，
肺皮相互影响，变生水病。《金匮要略·水气病》中的"风水"证，即为风邪犯
表，由表及肺，肺失宣降而致水肿。肺与皮肤协同呼应，共同参与了体液代谢的
调节。

（三）相生相应，维持体温相对恒定

体温的相对恒定，是通过对体内产热和散热过程的调节而实现的。产热过
程自不待言，散热的主要部位则是皮肤。皮肤散发的热量约占人体总散热量的
84.5%。人体散热的第二大器官即为肺脏。肺散热的主要方式为蒸发散热和呼气散
热，加温吸入的空气也要散去一部分热量。人体散热过程正常与否，取决于皮肤
和肺的功能状态。进而言之，体温的相对稳定在很高程度上取决于皮肤和肺功能
的正常协调与否，皮肤与肺共同调节体温。

因此，肺与皮毛有密切而不可分割的联系。皮毛位于体表，是人体抗御外邪
的屏障。皮毛的润泽、温煦，玄府的开阖有度，各种功能的正常发挥，均赖肺所
输布的营、卫、津液之滋养。正如《灵枢·决气》所云："上焦开发，宣五谷味，
熏肤、充身、泽毛，若雾露之溉，是谓气。"上焦开发，主要指肺的宣发作用。可
以认为，肺为皮毛之母，只有"肺朝百脉，输精于皮毛"，皮毛才能固密而卫外
坚强。否则皮毛憔悴枯槁，卫外不能而易遭邪侵。皮毛的功能状态又无时不影响
着肺，皮毛功能正常，外邪难犯而肺得安；皮毛不固，则外邪易入而肺难宁。

"肺合皮毛"是对肺与皮毛多种关联的高度概括，肺与皮毛共同完成主司呼

吸、调节体液代谢和维持正常体温的功能。在生理上，肺与皮毛相互配合，相互协同，不可分割。在病理上，肺与皮毛相互呼应，相互反馈，相互影响。外邪从人体皮毛而入，肺先受之；肺脏自病，肺虚主皮毛失职，肺不能输精于皮毛，则皮毛憔悴枯槁；肺虚主皮毛失司，则抗御外邪的屏障作用低下。在治疗上，许多肺系疾患可以从皮毛论治，某些皮毛病同样可因治肺而收功。

七、肺开窍于鼻

（一）鼻、肺的生理关系

鼻是气体出入的通道，与肺直接相连，所以称"鼻为肺之窍"。《素问·阴阳应象大论》言："肺主鼻……在窍为鼻。"《素问·金匮真言论》言："西方白色，入通于肺，开窍于鼻。"《灵枢·五阅五使》言："鼻者，肺之官也。"这些均阐述了鼻与肺的官窍与脏腑之络属关系。中医学把肺的附属器官如气管、喉、鼻等连成的呼吸道统称肺系，主要生理功能是司呼吸、助发音、主嗅觉。肺气贯通整个肺系，上达鼻窍，肺气充沛，肺系功能正常，肺、鼻协调，共同完成肺气之"宣"与"降"的功能，使精气、卫气上注清窍，鼻窍得以濡养，护卫而通利，嗅觉敏锐。故《灵枢·脉度》曰："肺气通于鼻，肺和则鼻能知臭香矣。"《严氏济生方·鼻门》曰："夫鼻者，肺之所主，职司清化，调适得宜，则肺脏宣畅，清道自利。"

（二）鼻、肺的病理关系

肺与鼻生理上息息相关，病理上亦相互关联。鼻病多源于肺，肺病可因于鼻。当肺气失常，不能宣发肃降而上逆；或肺气虚弱，腠理疏松，卫表不固，鼻窍易感外邪；或肺虚津少，鼻窍失养，均可致鼻病。临证中，更可见鼻病日久致肺疾，如鼻衄、鼻渊等久病不愈，可见咳嗽、哮喘等症，均提示了鼻病与肺的关系。如《灵枢·本神》言"肺气虚则鼻塞不利少气"，提出了肺虚鼻病。《诸病源候论》谓"肺脏为风冷所乘，则鼻气不和，津液壅塞而为鼽"，《脉因证治》亦言"鼻为肺之窍，同心肺，上病而不利也。有寒有热，寒邪伤于皮毛，气不利而壅塞。热壅清通"，阐述了肺实鼻病。《严氏济生方·鼻门》言"夫鼻者，肺之候……其为病也，为鼽，为痈，为息肉，为疮疡，为清涕，为窒塞不通，为浊脓，或不闻香臭。此皆肺脏不调，邪气蕴积于鼻，清道壅塞而然也"，《四圣心源》亦言"鼻病者，手太阴之不清也"，说明了鼻病多因肺病。鼻病及肺者，

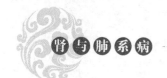

如《辨证录·咳嗽门》言"夫肺窍通于鼻，肺受风寒之邪，而鼻窍不通者，阻隔肺金之气也"。

八、肺在志为悲

悲属肺。《内经》言"肺……在志为悲""精气并于肺则悲"。志，是指人的情志精神活动。以五志分属五脏来说，肺之志表现为忧（悲）的情志。忧，愁苦忧虑；悲，伤感悲哀。忧愁和悲伤，均属不良性刺激的情绪反应，它可以不断地消耗人体之气，对人体产生不良影响。古代医家通过对忧愁的患者进行仔细观察分析后发现，肺是表达人忧愁、悲伤情志活动的主要器官。肺主气，为声音之总司，忧愁悲伤哭泣，还会导致声音嘶哑、呼吸急促等。

九、肺在液为涕

涕，指鼻涕，由鼻黏膜分泌，有润泽鼻窍的功能。鼻涕是肺津上注于鼻所化，与肺的功能密切相关。正常情况下，肺的功能正常，鼻为肺窍，则鼻涕润泽鼻窍而不外流。若肺被邪气所袭，鼻涕的分泌和质地就可发生异常。若肺寒，则鼻流清涕；肺热，则涕黄浊；肺燥，则鼻干、鼻衄。当人因忧愁而哭泣时，会痛哭流涕，涕，就是肺分泌的黏液。人哭泣的时候，肺气盛，黏液分泌增多，而肺开窍于鼻，所以涕从鼻中流出。

十、肺与秋气相应

肺气与秋气相应。肺为清虚之体，性喜清润，与秋季气候之清肃、空气明润相应。故肺气在秋季最旺盛，秋季也多见肺的病变。肺气旺于秋，肺与秋季、西方、燥、金、白色、辛味等有内在的联系。按照中医五行学说，肺在五行属金，金为秋季之主气，故肺与秋气相互通应。根据"天人相应"理论，肺气旺于秋，肺病在秋季得到秋天凉润之气的滋助可以好转，患者感到舒适。但如果秋季气候过于燥烈，又容易损伤肺气，耗伤肺之阴津，产生干咳少痰，皮肤干燥，鼻咽干燥等病症。所以，在秋季，人们应该多食一些滋润生津的食物，如梨、百合、山药等，以滋养肺津，润养肺气。

第 二 章

现代医学对肺的基本认识

第一节　肺的生理解剖结构

一、形态结构

肺的形态近似圆锥体。左肺由自后上斜向前下的斜裂分为上、下两叶。右肺除有斜裂外，尚有一水平裂；斜裂和水平裂将右肺分为上、中、下三叶。因右肺下有肝，而心脏偏向左侧，故右肺宽而短，左肺窄而长。肺可分为"一尖""一底""两面"和"三缘"。肺尖钝圆，经胸廓上口向上突至颈根部，高出锁骨内侧段上方 2 ~ 3 cm，所以，针刺在锁骨上方进针时，要避免刺伤肺尖造成气胸。肺底向上方凹陷，与膈相贴，又称膈面。肺外侧面广阔圆凸，贴近肋和肋间肌，又称肋面；内侧面贴近纵隔，又称纵隔面。纵隔面中央凹陷处称为肺门，有主支气管、肺动脉、肺静脉、神经和淋巴管等出入。这些结构被结缔组织和胸膜包绕成束，称为肺根。肺有前、后、下三缘。肺的前缘锐薄，右肺前缘近乎垂直，左肺前缘下半由于心脏的影响有一明显缺口，称为心切迹，切迹下方有突起，称为左肺小舌。后缘圆钝，贴于脊柱两旁。下缘较锐薄，伸向膈与胸壁之间。

二、支气管

左、右支气管在肺门分成第二级支气管，第二级支气管及其分支所辖的范围构成一个肺叶。每支第二级支气管又分出第三级支气管，每支第三级支气管及其分支所辖的范围构成一个肺段。支气管在肺内反复分支可达 23 ~ 25 级，最后形成肺泡。支气管各级分支之间及肺泡之间都由结缔组织性间质填充，血管、淋巴管、神经等随支气管的分支分布在结缔组织内。肺泡之间的间质内含有丰富的毛细血管网，毛细血管膜与肺泡共同组成呼吸膜，血液和肺泡内气体进行气体交换必须通过呼吸膜才能进行，呼吸膜面积较大，平均约 70 m^2，安静状态下只动用其中 40 m^2 用于呼吸时的气体交换，是肺呼吸的重要组成部分。

因此，在疾病等原因导致呼吸膜面积小于 40 m^2 之前，肺换气不会出现明显的障碍。肺表面被覆一层光滑的浆膜，即胸膜脏层。胎儿期，肺无呼吸功能，构造致密，比重大于 1（1.045 ~ 1.056），入水则下沉。婴儿出生后开始呼吸，肺泡内充满空气，呈海绵状，比重小于 1（0.345 ~ 0.746），故可浮于水中。

三、肺泡

肺泡是由单层上皮细胞构成的半球状囊泡。肺中的支气管经多次反复分支成无数细支气管，它们的末端膨大成囊，囊的四周有很多突出的小囊泡，即为肺泡。肺泡的大小形状不一，平均直径 0.2 mm。成人有 3 亿~ 4 亿个肺泡，总面积近 100 m^2，比人皮肤的表面积还要大几倍。肺泡是肺部气体交换的主要部位，也是肺的功能单位。氧气（oxygen，O_2）从肺泡向血液弥散，要依次经过肺泡内表面的液膜、肺泡上皮细胞膜、肺泡上皮与肺毛细血管内皮之间的间质、毛细血管的内皮细胞膜等四层膜，这四层膜合称为呼吸膜。呼吸膜平均厚度不到 1 μm，有很高的通透性，故气体交换十分迅速。吸入肺泡的气体进入血液后，静脉血就变为含氧丰富的动脉血，并随着血液循环将 O_2 输送到全身各处。肺泡周围毛细血管血液中的二氧化碳（carbon dioxide，CO_2）则可以透过毛细血管壁和肺泡壁进入肺泡，通过呼气排出体外。

肺泡内表面的液膜含有表面活性物质，起着降低肺泡表面液体层表面张力的作用，使细胞不易萎缩，且吸气时又较易扩张。肺组织缺氧时，会使肺表面活性物质分泌减少，进入肺泡的水肿液或纤维蛋白原可降低其表面活性物质的活力，引起肺内广泛的肺泡不张。血液流经这些萎陷肺泡的毛细血管时就不能进行气体交换。临床上新生儿患肺不张症，就是因为缺乏肺表面活性物质。相邻两肺泡间的组织为肺泡隔，内有丰富的毛细血管及弹性纤维、网状纤维。弹性纤维包绕肺泡，使肺泡具有良好的弹性。患慢性支气管炎或支气管哮喘时，肺泡长期处于过度膨胀状态，会使肺泡的弹性纤维失去弹性并遭破坏，形成肺气肿，影响呼吸功能。

小肺泡细胞，又称Ⅰ型肺泡细胞，厚约 0.1 μm，基底部是基底膜，无增殖能力。大肺泡细胞，又称Ⅱ型肺泡细胞，分泌表面活性物质［二棕榈酰磷脂酰胆碱（dipalmitoyl phosphatidyl choline，DPPC）］以降低肺泡表面张力。肺巨噬细胞，来自血液单核细胞，吞噬了较多尘粒的被称为尘细胞，而心衰细胞则是心力衰竭患者肺内出现的吞噬了血红蛋白分解的含铁血黄素的巨噬细胞。肺泡与肺部毛细血管紧密相连。二者的膜大部分融合，有助于气体的快速扩散。而肺泡表面液体层，Ⅰ型肺泡细胞与基膜，薄层结缔组织，毛细血管基膜与内皮组成了所谓的气-血屏障。肺泡壁由单层扁平上皮构成，有3种细胞：扁平上皮细胞（Ⅰ型细胞），其基膜紧贴毛细血管；分泌上皮（Ⅱ型细胞），该细胞突向管腔或夹在扁平上皮细胞之间，可分泌表面活性物质；隔细胞，位于肺泡隔中，进入肺泡腔内就叫尘细胞，在尘细胞的细胞质内有大量尘埃颗粒。

肺泡隔是相邻肺泡壁之间的结构，由结缔组织和丰富的毛细血管组成。由于毛细血管内皮对液体的通透性比肺泡细胞内皮对液体的通透性要高，心力衰竭患者体液会渗入结缔组织中，造成间质性肺气肿。肺泡为多面性囊泡，一面开口于肺泡囊、肺泡管或呼吸性细支气管，其余各面与相邻的肺泡彼此相接。肺泡壁很薄，表面覆有肺泡上皮。肺泡是支气管树的终末部分，是肺进行气体交换的部位。肺泡外有毛细血管扩大氧交换的表面积。

第二节　肺的功能特点

呼吸是机体与外界环境之间的气体交换过程。人呼吸的全过程包括3个环节：外呼吸，气体运输，内呼吸。外呼吸是指肺毛细血管血液与外界环境之间的气体交换过程，包括肺通气和肺换气，前者是指肺泡与外界环境之间的气体交换过程，

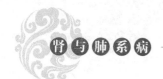

后者则为肺泡与肺毛细血管血液之间的气体交换过程。气体运输是指 O_2 和 CO_2 在血液中的运输，这是衔接外呼吸和内呼吸的中间环节。内呼吸是指组织细胞与组织毛细血管之间的气体交换以及组织细胞内氧化代谢的过程，其中组织细胞与组织毛细血管之间的气体交换过程也称组织换气。这三个环节是相互衔接且同时进行的。呼吸系统的主要功能是从外界环境摄取机体新陈代谢所需要的 O_2，并向外界排出代谢所产生的 CO_2。因此，呼吸是机体维持正常代谢和生命活动所必需的基本功能之一，呼吸一旦停止，生命便将终止。呼吸系统的功能与血液循环系统的功能紧密相连，气体在肺部与外界环境之间进行交换依赖于肺循环，而在全身器官组织与细胞之间进行交换则依赖于体循环。另外，呼吸系统和肾脏共同调节机体的酸碱平衡和维持内环境的稳定。

一、肺通气

肺通气是气体在外界大气和肺泡之间的交换过程。实现肺通气的器官包括呼吸道、肺泡、胸膜腔、膈和胸廓等。呼吸道是气体进出肺的通道，由鼻、咽、喉、气管、支气管组成。随着呼吸道的不断分支，气道数目增加，口径减小，总横断面积增大，管壁变薄，整个呼吸道像一颗倒置的树，称为气管－支气管树。从气管到肺泡囊共分支 23~25 级。呼吸系统器官的功能有赖于其结构的完整性，它的功能主要体现在 4 个方面。①呼吸道是气体流通之道，具有对吸入气体进行加温、加湿、过滤和清洁的作用，以及引起防御性呼吸反射（咳嗽反射和喷嚏反射）等保护功能。②肺泡是肺换气的主要场所，肺泡之间存在相互依存关系，即邻近的肺泡通过小孔相连，当其中一个肺泡趋于塌陷时，周围肺泡壁的张力增加，以限制肺泡的进一步塌陷，通过肺泡的相互依存关系增加肺泡的稳定性。③胸膜腔是连接肺和胸廓的重要结构，胸膜腔内负压使肺在呼吸过程中能随胸廓的张缩而张缩。④膈和胸廓中的胸壁肌则是产生呼吸运动的动力组织。

（一）肺通气的原理

按照物理学原理，气体总是从压力高处向压力低处流动。所以，肺泡气与外界大气之间需要存在一定的压力差，才能实现肺通气。

（二）肺通气的动力

气体进出肺取决于肺通气动力和肺通气阻力的相互作用。肺泡气与外界大气之间的压力差是实现肺通气的直接动力。在一定的海拔高度，外界大气的压力是相对恒定的，因而在呼吸过程中，发生变化的只能是肺泡内气体的压力，即肺内压。肺内压在呼吸过程中的变化取决于肺的扩张和缩小，但肺自身并不具有主动张缩能力，它的张缩必须依赖胸廓的节律性扩张和缩小，而胸廓的张缩则由呼吸肌的收缩和舒张所引起。因此，呼吸肌的收缩和舒张所引起的节律性呼吸运动是实现肺通气的原动力。

1. 呼吸运动

呼吸肌的收缩和舒张所引起的胸廓节律性扩大和缩小称为呼吸运动，包括吸气运动和呼气运动，前者引起胸廓扩大，后者则使胸廓缩小。主要吸气肌是膈肌和肋间外肌，主要呼气肌为肋间内肌和腹肌。此外，还有一些辅助吸气肌，如斜角肌、胸锁乳突肌等，这些肌肉只在用力呼吸时参与呼吸运动。

（1）呼吸运动的过程　平静呼吸时，吸气肌收缩，吸气运动是一个主动过程。胸廓的形状类似于中空的圆锥体，上小下大。肋骨从上到下逐渐加长，并且由后向前下斜。肋间外肌起自上一肋骨的下缘，斜向前下方走行，止于下一肋骨的上缘。由于脊柱的位置是固定的，胸骨则可上下移动，所以当肋间外肌收缩时，肋骨和胸骨上举，同时肋骨下缘向外侧偏转，从而增大胸腔的前后径和左右径。膈肌位于胸腔和腹腔之间，构成胸腔的底，静止时向上隆起，形似穹隆；收缩时，隆起的中心下移，从而增大胸腔的上下径。吸气时，胸腔的上下径、前后径和左右径都增大，引起胸腔扩大，肺的容积随之增大，但肺内压降低。当肺内压低于大气压时，外界气体流入肺内，这一过程称为吸气。平静呼气时，呼气肌不参与运动，由膈肌和肋间外肌舒张，这是一个被动过程。膈肌和肋间外肌舒张时，肺依其自身的回缩力而回位，并牵引胸廓，使之上下径、前后径和左右径缩小，从而引起胸腔和肺的容积减小，但肺内压升高。当肺内压高于大气压时，气体由肺内流出，这一过程称为呼气。用力吸气时，除吸气肌加强收缩外，辅助吸气肌也参与收缩。用力呼气时，除吸气肌舒张外，还有呼气肌参与收缩。

（2）呼吸运动的型式　根据参与活动的呼吸肌的主次、多少和用力程度不同，呼吸运动可呈现不同的型式。

①腹式呼吸和胸式呼吸　以膈肌舒缩活动为主的呼吸运动称为腹式呼吸，因为膈肌的舒缩可引起腹腔内器官位移，造成腹部的明显起伏。以肋间外肌舒缩活动为主的呼吸运动称为胸式呼吸，因为肋间外肌舒缩活动可引起胸部的明显起伏。一般情况下，正常成人的呼吸运动都呈腹胸混合式呼吸，其中某种型式可占优势；

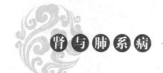

只有在胸部或腹部活动受限时才出现某种单一型式的呼吸运动。如在妊娠后期的女性，腹腔巨大肿块、腹水、胃肠道胀气或腹膜炎等患者，因膈肌运动受限，故主要依靠肋间外肌舒缩而呈胸式呼吸。如胸腔积液、胸膜炎等患者，因胸廓运动受限，故主要依靠膈肌舒缩而呈腹式呼吸。而婴幼儿因肋骨的排列基本上与脊柱垂直，倾斜度小，肋骨运动不易扩大胸腔容量，因此主要依靠膈肌舒缩而呈腹式呼吸。

②平静呼吸和用力呼吸　正常人安静状态下的呼吸平稳而均匀。吸气主动而呼气被动的呼吸型式称为平静呼吸，呼吸频率为每分钟 12～18 次。当机体劳动或运动、呼吸道不通畅或肺通气阻力增大，或者当吸入气体中 CO_2 含量增加、O_2 含量减少时，加深加快的呼吸型式称为用力呼吸。在用力吸气时，除膈肌和肋间外肌收缩外，控制第一对肋骨和胸骨运动的胸锁乳突肌及斜角肌参与收缩，可使胸骨柄及第一对肋骨向上、向外提起，扩展胸廓上部，胸廓和肺的容积进一步扩大，更多的气体被吸入肺内。当用力呼气时，除吸气肌舒张外，还有呼气肌参与收缩，此时呼气运动也是一个主动过程。腹肌收缩时增加腹内压，膈肌被向上推挤，使胸腔的上下径缩小；肋间内肌的走行方向与肋间外肌相反，收缩时使肋骨和胸骨下移，肋骨还向内侧旋转，使胸腔的前后径和左右径进一步缩小。呼气肌的参与使呼气运动增强，使胸腔和肺容积进一步缩小，肺内压升高，呼出更多的气体。机体在缺少 O_2 或者 CO_2 增多较严重的情况下可出现呼吸困难，不仅表现为呼吸明显加深，而且可出现鼻翼扇动，同时主观上有右胸部周压感。

2. 肺内压

肺内压是指肺泡内气体的压力，在呼吸过程中呈周期性变化。在呼吸暂停、声带开放、呼吸道畅通时，肺内压与大气压相等。吸气时，肺容积增大，肺内压随之降低，当肺内压低于大气压时，空气在此压差推动下进入肺泡，外界气体进入肺。随着肺内气体量的增加，肺内压也逐渐升高，至吸气末，肺内压升高到与大气压相等，气流便暂停。呼气时，肺容积减小，肺内压随之升高，当肺内压高于大气压时，气体流出肺，肺内气体逐渐减少。随着肺内气体量的减少，肺内压也逐渐降低，至呼气末，肺内压又降到与大气压相等，气流再次暂停。

在呼吸过程中，肺内压变化的程度与呼吸运动的缓急、深浅和呼吸道是否通畅等因素有关。若呼吸慢，呼吸道通畅，则肺内压变化较小；若呼吸较快，呼吸道不够通畅，则肺内压变化较大。平静呼吸时，肺内压变化较小，吸气时肺内压较大气压低 0.133 ~ 0.266 kPa（1 ~ 2 mmHg），即肺内压为 -0.266 ~ -0.133 kPa（-2 ~ -1 mmHg）；呼气时肺内压较大气压高 0.133 ~ 0.266 kPa（1 ~ 2 mmHg）。用力呼吸时，呼吸深快，肺内压变化的程度增大。当呼吸道不够通畅时，肺内压的升降变化将更大。如紧闭声门，尽力做呼吸动作，吸气时肺内压可为 -13.3 ~ -3.99 kPa（-100 ~ -30 mmHg），呼气时可达 7.89 ~ 18.62 kPa（60 ~ 140 mmHg）。

由此可见，在呼吸过程中正是肺内压的周期性交替升降，造成肺内压和大气压之间的压力差，这一压力差成为推动气体进出肺的直接动力。一旦呼吸停止，便可根据这一原理，用人为的方法造成肺内压和大气压之间的压力差来维持肺通气，这便是人工呼吸。人工呼吸的方法很多，如用人工呼吸机进入正压通气；简便易行的口对口人工呼吸；节律性地举臂压背或挤压胸廓等。但在进行人工呼吸时，首先要保持呼吸道畅通，否则，对肺通气而言操作将是无效的。

3. 胸膜腔内压

胸膜腔是存在于肺表面的脏层胸膜和衬于胸廓内壁的壁层胸膜之间的密闭的、潜在的、无气体和仅有少量浆液的腔隙。腔隙内的浆液约 10 μm 厚，这一薄层浆液有两方面的作用。一是浆液分子之间的内聚力使两层胸膜紧贴在一起，不易分开，参与胸膜腔负压的形成，因而肺可随胸廓的运动而张缩。二是这一薄层浆液在两层胸膜之间起润滑作用，可减少呼吸运动时两层胸膜之间的摩擦。因此，胸膜腔的密闭性和两层胸膜间浆液分子的内聚力有重要的生理意义。

胸膜腔内的压力称为胸膜腔内压，可采用直接法或间接法进行测量。直接法是将与检压计相连接的注射针头斜刺入胸膜腔内，直接测定胸膜腔内压，其缺点是有刺破胸膜脏层和肺的危险。间接法是让受试者吞下带有薄壁气囊的导管至下胸段食管内，测量食管内压。因为食管位于胸腔内，且其壁薄而软，在呼吸过程中食管内压的变化值与胸膜腔内压的变化值基本一致，故可用食管内压的变化来间接反映胸膜腔内压的变化。胸膜腔内压随呼吸运动而发生周期性波动。平静呼气末胸膜腔内压较大气压低 3 ~ 5 mmHg，吸气末较大气压低 5 ~ 10 mmHg。可见，胸膜腔内压在平静呼吸时始终低于大气压，若以大气压为 0 计，则胸膜腔内压为负压，故称为胸膜腔负压或胸内负压。而在用力呼吸时，胸膜腔内压波动将大幅增加。例如，在关闭声门用力吸气时，胸膜腔内压可降至低于大气压 90 mmHg；而当关闭声门用力呼气时，胸膜腔内压可高于大气压 110 mmHg。

胸膜腔负压的形成与肺和胸廓的自然容积不同有关。在人的生长发育过程中，

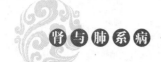

胸廓的发育较肺快，因此，胸廓的自然容积大于肺的自然容积。由于两层胸膜紧紧贴在一起，所以从婴儿出生后第一次呼吸开始，肺即被牵引而始终处于扩张状态。被扩张的肺所产生的回位力向内牵引胸廓，使胸廓容积缩小。当胸廓的容积小于其自然容积时，胸廓将产生向外扩展的回位力，使胸廓的容积趋于扩大，以回到其自然容积位置。在肺的内向回位力和胸廓的外向回位力的作用下，胸膜腔内压便降低而低于大气压，即形成负压。婴儿期由于胸廓和肺的容积差小，故胸膜腔负压很小；随着个体的生长发育，胸廓和肺的容积差变大，胸膜腔负压也逐渐增大。胸膜腔负压的形成与作用于胸膜腔的两种力有关，一是肺内压，使肺泡扩张；二是肺回缩压，使肺泡缩小。胸膜腔内压就是这两种方向相反的力的代数和，即胸膜腔内压＝肺内压－肺弹性回缩力。在吸气末和呼气末，肺内压等于大气压，因而胸膜腔内压＝大气压－肺弹性回缩力。若以 1 个大气压为 0 位标准，则胸膜腔内压＝－肺弹性回缩力。如果肺弹性回缩力是 0.665 kPa（5 mmHg），胸膜腔内压就是 −0.665 kPa（−5 mmHg），实际的压力值便是 101.08 kPa− 0.665 kPa＝100.415 kPa（760 mmHg−5 mmHg＝755 mmHg）。

可见，胸膜腔内压的大小主要是由肺回缩压决定的。胸膜腔内保持负压具有重要意义，不仅能扩张肺，使肺能随胸廓的张缩而张缩；还作用于胸腔内的腔静脉和胸导管，使之扩张，有利于静脉血和淋巴液的回流。胸膜腔内保持负压的一个重要前提是胸膜腔必须保持其密闭性。临床上，一旦密闭的胸膜腔与大气相通，空气便进入胸膜腔而形成气胸。此时胸膜腔负压减小或消失，肺依其自身的弹性而回缩，造成肺不张，不仅影响肺通气，也阻碍静脉血和淋巴液回流。气胸严重时，不但患侧呼吸和循环功能发生障碍，由于纵隔向健侧移位甚至出现纵隔随呼吸左右摆动，也将累及健侧的呼吸和循环功能，此时若不紧急处理，将危及生命。

（三）肺通气的阻力

肺通气过程中所遇到的阻力称为肺通气阻力，可分为弹性阻力和非弹性阻力两类。前者包括肺弹性阻力和胸廓弹性阻力；后者包括气道阻力、惯性阻力和组织的黏滞阻力。平静呼吸时，弹性阻力约占肺通气总阻力的 70%，非弹性阻力约占 30%。弹性阻力在气流停止的静息状态下仍存在，属于静态阻力；而非弹性阻力仅在气体流动时才发生，故属于动态阻力。肺通气阻力增大是临床上肺通气障碍最常见的原因。

1. 弹性阻力

弹性组织对抗外力作用所引起的变形的力称为弹性阻力。机体各种组织（包括肺和胸廓）都具有弹性，故均可认为是弹性组织。弹性阻力的大小可用顺应性的高低来量度。

（1）顺应性　顺应性（compliance，C）是指弹性组织在外力作用下发生变形的难易程度。弹性组织的顺应性大，表示其变形能力强，即在较小的外力作用下就能引起较大的变形。对空腔器官来说，顺应性大则表示其易被扩张，即在较小的跨壁压作用下就能引起较大的腔内容积改变，故顺应性的大小可用单位跨壁压的变化（ΔP）所引起的腔内容积的变化（ΔV）来表示。

（2）肺的弹性阻力和肺顺应性　肺在被扩张时产生弹性回缩力，其方向与肺扩张的方向相反，因而是吸气的阻力、呼气的动力。肺弹性阻力可用肺顺应性（compliance of lung，C_l）表示。

测定肺顺应性时，一般采用分步吸气（或向肺内充气）或分步呼气（或从肺内抽气）的方法，每步吸气或呼气后，在受试者屏气并保持气道通畅的情况下测定肺容积和胸膜腔内压。因为此时呼吸道内没有气体流动，肺内压等于大气压，所以只需测定胸膜腔内压就可算出跨肺压。根据每次测得的数据绘制成的压力 - 容积曲线就是肺的顺应性曲线。在呼吸道无气流情况下所测得的顺应性也称肺的静态顺应性。正常成人平静呼吸时，肺顺应性约为 0.2 L/cmH₂O，位于顺应性曲线斜率最大的中段部分，故平静呼吸时肺弹性阻力较小，呼吸较为省力。

肺顺应性还受肺总量的影响。肺总量是指肺所能容纳的最大气体量。不同个体可因身材（主要是胸腔容积）的不同而有不同的肺总量。肺总量较大者与较小者相比，在吸入同样容积的气体后，因增量所占背景容量的比例不同，所产生的跨壁压也不同。不同肺总量的个体，当吸入相同容积气体时，肺总量较大者肺的扩张程度较小，弹性回缩力也较小，仅需较小的跨肺压变化即可，肺顺应性较大；而肺总量较小者，其扩张程度较大，弹性回缩力也较大，需较大的跨肺压变化，故肺顺应性较小。

肺弹性阻力来自肺的弹性成分和肺泡表面张力。肺的弹性成分包括肺自身的弹力纤维和胶原纤维等结构。当肺被扩张时，这些纤维被牵拉而倾向于回缩。肺扩张越大，其牵拉作用越强，肺的回缩力和弹性阻力便越大；反之则越小。

肺泡表面张力源于肺泡表面活性物质，是肺泡内表面液 - 气界面能使液体表

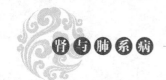

面积缩小的力。由于液－气界面液体分子之间的引力远大于液体与气体分子之间的引力，所以液体表面有尽可能缩小的倾向。近似于球形的肺泡内表面液层每一点上的合力方向朝向肺泡中心，故肺泡表面张力有助于肺的回缩。

肺表面活性物质是由肺泡Ⅱ型上皮细胞合成和分泌的含脂质与蛋白质的混合物，其中脂质成分约占90%，表面活性物质结合蛋白（surfactant-associated protein，SP）约占10%。脂质中60%以上是DPPC。DPPC是双嗜性分子，一端是非极性疏水的脂肪酸，不溶于水；另一端是极性的，易溶于水。因此，DPPC分子垂直排列于肺泡内液－气界面，极性端插入液体层，非极性端朝向肺泡腔，形成一层能降低表面张力作用的DPPC单分子层。并且，其密度可随肺泡的张缩而改变。SP至少有SP-A、SP-B、SP-C和SP-D四种，它们对维持DPPC的功能，以及在DPPC的分泌、清除和再利用等过程中有重要作用。肺表面活性物质不断更新，以保持其正常的功能。

肺表面活性物质的主要作用是降低肺泡表面张力，减小肺泡的回缩力。肺表面活性物质的作用具有重要生理意义。①减小吸气阻力，减少吸气做功。②维持不同大小肺泡的稳定性。因为肺表面活性物质的密度可随肺泡半径的减小而增大，也可随肺泡半径的增大而减小。所以，在肺泡缩小（或呼气）时，肺泡内表面活性物质的密度增大，降低表面张力的作用加强，肺泡表面张力减小，因而可防止肺泡萎陷；而在肺泡扩大（或吸气）时，表面活性物质的密度减小，肺泡表面张力增加，可防止肺泡过度膨胀。③防止肺水肿。由于肺表面活性物质可降低肺泡表面张力，减小肺泡回缩力，减弱表面张力对肺毛细血管血浆和肺组织间液的"抽吸"作用，阻止液体渗入肺泡，从而防止肺水肿的发生。

总之，在肺充血、肺组织纤维化或肺表面活性物质减少时，肺的顺应性降低，弹性阻力增加，患者表现为吸气困难；而在肺气肿时，肺弹性成分大量破坏，肺回缩力减小，顺应性增大，弹性阻力减小，患者表现为呼气困难。这些情况都会导致肺通气功能降低。

（3）胸廓弹性阻力 胸廓弹性阻力源于胸廓的弹性成分。胸廓处于自然位置时，肺容量约为肺总量的67%（相当于平静吸气末的肺容量），此时胸廓无变形，不表现出弹性阻力。当肺容量小于肺总量的67%（如平静呼气或深呼气）时，胸廓被牵引向内而缩小，其弹性阻力向外，是吸气的动力、呼气的阻力；当肺容量大于肺总量的67%（如深吸气）时，胸廓被牵引向外而扩大，其弹性阻力向内，成为吸气的阻力、呼气的动力。所以胸廓的弹性阻力既可能是吸气或呼气的阻力，也可能是吸气或呼气的动力，应视胸廓的位置而定。这与肺的情况不同，肺弹性阻力始终是吸气的阻力。

2. 非弹性阻力

非弹性阻力包括惯性阻力、黏滞阻力和气道阻力。惯性阻力是气流在发动、变速、换向时因气流和组织的惯性所产生的阻止运动的因素。平静呼吸时，呼吸频率低、气流速度慢，惯性阻力小，可忽略不计。黏滞阻力来自呼吸时组织相对位移所发生的摩擦。气道阻力来自气体流经呼吸道时气体分子间和气体分子与气道之间的摩擦，是非弹性阻力的主要成分，占 80%～90%。非弹性阻力是气体流动时产生的，并随流速加快而增加，故为动态阻力。气道阻力可用维持单位时间内气体流量所需压力差来表示。

$$气道阻力 = \frac{推动气体流动的压力（大气压与肺内压之差）（cmH_2O）}{单价时间内气体流量（L/s）}$$

健康人平静呼吸时的总气道阻力为 1～3 $cmH_2O/L \cdot s^{-1}$，主要发生在鼻（约占总阻力的 50%），声门（约占 25%）及气管和支气管（约占 15%）等部位，仅 10% 的阻力发生在口径小于 2 mm 的细支气管。

气道阻力受气流速度、气流形式和管径大小影响。流速快，阻力大；流速慢，阻力小。气流形式有层流和湍流，层流阻力小，湍流阻力大。气流太快和管道不规则容易发生湍流。如气管内有黏液、渗出物或肿瘤、异物等时，可用排痰、清除异物、减轻黏膜肿胀等方法减少湍流，降低阻力。气道管径大小是影响气道阻力的另一重要因素。管径缩小，阻力大增。气道管径又受 4 个方面因素的影响。

（1）跨壁压　此处的跨壁压是指呼吸道内外的压力差。呼吸道内压力高，跨壁压增大，管径被动扩大，阻力变小；反之则增大。

（2）肺实质对气道壁的牵引　小气道的弹性纤维和胶原纤维与肺泡壁的纤维彼此穿插，这些纤维像帐篷的拉线一样对气道发挥牵引作用，以保持没有软骨支持的细支气管的通畅。

（3）自主神经系统对气道管壁平滑肌舒缩活动的调节　气道平滑肌受交感、副交感神经的双重支配，二者均有紧张性。副交感神经使气道平滑肌收缩，管径变小，阻力增加；交感神经使平滑肌舒张，管径变大，阻力降低。

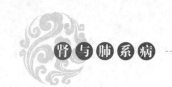

（4）化学因素的影响　儿茶酚胺可使气道平滑肌舒张；前列腺素（prostaglandin，PG）中，$PGF_2\alpha$ 可使气道平滑肌收缩，而 $PGE_2\alpha$ 使之舒张；过敏反应时由肥大细胞释放的组胺和慢反应物质使支气管收缩；吸入气体 CO_2 含量的增加可以刺激支气管、肺的 C 类纤维，反射性地使支气管收缩，气道阻力增加。近来的研究发现气道上皮可合成、释放内皮素，使气道平滑肌收缩。哮喘患者肺内皮素的合成和释放增加，提示内皮素可能参与哮喘的病理生理过程。

在上述 4 种因素中，前 3 种均随呼吸发生周期性变化，气道阻力也因此出现周期性改变。跨壁压增大（因胸膜内压下降）、交感神经兴奋都能使气道口径增大，阻力减小；呼气时发生相反的变化，使气道口径变小，阻力增大，这也是支气管哮喘患者呼气比吸气更为困难的主要原因。

二、肺换气

（一）肺换气过程

经肺通气进入肺泡的新鲜空气与血液进行气体交换，O_2 从肺泡顺着分压差扩散到静脉血，而静脉血中的 CO_2 则向肺泡扩散。这样，静脉血中的氧分压（partial pressure of oxygen，PO_2）逐渐升高，二氧化碳分压（partial pressure of carbon dioxide，PCO_2）逐渐降低，最后接近于肺泡气的 PO_2 和 PCO_2。由于 O_2 和 CO_2 的扩散速度极快，仅需约 0.3 s 即可完成肺部气体交换，使静脉血在流经肺部之后变成了动脉血。通常，血液流经肺毛细血管的时间约 0.7 s，所以当血液流经肺毛细血管全长约 1/3 时，肺换气过程已基本完成。可见，肺换气有很大的储备能力。正常安静状态下，经过肺换气过程，肺毛细血管血液的 O_2 含量由每 100 mL 血液15 mL 升至 20 mL，CO_2 含量则由每 100 mL 血液 52 mL 降至 48 mL。若按心排血量为每分钟 5 L 计，则流经肺毛细血管的血流每分钟可自肺泡摄取 O_2 250 mL，并释出 CO_2 200 mL。正常情况下，体循环动脉血 PO_2 稍低于肺静脉血，主要是因为混入了来自支气管静脉的少量静脉血。

一般将气体在 1 mmHg 分压差作用下，每分钟通过呼吸膜扩散的气体毫升数称为肺扩散容量（pulmonary diffusion capacity，DL），即 DL=V/［P（A）－P（C）］。上式中 V 是每分钟通过呼吸膜的气体容积（mL/min），P（A）是肺泡气中该气体的平均分压，P（C）是肺毛细血管血液内该气体的平均分压。肺扩散容量是测定呼吸气通过呼吸膜能力的重要指标。正常人安静时 O_2 的肺扩散容量约为 20 mL/（min·mmHg），CO_2 的肺扩散容量为 O_2 的 20 倍。运动时肺扩散容量增加；在有肺疾病的情况下，肺扩散容量可因有效扩散面积减小或扩散距离增加而降低。

（二）影响肺换气的因素

气体分压差、扩散面积、扩散距离、温度和扩散系数等因素均可影响气体的扩散速率。这里进一步讨论扩散距离、扩散面积及通气／血流比值对肺换气的影响。

1. 呼吸膜的厚度

肺泡与血液进行气体交换必须通过呼吸膜，即肺泡－毛细血管膜。呼吸膜又称气－血屏障，由 6 层结构组成：含肺表面活性物质的液体层、肺泡上皮细胞层、上皮基底膜层、上皮基底膜和毛细血管基膜之间的间隙（间质层）、毛细血管基膜层及毛细血管内皮细胞层。呼吸膜的总厚度 < 1 μm，最薄处只有 0.2 μm，气体易于扩散通过。气体扩散速率与呼吸膜厚度（扩散距离）成反比，呼吸膜越厚，扩散需要的时间越长，单位时间内交换的气体量越少。人体呼吸膜不仅薄，而且整个肺的呼吸膜面积很大，而肺毛细血管总血量只有 60～140 mL，因而血液层很薄，非常有利于气体交换。肺毛细血管直径平均约 5 μm，红细胞需要挤过肺毛细血管。因此，红细胞膜通常能接触到毛细血管壁，所以 O_2、CO_2 不必经过大量的血浆层就可到达红细胞或进入肺泡，扩散距离短，交换速度快。任何使呼吸膜增厚或扩散距离增加的疾病（如肺纤维化、肺水肿等）都会降低气体扩散速率，减少扩散量；在运动时，由于血流加速，缩短了气体在肺部的交换时间，这时呼吸膜的厚度或扩散距离的改变对肺换气的影响就更突出。

2. 呼吸膜的面积

气体扩散速率与扩散面积成正比。正常成人两肺的总扩散面积约 70 m^2。在安静状态下，用于气体扩散的呼吸膜面积约 40 m^2，因此有相当大的储备面积。劳动或运动时，因肺毛细血管开放数量和开放程度增加，有效扩散面积也大大增加。肺不张、肺实变、肺气肿、肺叶切除或肺毛细血管关闭和阻塞等，均可使呼吸膜扩散面积减小而影响肺换气。

3. 通气／血流比值

通气／血流比值是指每分钟肺泡通气量（V_A）与每分钟肺血流量（Q）的比值（V_A/Q）。正常成人安静时，V_A/Q 约为 0.84，意味着二者比例适宜，气体交换率高。如果该比值增大意味着通气过度或血流相对不足，部分肺泡气体未能与血液

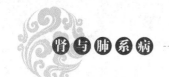

气体充分交换，致肺泡无效腔增大。反之，该比值减小则意味着通气不足或血流相对过多，部分血液流经通气不良的肺泡，混合静脉血中的气体不能得到充分更新，犹如发生了功能性动－静脉短路。因此，无论该比值增大或减小，都表明二者匹配不佳，气体交换的效率均会降低，导致机体缺 O_2 或 CO_2 潴留，尤其是缺 O_2。因此，V_A/Q 可作为衡量肺换气功能的指标。

健康成人安静时的 V_A/Q 为 0.84 是指全肺的平均水平，但肺泡通气量和肺毛细血管血流量在肺内的分布是不均匀的，因此各个局部的 V_A/Q 并不相同。如人在直立位时，由于重力作用，从肺底部到肺尖部，肺泡通气量和肺毛细血管血流量都逐渐减少，但血流量的减少更为显著，所以肺尖部的 V_A/Q 较大，可高达 3.3，而肺底部的 V_A/Q 较小，可低至 0.63。虽然正常情况下存在肺泡通气和血流的不均匀分布，但从总体上来说，由于呼吸膜面积远超过肺换气的实际需要，所以并不明显影响 O_2 的摄取和 CO_2 的排出。

三、组织换气

组织换气是体循环毛细血管中的血液与组织细胞之间的气体交换。其发生的机制和影响因素与肺换气相似，不同的是气体的交换发生于液相介质（血液、组织液、细胞内液）之间，且扩散膜两侧 O_2 和 CO_2 的分压差随细胞内氧化代谢的强度和组织血流量的多寡而改变。如果血流量不变，代谢增强，则组织液中的 PO_2 降低，PCO_2 升高；如果代谢不变，血流量增多，则组织液中的 PO_2 升高，PCO_2 降低。

在组织中，由于细胞的有氧代谢，O_2 被利用，并产生 CO_2，所以 PO_2 可低至 30 mmHg 以下，而 PCO_2 可高达 50 mmHg 以上。动脉血液流经组织毛细血管时，O_2 便顺分压差从血液向组织液和细胞扩散，CO_2 则由组织液和细胞向血液扩散，动脉血因失去 O_2 和得到 CO_2 而变成静脉血。

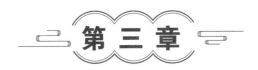

中医学对肾的基本认识

　　肾，位于腰部脊柱两侧，左右各一，右微下，左微上，外形椭圆弯曲，状如豇豆。与膀胱、骨髓、脑、发、耳等构成肾系统。肾主藏精，主水液，主纳气，为人体脏腑阴阳之本，生命之源，故称为"先天之本"；在五行属水，为阴中之阳；在四时与冬季相应。中医对脏腑的认识并不仅仅是其解剖学上的功能，而是从整体上来看待脏腑的作用。所以在中医理论中，肾脏不仅仅是其人体的一个器官，而更类似于一个多功能集合体、一套系统。肾被视为"先天之本"，是人身之根蒂，是我们生命力的根本所在。肾并非只负责过滤血液，还主管生殖、生长、发育、二便排泄等功能，同时也与骨骼、耳朵、头发、尿液等外在表现有关。

第一节　肾脏的解剖

　　脏象学说构筑了以五脏为中心的，联系脏腑经络、形体官窍、阴阳五行、自然属性等的系统内容。古人对肾的解剖认识，实际上包括了"肾脏器"及"肾脏系统"两个层次。其中，"肾脏器"与现代医学所说的"肾"相类。

一、肾的数量

　　关于肾的数量，古人多有争议。《内经》没有明确说明肾脏的数量为一还是二。《难经·三十六难》载："肾两者，非皆肾也。其左者为肾，右者为命门。"然而，《难经·四十二难》又说："肾有两枚，重一斤一两。"后人尤其是命门学派的许多医家都曾将左肾作为肾，把右肾作为命门，认为肾只有一个。然而，随着对脏象及命门的进一步研究认识，许多医家还是坚持肾脏数量有二。如元代滑寿《难经本义》认为"左为肾，右为命门，而又云其气与肾通，是肾之两者，其实则一尔"，认为左肾、右肾实质上是一样的。又如命门学说的代表医家明代赵献可在《医贯·内经十二官论》中明言"肾有二，精所舍也"。明代李梴《医学入门》说"肾有两枚，左属水而右属火；重各九两，右主女而左主男""两肾二系相通下行……左右气常相通，静养极者，左右相合，则精不泄矣"，认为虽然肾数为二，但两肾左为水、右为火，男以左为重，女以右为重；肾之水火之气相通，左右相合，则肾的生理功能无碍。然而，明代虞抟《医学正传》说"人身之两肾，犹车之有两轮，其形同，色亦无异"，又说"其两肾本为一脏，初未尝有左右之分"，认为人的两个肾器官就像车的左右两个轮，形状、颜色相同，功能也并无差异，不能进行水火属性上的区分，而应该视两肾为统一体。

二、肾的位置

《素问·脉要精微论》言："腰者，肾之府。"府为场所、处所，肾的处所是腰，指出肾位于腰部。《素问·刺禁论》言："七节之傍，中有小心。"后世有人认为"小心"为两肾之间的命门。金代刘完素在《素问玄机原病式·火类》中言："杨上善注《太素》曰：'人之脊骨有二十一节，从下第七节之傍，左者为肾，右者为命门者，命门者，小心也。'"认为肾的水平位置在脊柱从下数第七骨节旁。唐代孙思邈《千金要方》指出肾在"侠脊左右，与脐相当"，即其水平位置与肚脐平行。元代滑寿《十四经发挥》也说"肾……当胃下两旁，入脊膂，附脊之第十四椎，前后与脐平直"，认为肾在胃下，附在脊骨的第十四椎体，水平位置与肚脐平行。而清代唐宗海《伤寒论浅注补正》说"肾……居背脊十四椎下"，认为肾在第十四椎体之下。明代赵献可《医贯·内经十二官论》言"肾有二，精所舍也。生于脊膂十四椎下，两旁各一寸五分"，指出肾在"十四椎下"的这个水平面上，肾脏的位置在脊柱两旁一寸五分处。

唐代王冰注《素问》言"䏚者，季肋之下，侠脊两傍空软处也。肾外当䏚，故䏚中清冷也"，认为䏚是季肋下方，贴于脊骨的软处，而肾在空软处之内，"两傍空软处"为腰部脊柱两旁浅窝的描述,肾则在浅窝之中。元代危亦林《世医得效方》说"肾则系于腰,胞系于肾,贴于脊",指出肾脏在脊骨前面并靠近脊骨。明代李梴《医学入门·脏腑》说肾脏"连胁系心贴脊膂分,裹以脂膜",认为肾脏是贴着脊膂,并且在脂膜包裹中。清代王宏翰《医学原始》也有"肾在膈下,贴脊膂脂膜中"之描述,脂膜或为古人对腹膜的描述,而肾脏在腹膜后脊骨旁的位置即为"脊膂脂膜中"。

上述古人所描述的肾的位置,大致相当于一个三维定位清晰的点,参考《灵枢·背腧》载"肾腧在十四焦之间,皆挟脊相去三寸所",而后医家大多以肾俞代肾之位置。到了明清西学东渐后,受西方医学的影响,中医医家更重视解剖研究,并且对肾脏器有了更深入的认识。在位置上,清代叶霖《难经正义·卷三》说:"西医言肾居十二脊骨间……周围有三焦脂膜包裹,左右相对,左上有脾胃及大肠下回盖之,右上有肝及大肠上回盖之。"现代解剖学中,右肾上缘平第十二胸椎,下缘平第三腰椎;左肾上缘平第十一胸椎,下缘平第二腰椎。"十二脊骨间"的描述,较前人"十四椎""十四椎下"更为确切,并且对其周围脏腑器官的认识更与现代相近。

三、肾的性状

古人不仅正确认识到了肾脏器的位置,还对肾脏器的重量、性质、形状等有较清晰的认识。《难经·四十二难》言"肾有两枚,重一斤一两",此处未说明一斤一两是一个还是两个肾的重量。后世《遵生八笺》《针灸大成》等皆录其言,只说"重一斤一两"。明代李梴《医学入门·脏腑》说"肾有两枚,左属水而右属火,重各九两",又说"肾有两枚,共重一斤二两",古代一斤为十六两,则一肾重九两。至清代叶霖《难经正义》言肾"其重约三两至四两",与现代认识较为一致。

明代杨继洲《针灸大成·卷六》说"肾……状如石卵,色黄紫",认为肾的形状像卵石,颜色为黄紫色。明代孙一奎《医旨绪余·下卷》说"肾与脐对,形如石卵而曲附脊膂",也以卵石描述肾之形状。而明代高濂《遵生八笺·肾脏冬旺论》则说"肾……重一斤一两,色如缟映紫",认为肾脏的颜色是如缟映紫。

唐代王冰注《素问》言"肾脏有二,形如豇豆相并,而曲附于膂筋,外有脂裹,里白表黑",描述肾的形状像豇豆,并有弯曲,其外有脂膜包裹,表面色黑

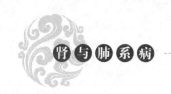

而内质色白。明代赵献可《医贯·内经十二官论》也说："肾……形如豇豆相并，而曲附于脊筋。外有脂裹，里白表黑。"明代李梴《医学入门·脏腑》说"肾连胁下对脐，形如豇豆，相并如环，曲贴脊膂膜中，里白外紫""连胁系心，贴脊膂兮，裹以脂膜，里白外紫，如豇豆兮，相合若环"，也是以豇豆来描述肾脏器的形状，并且说两肾脏"相合若环"，若两肾合在一起则中心有空圆，是对肾脏弯曲的另一种描述，不同的是，这里认识肾脏器本身是表面为紫色，内质为白色。清代王清任《医林改错·亲见改正脏腑图》通过实践观察发现"两傍肾体坚实，内无孔窍"，认为其"绝不能藏精"。可见古人对肾实质和肾白质等都有了比较深入的认识和思考。

清代叶霖《难经正义·卷三》载"西医言肾形如豆，色紫质坚，颇类猪羊之肾，左右两枚，长约三寸，阔约寸半，厚约七八分，其重约三两至四两。人高肾大，人矮肾小……"，将肾比作"豆"和"猪羊之肾"，其对肾脏大小、重量的描述与现代认识较为一致，更难得的是，他还认识到肾脏的大小不是固定不变的，而是因人体的不同有所差异。《灵枢·本脏》对此即有记载："黑色小理者，肾小；粗理者，肾大。高耳者，肾高；耳后陷者，肾下；耳坚者，肾坚；耳薄不坚者，肾脆；耳好前居牙车者，肾端正；耳偏高者，肾偏倾也。"其中的"大""小""高""下""坚""脆""端正""偏倾"都反映了对由个体差异而导致的肾脏形态、位置的不同认识。

另外，古人还认识到有"肾系"从肾门伸出，向上向下延伸连接到相关脏腑组织。由前可见，古人在《内经》中对肾脏器就已经有了一定的解剖认识，但是遗憾的是，《内经》以后，在这些认识方面并没有明显进步，直至明清时期，随着西方医学的传入，以王清任、唐宗海等为代表的医家开始重新认识解剖的重要性，并提出了贴近现代医学的观点认识。

其次，不难发现古人对肾脏器的认识相对于其他脏器而言已经较为详细，这一方面可能与肾在脏象学说中的作用重大有关，另一方面可能也与肾脏器的解剖认识与活体认识差别不大有关。最后，不管是"肾右二，精所舍"之言，还是王清任"内无孔窍，绝不能藏精"之言，都是对肾脏器官的认识，是对其解剖形态与生理功能结合的逐步探索和认识，也应该是肾脏象学说现代研究的基础。

第二节　肾的主要生理功能与特性

一、肾主封藏

封藏，亦曰闭藏，固密储藏，封固闭藏之谓。肾主封藏是指肾贮藏五脏六腑之精的作用。封藏是肾的重要生理特性。肾为先天之本，生命之根，藏真阴而寓元阳，为水火之脏。肾藏精，精宜藏而不宜泄；肾主命火，命火宜潜不宜露，故《素问·六节脏象论》曰"肾者，主蛰，封藏之本，精之处也"。人之生身源于肾，生长发育基于肾，生命活动赖于肾。肾是人体阴精之所聚，肾精充则化源足。肾又是生命活动之本原，肾火旺则生命力强，精充火旺，阴阳相济，则生化无穷，机体强健。肾为封藏之本，是对肾脏生理功能的高度概括，体现了肾脏各种生理功能的共同特点。肾精不可泻，肾火不可伐，犹如木之根、水之源，木根不可断，水源不可竭，灌其根枝叶茂，澄其源流自清。因此，肾脏只宜封藏而不宜耗泻。肾主封藏的生理特性体现在藏精、纳气、主水、固胎等各方面。基于这一生理特性，前人提出了"肾无实不可泻"的学术观点，故治肾多言其补，不论其泻，或以补为泻。但是，肾病并非绝对无实而不可泻，确有实邪亦当用泻。然而，肾脏具有主蛰伏闭藏的特性，故其病虚多实少，纵然有实邪存在，也是本虚标实，所以治肾还是以多补少泻为宜。肾主封藏的理论对养生具有重要指导意义，养生学强调收心神、节情欲、调七情、省操劳以保养阴精，使肾精充盈固秘而延年益寿。

二、肾藏精

肾藏精是指肾具有贮存、封藏人身精气的作用。

（一）精的概念与分类

1. 精的概念

精，又称精气，是中国古代哲学气一元论的重要范畴。在中国气一元论发展史上，精气论者以精、精气释气，即精、精气就是气。引入中医学领域，形成了中医学气和精或精气的概念。在中医学中，气与精虽同属于生命物质系统范畴，但精是除气之外的精微物质的总称，是一个极其重要的具有多层含义的概念。一

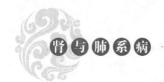

般而言，精的含义有广义和狭义之分。

广义之精是构成人体、维持人体生长发育、生殖和脏腑功能活动的有形精微物质的统称。《读医随笔·气血精神论》言"精有四：曰精也，曰血也，曰津也，曰液也"，前一个"精"字即指广义之精。广义之精包括禀受于父母的生命物质，即先天之精；以及后天获得的水谷之精，即后天之精。

狭义之精是禀受于父母而贮藏于肾的具生殖繁衍作用的精微物质，又称生殖之精。

2. 精的分类

就精的来源而言，可分为先天之精和后天之精两类。

先天之精，又称肾本脏之精。先天之精，禀受于父母，与生俱来，是生育繁殖、构成人体的原始物质。《灵枢·经脉》言："人始生，先成精。"《灵枢·决气》言："两神相搏，合而成形，常先身生，是谓精。"《景岳全书·小儿补肾论》言："精合而形始成，此形即精也，精即形也。"在胚胎发育过程中，精是构成胚胎的原始物质，为生命的基础，所以称为"先天之精"。先天之精藏于肾中，出生之后，得到后天之精的不断充实，成为人体生育繁殖的基本物质，故又称为"生殖之精"。

后天之精，又称五脏六腑之精。后天之精来源于水谷精微，由脾胃化生并灌溉五脏六腑。人出生以后，水谷入胃，经过胃的腐熟、脾的运化而生成水谷之精气，并转输到五脏六腑，使之成为脏腑之精。脏腑之精充盛，除供给生理活动所需以外，其剩余部分则贮藏于肾，以备不时之需。当五脏六腑需要这些精微物质给养的时候，肾脏又把所藏之精气重新供给五脏六腑。一方面不断贮藏，另一方面又不断供给，循环往复。这就是肾藏五脏六腑之精的过程和作用。由此可见，后天之精是维持人体生命活动、促进机体生长发育的基本物质。故《怡堂散记》言："肾者，主受五脏六腑之精而藏之，故五脏盛乃能泄，是精藏于肾而非生于肾也。五脏六腑之精，肾实藏而司其输泄，输泄以时，则五脏六腑之精相续不绝，所以成其次而位乎北，上交于心，满而后溢，生生之道。"

先天之精和后天之精，其来源虽然不同，但却同藏于肾，二者相互依存，相互为用。先天之精为后天之精准备了物质基础，后天之精不断地供养先天之精。先天之精只有得到后天之精的补充滋养，才能充分发挥其作用；后天之精也只有得到先天之精的活力资助，才能源源不断地化生。即所谓"先天生后天，后天养先天"，二者相辅相成，在肾中密切结合而组成肾中所藏之精气。肾为先天之本，接受其他脏腑的精气而贮藏起来。脏腑的精气充盛，肾精的生成、贮藏和排泄才能正常。故《医碥·遗精》言："精者，一身之至宝，原于先天而成于后天者也，五脏俱有而属于肾。"

（二）精的生理功能

肾中精气不仅能促进机体的生长发育和繁殖，而且能参与血液的生成，提高机体的抗病能力。

1. 促进生殖繁衍

肾精是胚胎发育的原始物质，又能促进生殖功能的成熟。肾精的生成、贮藏和排泄，对繁衍后代起着重要的作用。人生殖器官的发育及其生殖能力，均有赖于肾。人出生以后，由于先天之精和后天之精的相互滋养，从幼年开始，肾的精气逐渐充盛，发育到青春期，随着肾精的不断充盛，便产生了一种促进生殖功能成熟的物质，称作天癸。于是，男子可产生精液，女子则月经按时来潮，性功能逐渐成熟，具备了生殖能力。以后，随着人从中年进入老年，肾精也由充盛而逐渐趋向亏虚，天癸的生成亦随之减少，甚至逐渐耗竭，生殖能力亦随之下降，甚至消失。这充分说明肾精对生殖功能起着决定性的作用，为生殖繁衍之本。如果肾藏精功能失常就会导致性功能异常，生殖能力下降。

《素问·上古天真论》言男子"二八，肾气盛，天癸至，精气溢泻，阴阳和，故能有子""七八，肝气衰，筋不能动，天癸竭，精少，肾脏衰，形体皆极。八八，则齿发去"；女子"二七，而天癸至，任脉通，太冲脉盛，月事以时下，故有子""七七，任脉虚，太冲脉衰少，天癸竭，地道不通，故形坏而无子也"。

总之，男女生殖器官的发育成熟及其生殖能力，均有赖于肾精的充盛，而肾精的生成、贮藏和排泄均由肾所主，故有"肾主生殖"之说。

2. 促进生长发育

肾中之精是健康人能够正常生长发育的基础，正常机体生命活动的各个阶段都离不开肾中之精的参与。人出生后随着肾精的藏聚开始逐渐生长发育，小时候无论男女，都会更换牙齿、头发生长较快，随着年龄的增长，肾精越来越充盛，骨骼逐渐生长，逐渐变长、变粗、变坚硬，支撑躯体长高、长大，牙齿越来越坚硬，逐渐到达身体强健的巅峰。而后随着年龄的增加，肾精衰少，开始出现面色晦暗、头发脱落、牙齿枯槁脱落等状况。生、长、壮、老、已是人类生命的自然

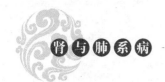

规律。人从出生经过发育、成长、成熟、衰老至死亡前机体生存的时间，称为寿命，通常以年龄作为衡量寿命长短的尺度。一般根据年龄把生命的历程分为少年、青年、中年和老年4个阶段。从出生至16岁统称为少年时期，17岁至44岁为青年时期，45岁至59岁为中年时期，60岁以上为老年时期，其中60岁至74岁为老年前期，75岁至89岁为老年时期，90岁以上为长寿。

据《内经》所载，中医学关于人生命历程的划分方法有二。其一，《灵枢·天年》以10岁为单位划分，即从10岁至40岁为人体由幼年至壮年生长发育和脏腑气血隆盛时期；人到40岁，即为脏腑气血由盛而衰的开端；自50岁始，直至终寿，是人体由中年步入老年，脏腑气血逐渐衰弱，日趋衰老直至死亡的阶段。人体脏腑气血随着年龄的增长呈现出由盛而衰的规律性变化。其二，《素问·上古天真论》以男八女七为计，将生命历程分为3个阶段。一为生命发育阶段。"丈夫八岁，肾气实，发长齿更。二八肾气盛，天癸至，精气溢泻，阴阳和，故能有子。""女子七岁，肾气盛，齿更发长。二七，而天癸至，任脉通，太冲脉盛，月事以时下，故有子。"二为身体壮盛阶段。男子"三八，肾气平均，筋骨劲强，故真牙生而长极。四八，筋骨隆盛，肌肉满壮"；女子"三七，肾气平均，故真牙生而长极。四七，筋骨坚，发长极，身体盛壮"。三为身体渐衰阶段。男子"五八，肾气衰，发堕齿槁。六八，阳气衰竭于上，面焦，发鬓颁白。七八，肝气衰，筋不能动，天癸竭，精少，肾脏衰，形体皆极。八八，则齿发去"；女子"五七，阳明脉衰，面始焦，发始堕。六七，三阳脉衰于上，面皆焦，发始白。七七，任脉虚，太冲脉衰少，天癸竭，地道不通，故形坏而无子也"。人体脏腑和精气的盛衰，随着年龄的增长呈现出由盛而衰至竭的规律性变化。

总之，在整个生命过程中，由于肾中精气的盛衰变化，而呈现出生、长、壮、老、已的不同生理状态。人从幼年开始，肾精逐渐充盛，则有齿更发长等生理现象。到了青壮年，肾精进一步充盛，达到极点，机体也随之发育到壮盛期，则真牙生，体壮实，筋骨强健。待到老年，肾精衰退，形体也逐渐衰老，全身筋骨运动不灵活，齿摇发脱，呈现出老态龙钟之象。由此可见，肾精决定着机体的生长发育，为人体生长发育之根。如果肾精亏少，影响人体的生长发育，会出现生长发育障碍，如发育迟缓、筋骨痿软等；成年则出现未老先衰，齿摇发落等。故《医学读书记》言："元气是生来便有，此气渐长渐消，为一生盛衰之本。元精者与气俱来，亦渐长渐消，而为元气之偶。"肾精对促进人体生长发育具有重要作用，为生命之根，《中藏经》言"肾气绝则不尽其天命而死也"。所以，对生长发育障碍，如"五软""五迟"等病，补肾是重要治疗方法之一。补肾填精又是延缓衰老和治疗老年性疾病的重要手段。中医学历代文献所载延缓衰老的方剂以补肾者为多。藏惜肾精为养生之重要原则，固精学派是中医养生学中一个重要的学术流派。

寿命为天年、天寿，即先天赋予的生命限度。健康长寿是人类一直奋斗的目标。"健康是身体上、精神上和社会适应上的完好状态，而不仅仅是没有疾病和虚弱"，这是世界卫生组织对健康的最新定义。中医学远在秦汉时期（约 2000 年前）便明确指出，"阴阳匀平，以充其形，九候若一，命曰平人"（《素问·调经论》），"平人者不病，不病者脉口、人迎应四时也，上下相应而俱往来也，六经之脉不结动也，本末之寒温之相守司也，形肉血气必相称也，是谓平人"（《灵枢·终始》）。平人即健康者，健康意味着机体内部以及机体与外界环境的阴阳平衡，脏腑经络功能正常，气血和调，精神内守，形神合一。人的脏腑气血盛衰，直接关系着人的强弱寿夭。人以五脏为本，而肾为五脏之根。肾所藏之精气为生命的基础，肾主人体的生长发育主要是通过肾所藏之精来体现的，并且肾所藏的不同种类的精有不同的生理偏重。

先天之精主要影响人体先天禀赋。如清代张志聪《黄帝内经灵枢集注·五音五味》言："天宦者，谓之天阉。不生前阴，即有而小缩，不挺不长，不能与阴交而生子，此先天所生之不足也。"因先天不足导致的天宦，临床可见阴器发育不良，阴茎短小而不能挺长交接，睾丸软小而不能育精生子。后天之精及脏腑之精，则是后天维持机体正常生长发育的基础。如果饮食水谷摄入不足，或者脾胃功能出现异常，导致后天生化无权，水谷精微不足，则不能输布滋养濡润全身，脏腑精气不足，不能盛满而溢注于肾，则肾精不足，形体官窍、骨骼齿发没有生长发育的物质基础，会使人体正常生长发育受到影响，小儿发育表现为五软、五迟等，在成人则表现为提前衰老的现象。

先天之精、后天之精对人体的生长发育都有至关重要的作用，如果将二者再进行比较，则先天之精对人体的作用更加重要。清代冯楚瞻《冯氏锦囊秘录·方脉阳痿》指出："若禀受真阳不足，则阴精无自而生，虽投补益，总属后天，服之则旺，已之则衰，终非若祖气根深蒂固，生生不竭也。"人禀父精母血而生，得先天之精遍及全身而将所余藏于肾，受后天之精滋养濡润而发育生长。若先天禀

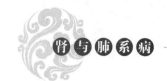

赋不足，父精不强，母血不旺，会使自身肾中先天之精不够充足，在后天之精的充养下，即使再专门通过药物来进行补益，也只能短时补充先天之精的日常亏耗，而不能弥补先天之精亏少的根本。

3. 参与血液生成

血液生成的物质基础主要是精，包括先天之精（肾精）和后天之精（水谷之精）。其中，先天之精是血液生成的必要条件，后天之精必须与先天之精结合才能生成血液。因此，先天之肾精不足，血液将无从化生。然而，人出生以后，其先天之精已经确定，而后天之精就起着决定性的作用。所以，在一般情况下，对血液生成有决定性影响的是脾胃的功能。脾胃为肾所藏之精提供物质基础，脾胃功能正常，能从饮食中吸收足够的水谷精微，从而化生血液。若脾胃功能减弱，吸收水谷精微不足，化生的血液也就减少。肾藏精生血与肝亦有密切关系，肾中精气充足而不外泄，可通过其气化作用上输于肝，化生为血液。中医素有肝藏血、肾藏精、精血同源之说。肾中精气充盛，则肝有所养，血有所充，肝藏血充盈，则肾有所藏，精有所资。精与血之间具有相互资生、相互转化的关系，所以肾精充足就可以化为肝血以充实血液。《张氏医通·诸血门》言："气不耗，归精于肾而为精。精不泄，归精于肝而化清血。"

精化生血是一个气化过程，必须在气的作用下才能完成。参与这一气化过程的脏腑主要是心、肺。心在血液生成过程中的气化作用称为"化赤"。这是由于心在五行属火，其色为赤，在心火的特殊作用下，血液才能变成红色。肺通过吸入自然界之清气参与营气的生成，而营气是血液的组成部分，所以肺的功能正常与否可直接影响血液的生成。此外，肝主疏泄，对气机有重要的调节作用，能影响全身的气化功能，对血的化生过程也有一定影响。

肾藏精，精能生髓，精髓可以化而为血。《景岳全书·血证》言"血即精之属也，但精藏于肾，所蕴不多，而血富于冲，所至皆是"，《读医随笔·气血精神论》言"夫血者，水谷之精微，得命门真火蒸化"，故有血之源头在肾之说。张志聪《侣山堂类辩》曰"肾为水脏，主藏精而化血"，可知精能化血，血气之成始于肾精，肾所藏之精是生血的物质基础之一。如果肾精亏虚，则会出现血液化生不足的病理表现。汉代张仲景《金匮要略·血痹虚劳》中指出，肾精亏虚、血液生化不足可致男子目眩、发落、面色薄、脉极虚芤迟等"亡血"证候。肾精不足，可致肝不生血，而出现血虚见症，如头晕、两口干涩、胁肋隐痛、肢体麻木、失眠多梦、面唇爪甲等淡白无华、月经量少或经闭、脉弦细或细等。肝肾精血不足可致血不足无以濡养的病理现象，如"精不灌则目无所见"（《灵枢·口问》）。

后世医家在此基础上不断丰富肾精不足导致血虚的证候。如《类经·脏象类·脏象》张景岳注谓："精足则血足而发盛。"如果肾精不足，髓海失养，髓枯精亏，血无以生，则见血虚，如"肾不生，则髓不能满"，即可形成"血气皆尽，五脏空虚，筋骨髓枯"的疾病。《诸病源候论》在论虚劳羸瘦时提出："精髓萎竭，血气虚弱。"《血证论》言："是以男子精薄，则为血虚。"

肾藏精生髓化血的理论已逐渐被人们认识并不断指导着临床实践，有关精血不足的治疗，早在《素问·腹中论》中就有补精益气养血治疗血枯的良方四乌鲗骨一芦茹丸。后世许多医家根据"肾主骨、生髓、藏精""精血同源""精能化血"等精血相关理论，遵《素问·阴阳应象大论》提出的"形不足者，温之以气；精不足者，补之以味"和《难经》所言"损其肾者益其精"等具体的治疗原则，治疗肾精不足以益肾精为要，可用血肉有情之品益肾填精，使化血有源。治疗多种肾精不足所致血虚证时相应采用益（补、滋）肾填精法，达到精充血旺的目的。

4. 抵御外邪侵袭

肾精具有抵御外邪而使人免受疾病的作用。中医学在论述肾精具有抵御外邪的作用时，是从肾精是维持人体生命活动的基本物质之一这个角度来讲的。人体的生命基本物质充盛，意味着人处于阴平阳秘、阴阳合和的健康状态，它表现为人体的抵抗能力强。正气是人体生命功能的总称，其中，能够抵御外邪，是正气的作用之一。而肾精是维持人体正常生命功能的重要物质，它在维持人体正气中具有重要作用，从这个意义讲，肾精具有抵御外邪的作用。《冯氏锦囊秘录》言："足于精者，百病不生，穷于精者，万邪蜂起。"精充则生命力强，卫外固密，适应力强，邪不易侵。反之，精亏则生命力弱，卫外不固，适应力弱，邪侵而病。《素问·金匮真言论》有"藏于精者，春不病温"之说。肾精具有抵御外邪的作用，源于"冬不藏精，春必病温"，肾精充盛，即为正气充盛，就可以免于外邪的侵袭。肾精这种抵御外邪的能力属正气范畴，与"正气存内，邪不可干""邪之所凑，其气必虚"的意义相同。

三、肾主水液

《素问·上古天真论》说"肾者主水"，《素问·逆调论》说"肾者水脏，主

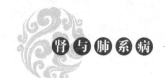

津液"，指出肾为水脏，有调节津液的生理功能。清代何梦瑶《医碥》说"精、髓、血、乳、汗、液、津、涕、泪、溺，皆水也，并属于肾"，认为人体的精液、骨髓、血液、乳液、汗液、津唾等都为"水"，从属于"水脏"的管辖，即肾主宰、主导人体一切津液。水液是体内正常液体的总称，肾主水液，从广义来讲，是指肾为水脏，泛指肾具有藏精和调节水液的作用。从狭义而言，是指肾主持和调节人体水液代谢的功能。本节所及，属于后者。肾主水的功能是靠肾阳对水液的气化来实现的，肾脏主持和调节水液代谢的作用称作肾的"气化"作用。

人体的水液代谢包括两个方面：一是将水谷精微中具有濡养滋润脏腑组织作用的津液输布周身；二是将各脏腑组织代谢利用后的浊液排出体外。这两方面，均赖肾的气化作用才能完成。

首先，水液在人体的代谢需要肺、脾、肾、胃、大肠、小肠、三焦、膀胱等脏腑共同参与。而诸多脏腑正常生理功能的维持离不开肾气、肾阴、肾阳的支撑。所以，肾可以通过影响各脏腑的生理功能来参与人体水液代谢的整个过程。其次，肾的位置在下焦，对于阴液从下焦的排泄起到重要作用。在人体水液代谢过程中，膀胱中水液之清者继续参与代谢的循环，浊者则留在膀胱成为尿液，在肾的气化作用下排出体外。如果没有肾的气化作用，则水液会一直停留于膀胱，清者不升，浊者不降，导致水液代谢无法正常进行，所以肾在水液代谢过程中作用重大。

肾主水液代谢，而体内水液有真水、客水之分。在正常生理情况下，为机体生理所需要者称为真水；在病理情况下，水液代谢紊乱，不但不能濡养脏腑，反而清浊相混，泛溢于腹腔、体表、四肢者称为"客水"，又称"邪水"。清代罗美在《古今名医汇粹》中说："水有真水，有客水。肾气温则客水亦摄而归真水；肾气寒则真水亦从而为客水。"这是说，人体之水液有"真水""客水"之分，真水为肾所主的生理之水，客水则为肾无法主持之水液。如果肾气充盛，肾阳旺盛，则肾主水液的功能强盛，人体的水液都可以在"肾主水液"的功能下正常代谢，即"客水归真水"，如果寒邪伤肾，损阳耗气，肾之主水功能受损，则水液代谢异常，人体自身的生理性水液也会脱离肾的管束，导致水液代谢异常，出现水肿、臌胀等多种病理变化，即"真水从而为客水"。人之"真水"包括五液。清代张志聪《黄帝内经素问集注》说："水谷入口，其味有五，津液各走其道。五脏受水谷之津，淖注于外窍，而化为五液。"又说："五液者，肾为水脏，受五脏之精而藏之，肾之液，复入心而为血，入肝为泪，入肺为涕，入脾为涎，自入为唾。是以五液皆咸。"五脏接受后天水谷精微的灌溉濡养，然后向从属于自己的孔窍输注水液，就产生了与五脏相对应的泪、血、涎、涕、唾。肾中有五脏之精，在五脏各以其所受水液输注于外窍的过程中，一方面需要肾来主持调控水液的代谢与输布，另一方面需要肾将五脏各自输入肾储存的脏精输入五窍，使五窍在其各自脏象系统中能够与其脏同气同源。所以五液与肾也关系密切。

在正常情况下，水饮入胃，由脾的运化和转输而上输于肺，通过肺的宣发和肃降通调水道，使清者（有用的津液）以三焦为通道输送到全身，发挥其生理作用；浊者（代谢后的津液）则化为汗液、尿液和气等分别从皮肤汗孔、尿道、呼吸道排出体外，从而维持体内水液代谢的相对平衡。在这一代谢过程中，肾的蒸腾气化使肺、脾、膀胱等脏腑在水液代谢中发挥各自的生理作用。被脏腑组织利用后的水液（清中之浊者）从三焦下行而归于肾，经肾的气化作用分为清、浊两部分。清者，再通过三焦上升，归于肺而布散于周身；浊者变成尿液，下输膀胱，从尿道排出体外。如此循环往复，以维持人体水液代谢的平衡。

肾的开阖作用对人体水液代谢的平衡有一定的影响。"开"就是输出和排出，"阖"就是关闭，以保持体液相对稳定的贮存量。在正常生理状态下，由于人的肾阴、肾阳是相对平衡的，肾的开阖作用也是协调的，因而尿液排泄也就正常。在病理上，肾主水功能失调，气化失职，开阖失度，就会引起水液代谢障碍。气化失常，关门不利，开多阖少，小便的生成和排泄发生障碍可引起尿少、水肿等病理现象；若开少阖多，又可见尿多、尿频等症。

因此，人体的水液代谢与肺、脾胃、小肠、大肠、膀胱、三焦等脏腑密切相关，而肺的宣发与肃降、脾的运化和转输、肾的气化则是调节水液代谢平衡的中心环节。其中，以肺为标，以肾为本，以脾为中流砥柱。肾的气化作用贯穿水液代谢的始终，有极其重要的地位，所以有"肾者主水""肾为水脏"之说。

四、肾主纳气

纳，入也，含收藏、固摄、受纳、藏于内之意。肾主纳气，是指肾有摄纳肺吸入之气而调节呼吸的作用。《医学入门·脏腑》言肾"化精，为封藏之本"。人体的呼吸运动，虽为肺所主，但吸入之气，必须下归于肾，由肾气为之摄纳，呼吸才能通畅调匀。《医碥·气》言："气根于肾，亦归于肾，故曰肾纳气，其息

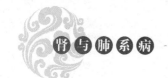

深深。"正常的呼吸运动是肺肾之间相互协调的结果。《类证治裁·喘证》言："肺为气之主，肾为气之根，肺主出气，肾主纳气，阴阳相交，呼吸乃和。"

肾主纳气，对人体的呼吸运动具有重要意义。只有肾气充沛，摄纳正常，才能使肺的呼吸均匀，气道通畅。如果肾的纳气功能减退，摄纳无权，吸入之气不能归纳于肾，就会出现呼多吸少、吸气困难、动则喘甚等肾不纳气的病理变化。所以，咳喘之病，"在肺为实，在肾为虚"（《临证指南医案·喘》），初病治肺，久病治肾。《内经》中对肾与"纳气"的关系叙述不明，只在《素问·逆调论》中指出"肾者水脏，主津液，主卧与喘也"。明代李梴《医学入门》言"肾有二枚……纳气，收血，化精，为封藏之本"，认为肾为"封藏之本"不仅仅表现在"收血""化精"方面，还表现在"纳气"。

肾的纳气功能，是通过与肺脏的配合来影响人体的呼吸运动。呼吸包括了"呼"和"吸"，在肺的主持和运动作用下，人体通过呼出体内浊气、吸进体外清气来完成对自然界清气的吸纳，这个过程离不开肾的参与。明代张景岳《景岳全书·杂证谟·咳嗽》说"肺出气也，肾纳气也，肺为气之主，肾为气之本"，肺的出气为"呼"，肾的纳气为"吸"，所以在人体呼吸的过程中，只有通过肾的摄纳，才能使呼吸相应，并且使呼吸以一定的深度和频率进行。另外，肺与肾解剖位置上下相对，肾为水，肺为金，金水相生互资。肾主纳气的功能主要通过肾气的摄纳及对气的固摄所实现，肾中精气充沛，可以推动整个肾脏象系统所属脏腑、形体官窍及神志经络等的功能活动。肾气通过调节肺气，维持肺脏的正常生理功能，从而保证肺吸气的频率与深度。

当代有医家认为，肾主纳气的"气"可从狭义、广义两方面理解。狭义之气为肺吸入的自然界清气，清气是元气的重要组成部分。广义之气为元气，肾主纳气，实际上也是肾脏对元气固藏摄纳的一种体现。即"肾主纳气"实际上不仅仅是肾脏与肺脏的互动，达到"肾与肺吸气"的功能活动，而且是在生理状态下，自然界的清气通过肺的呼吸作用进入人体，与五脏六腑之精气共同下汇藏纳于肾，对先天元气进行充润。在先天真元得到充养的过程中，肾通过固摄收敛的作用增加肺呼吸作用、肃降作用的功能表达，从而使呼吸具有深度，如同清代何梦瑶《医碥·气》所说"气根于肾，亦归于肾，故曰肾纳气，其息深深"。然而，不管肾所纳之气本质如何，其纳气之生理功能需要肾气来推动是毋庸置疑的。

44

五、主一身阴阳

（一）肾精、肾气、肾阴、肾阳的关系

五脏皆有阴阳，就物质与功能而言，则物质属阴，功能属阳。功能产生于物质，而物质表现功能。

肾精，即肾所藏之精气。其来源于先天之精，赖后天之精的不断充养，为肾功能活动的物质基础，是机体生命活动之本，对机体各种生理活动起着极其重要的作用。

肾气，肾精所化生之气，实指肾脏精气所产生的生理功能。气在中医学中指构成人体和维持人体生命活动的最基本物质，是脏腑经络功能活动的物质基础。气有运动的属性，气的运动表现为人体脏腑经络的功能活动。脏腑经络是结构与功能辩证统一的综合概念，它有解剖意义，但更重要的是一个人体功能模型，标志着人体脏腑经络的生理功能。精化为气，故肾气是由肾精产生的，肾精与肾气的关系实际上就是物质与功能的关系。为了在理论上、实际上全面阐明肾精的生理效应，又将肾气，即肾脏的生理功能，概括为肾阴和肾阳两个方面。

肾阴，又称元阴、真阴，为人体阴液的根本，对机体各脏腑组织起着滋养、濡润作用。肾阳，又称元阳、真阳，为人体阳气的根本，对机体各脏腑组织起着推动、温煦作用。肾阴和肾阳二者之间，相互制约、相互依存、相互为用，维持着人体生理上的动态平衡。从阴阳属性来说，精属阴，气属阳，所以有时也称肾精为"肾阴"，肾气为"肾阳"。这里的"阴"和"阳"，是指物质和功能的属性。

（二）肾阴、肾阳为脏腑阴阳之本

肾为五脏六腑之本，为水火之宅，寓真阴（命门之水）而涵真阳（命门之火）。五脏六腑之阴，非肾阴不能滋助；五脏六腑之阳，非肾阳不能温养。《景岳全书·传忠录·命门余义》言："命门为元气之根，为水火之宅。五脏之阴气，非此不能滋；五脏之阳气，非此不能发。"《类经附翼·求正录》言："命门水火，即十二脏之化源。故心赖之，则君主以明；肺赖之，则治节以行；脾胃赖之，济仓廪之富；肝胆赖之，资谋虑之本；膀胱赖之，则三焦气化；大小肠赖之，则传导自分。"肾阴充则全身诸脏之阴亦充，肾阳旺则全身诸脏之阳亦旺。所以说，肾阴为全身诸阴之本，肾阳为全身诸阳之根。

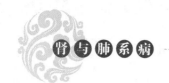

在病理情况下，由于某些原因，肾阴和肾阳的动态平衡遭到破坏而又不能自行恢复时，即能形成肾阴虚和肾阳虚的病理变化。肾阴虚，则表现为五心烦热、眩晕耳鸣、腰膝酸软、男子遗精、女子梦交等症状；肾阳虚，则表现为精神疲惫、腰膝冷痛、形寒肢冷、小便不利或遗尿失禁，以及男子阳痿、女子不孕等性功能减退和水肿等症状。

由于肾阴与肾阳之间的内在联系，在病变过程中常互相影响，肾阴虚发展到一定程度可以累及肾阳，发展为阴阳两虚，称作"阴损及阳"；肾阳虚发展到一定程度也可累及肾阴，发展为阴阳两虚，称作"阳损及阴"。

六、主骨、髓、脑

《灵枢·经脉》言："人始生，先成精，精成而脑髓生。"先天之精形成之始就有脑髓，脑髓是聚于颅骨之内的髓的称谓，所以髓是自出生以前就在精的化生下形成于人体中的。人出生以后，先天之精藏于肾，并有赖肾中精气的充养，若肾精充足，先天之精充盛，则会化精为髓，对骨髓进行补充。所以《素问·阴阳应象大论》说"肾生骨髓"，《素问·痿论》说"肾主身之骨髓"。

《灵枢·经脉》说"骨为干"，《素问·解精微论》言"髓者，骨之充也"。骨骼为人体的支架，为骨髓提供居所，并在肾精的滋养下生长发育，在骨髓的填充下维持骨骼的强健固密，肾所藏之精可化髓养骨，是骨生长发育的物质基础。人出生后骨量逐渐增加，30~40岁达到一生中最高值，此后随着年龄增长，骨量下降，肾精盛衰与肾主骨的理论十分吻合。《素问·宣明五气》说"肾主骨"，隋代杨上善《黄帝内经太素·七邪》言"肾精主骨"。而现代医家通过肾精与干细胞相关的新理论及现代医学研究，认为肾藏精主骨生髓，为先成骨再生髓，而出生后骨髓对骨具有充填、滋养与修复作用，即髓以养骨。

《灵枢·海论》说"脑为髓之海"，脑是髓汇聚而成的，故称脑髓。《灵枢·经脉》说"人始生，先成精，精成而脑髓生，骨为干……"，明代张景岳在《类经》中解释说"精藏于肾，肾通于脑，脑者阴也；髓者，骨之充也，诸髓皆属于脑，故精成而后脑髓生"。脑髓在先天之精的作用下，在出生以前就已经形成。而肾与脑通过经络相连，肾脑相通，肾中精气可以上输于脑，所以人出生以后，脑髓需要肾的不断滋养濡润，因此，《医经玉屑》说"内肾之命门，为生髓养脑之元气也。其精中之精气，上养脑神，精中之柔液，统养百骸"。

七、主齿、发

严格说来，齿与发在形体结构上并未直接与肾脏器或者肾脏系统相连，但是，其形态、结构的正常离不开肾中精气的滋养，即离不开"肾藏精"的功能基础。

齿为骨之余，肾精在滋养骨髓的同时，也滋养牙齿的正常发育。肾精充足的儿童牙齿发育正常，如果肾精不足，则会出现"齿迟"，牙齿出现较晚。牙齿的固密也需要肾精的填充，肾精充盛则牙齿坚固完整，如果肾精不足，牙齿容易脱落，出现牙齿豁缺，即"肾衰则齿豁，精盛则齿坚"。另外，《灵枢·终始》言"少阴终者，面黑，齿长而垢"，即牙齿的光泽也与肾精的盈亏有关。

"发为血之余"，头发的主要营养来源于血，若血液充盈，则毛发得养而盛多。而《素问·六节脏象论》说"肾者，主蛰，封藏之本，精之处也。其华在发"，华者，光华繁盛，美丽而有光彩。肾的光华体现在头发上，盖因肾藏精，精能化血。如果肾精充足，精血互生而血充，头发得到丰富滋养，会使头发生长加快，浓密旺盛有光泽。若肾精不足，精亏血少，则会使头发生长缓慢，小儿"发迟"，成人头发容易脱落，并且枯槁无光泽。

八、肾主唾

肾的经脉上挟舌根通舌下，唾为肾精所化，故肾在液为唾。《素问·宣明五气》说"五脏化液……肾为唾"，《灵枢·九针论》言"肾主唾"。唾是口腔分泌的唾液中较稠厚的部分，出于舌下，有润口和养肾之功能，由肾精所化生。后世养生家"吞唾益肾"观念认为，若在保健练功过程中咽而不吐，则能滋养肾精，若多唾则耗伤肾精。张志聪在《黄帝内经素问集注》中说："肾络上贯膈入肺，上循喉咙挟舌本舌下，廉泉、玉英，上液之道也，故肾为唾。"从引文所述，唾，似指舌下腺所分泌之唾液，为肾所主。生理情况下，唾液有滑润口腔、湿润食物及清洁口腔等功能。但病变时也会发生异常，如肝肾阴虚，唾无所化则感口干舌干，入夜尤甚。《灵枢·五癃津液别》说："中热则胃中消谷，消谷则虫上下作，肠胃充郭，故胃缓，胃缓则气逆，故唾出。"说明胃中有热，则虫动荡于肠胃之间，气上逆故导致唾液增多。从临床观察，有些则是胃排空有饥饿感时出现的逆蠕动而造成口腔分泌液增加，唾而不止，尤其青少年较多见。当然亦可因肾虚水泛而见多唾或唾液清冷。《难经·四十九难》言："当喜汗出不可止。何以言之？

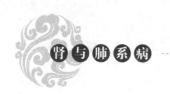

肾主液，入肝为泣，入心为汗，入脾为涎，入肺为涕，自入为唾。故知肾邪入心，为汗出不可止也。其病身热而小腹痛，足胫寒而逆，其脉沉濡而大。"

九、肾气与冬气相应

肾与冬季、北方、寒、水、咸味等有着内在联系。如冬季寒水当令，气候比较寒冷。水在天为寒，在脏为肾。冬季的岁运，正常为"静顺"，万物归藏。在人应肾，阴平阳秘，封藏有节。不及为"涸流"，太过为"流衍"。不及与太过，四时阴阳异常，在人则肾之阴阳失调，封藏失职。在人体以肾气变化为著，故冬季以肾病、关节疾病较多为特点。

冬季天寒地冻，万物蛰伏，有利于肾的封藏。因此，冬季更应注意保肾固精、防止肾中精气过度耗泄。《素问·六节脏象论》说："肾者，主蛰，封藏之本，精之处也，其华在发，其充在骨，为阴中之少阴，通于冬气。"这是对肾的生理功能及特性的简要概括。

现代研究认为，肾气与人体免疫功能息息相关。冬季养肾不仅能增强人体抵御寒冷的能力，还可提高人体免疫力和抗病力，延缓衰老。冬季肾脏功能正常，可调节机体适应严冬的变化。否则，会使新陈代谢失调而引发疾病。肺为气之主，肾为气之根，肾有摄纳肺所吸入的清气、防止呼吸表浅的作用。肾的纳气功能正常，则呼吸均匀和调，肾不纳气，即可出现动辄气喘、呼多吸少的病象。冬季是呼吸系统疾病高发季节，养肾有助于肺呼吸，自然纳气，从而达到延年益寿的效果。

总之，五脏与自然界的收受关系旨在说明人体生命活动的节律变化，是与自然密切相关的。

第三节　基于肾脏的形体联系

在对"肾器"有了初步解剖认识的基础上，古人逐渐认识到了与肾密切相连的形体、孔窍、经络等，形成了基于"肾脏器"的"脏"系统。

一、经络

经络连接脏腑官窍，沟通形体上下内外，传导气血，感应信息，是人体结构的重要部分。肾脏象认识中，在肾脏器的基础上，首先通过认识与肾相关的经络，来发现肾脏器与其他脏腑、经络、器官等形体组织之间的联系。直接连于肾脏器的经络有如下几条。

（一）肾足少阴之经脉

足少阴肾经之经脉起于足小趾下，斜向足心（涌泉穴），出于舟骨粗隆下，沿内踝后进入足跟，再向上行于小腿内侧，出于腘窝的内侧，沿股部内后缘向上，通向脊柱（长强穴），属于肾脏，联络膀胱。肾脏部直行脉从肾向上通过肝和横膈，进入肺中，沿着喉咙，挟于舌根部。肺部支脉从肺部出来，联络心脏，流注于胸中，与手厥阴心包经相连接。《灵枢·经脉》载："肾足少阴之脉……贯脊属肾，络膀胱。其直者，从肾上贯肝膈，入肺中，循喉咙，挟舌本；其支者，从肺出络心，注胸中。"肾的本经经脉，直接连接于肾，其中"从肾上"的描述，可见足少阴经脉直接贯穿内络于肾脏。另外，该经脉内络膀胱贯穿脊柱，上出于肾而连接肝、肺、心、喉咙、舌本等脏器组织，下循行于足心、脚踝、小腿、腘窝、股骨等部位。

（二）膀胱足太阳之经脉

《灵枢·经脉》载："膀胱足太阳之脉……其直者，从巅入络脑，还出别下项，循肩膊内，挟脊抵腰中，入循膂，络肾，属膀胱。"足太阳经脉属于膀胱，其主脉"络肾"，除了直接与肾相连接外，还与腰、脊、颈、脑等相连。

（三）肾足少阴之经别、络脉

《灵枢·经别》载："足少阴之正，至腘中，别走太阳而合，上至肾，当十四椎出属带脉；直者，系舌本，复出于项，合于太阳。"肾的本经经别，将肾与带脉、腘窝、手太阳经、颈项等连接。《灵枢·经脉》载："足少阴之别，名曰大钟。当踝后绕跟，别走太阳；其别者，并经上走于心包下，外贯腰脊。其病气逆则烦闷；实则闭癃；虚则腰痛。取之所别者也。"

（四）膀胱足太阳之经别

《灵枢·经别》载："足太阳之正，别入于腘中，其一道下尻五寸，别入于肛，属于膀胱，散之肾，循膂，当心入散；直者，从膂上出于项，复属于太阳。"膀胱经的经别分支从肛至膀胱，连接散布于肾脏器，再循膂上入于心。通过膀胱经的经别，肾、膀胱、肛道、心脏等直接相连。

明代李时珍《奇经八脉考·督脉》说："督脉……入络于脑，又别自脑下项……内挟脊抵腰中，入循膂络肾。"督脉行于阳，为一身阳脉之海，然其"内挟脊抵腰中"，并且与肾相联络。

除了以上直接连接于肾脏器的经络之外，还有一些通过连接这些经络而间接连接于足少阴肾经的经脉，比如冲脉、阴跷脉。

《素问·水热穴论》说："三阴之所交，结于脚也。踝上各一行者，此肾脉之下行也。名曰太冲。"明代李时珍《奇经八脉考》说："夫冲脉者，五脏六腑之海也……其别者，并于少阴，渗三阴，斜入踝，伏行出属跗属，下循跗上，入大指之间。"足少阴肾经下行之脉与冲脉的别脉并于三阴交，并从脚踝至脚趾，"并于少阴"而不是"交于少阴"，可见冲脉的别支就是肾脉的一部分。

《灵枢·脉度》说："跷脉者，少阴之别，起于然谷之后，上内踝之上，直上循阴股入阴。"明代李时珍《奇经八脉考》释曰："阴跷者，足少阴之别脉，其脉起于跟中足少阴然谷穴之后，同足少阴循内踝下照海穴。"阴跷脉起于足少阴肾经的然谷穴，可以算作足少阴肾经的别脉。

除此之外，还有一些经络与足少阴肾经交汇于肾经循行所过的部位、器官组织等，在一定程度上也间接与足少阴肾经、肾脏器连接。如肾足少阴之经脉、经别都连接肾脏器与舌本，足太阳经筋也有别支连于舌本，从而加深了足太阳与足太阴的联系。再如前阴为"宗筋"，众筋之所聚，肝经、膀胱经、任脉、脾经、胃经、肝经、胆经等的经筋都汇聚于前阴。

需要注意的是，这些足少阴肾经与其他经络汇聚的器官，需要许多经络的经气充盛才能使器官组织发挥正常的生理功能，维持正常的生理状态。而这其中，有"舌本"之类非肾之经络起主导作用的器官组织，也有"前阴"这种肾之经络起主导作用的肾之器官。

二、膀胱

膀胱为六腑之一，与肾脏关系密切。《灵枢·五癃津液别》对膀胱贮尿和排尿功能已经有了动态观察，"水下流于膀胱，则为溺与气"。《素问·灵兰秘典论》云："膀胱者，州都之官，津液藏焉。"《灵枢·本输》云："膀胱者，津液之府也。"而《灵枢·刺节真邪》说："茎垂者……津液之道也。"可见《内经》已经对膀胱的解剖有了一定的认识，并在这种解剖认识的基础上了解到膀胱的生理功能。

《灵枢·本输》说："肾合膀胱。"明代张景岳《类经》言："足太阳膀胱也，足少阴肾也，是为一合……足太阳少阴二经为一合，而膀胱与肾之脉互相络也。"认为肾与膀胱，通过足太阳经与足少阴经二者的结连络合而关系紧密。汉代华佗《中藏经》说"膀胱者，津液之腑，与肾为表里"，肾与膀胱通过经络结连，形成了形体上的表里联系。

《难经·三十五难》说"膀胱者，肾之府"，然而此说与《素问·脉要经微论》中说的"腰者，肾之府"有所不同，"府"有场所、处所之意，肾的部位在腰，故说"腰为肾之府"。而膀胱与肾一为腑、一为脏，二者互为表里，膀胱绝不可能是肾的部位所在。清代喻昌《寓意草》认为"肾以膀胱为府者也。肾气动，必先注于膀胱"，肾气注于膀胱，膀胱纳受肾之脏气，则膀胱为肾气输注之场所。

明代楼英《医学纲目·闭癃遗溺》说"肾水不足，故膀胱肾之室，久而干涸，小便不化"，认为肾水不足会导致膀胱干涸，功能异常而出现小便不化，指出膀胱为"肾之室"，即膀胱是肾水聚纳之场所。"膀胱，肾之室"与"膀胱者，肾之府"的表达方式相类，二者共同指出膀胱与肾脏在解剖上除借助经络表里相连外，在器官结构上亦为盛纳肾之脏气、脏阴之所。

三、胞

胞，又名为"胞宫""胞胎"。清代陈士铎《石室秘录》说"胞胎为一脏，男女皆有"，认为男女都有一个名为"胞胎"的器官。明代张景岳《类经》云"胞，子宫也，在男子则为精室，在女子则为血室"，其位置在"直肠之前，膀胱之后，当关元气海之间"。清代唐宗海《中西汇通医经精义》载："胞宫之蒂，发于肾系，下为一大膜，前连膀胱，后连大肠，中间一个夹室，男子丹田、气海，又名精室，女子又名子宫、血海。"胞宫者，男为精室，女为子宫，同发于肾系，位于膀胱、大肠之间。古代医家对精室的认识虽然一直较为混乱，但张景岳、唐宗海对女子胞的位置描述接近现代医学认识，两位医家认为"精室""女子胞"同为"胞""胞宫"，只是在男为精室，在女为女子胞。

早在《难经》时期就有这种对"胞"的认识。《难经·三十九难》说："谓肾有两脏也，其左为肾，右为命门。命门者，谓精神之所舍也；男子以藏精，女子以系胞，其气与肾通。"此处虽未言"胞"，但男子藏精之所即为后世之"胞"。

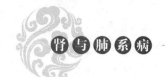

胞与肾密切相关。《素问·奇病论》载"胞络者，系于肾"，胞者，胞宫也，胞宫之络系于肾脏器，也就是说胞宫与肾直接相连。《妇人大全良方》言"妊娠之人，胞系于肾"，强调不只未孕女子的子宫与肾关系紧密，妊娠之人内有胎儿的子宫也紧密联系于肾。明代吴崑《黄帝内经素问吴注》述"胞，精室也。胞之脉络于肾"，指出男子之胞的血脉也络连于肾，此肾当为肾脏器。即"胞"这个器官与肾脏器有直接关联。

另外，胞所络连的经脉与肾足少阴经脉连接紧密。明代张景岳《类经·胎孕》说："胞中之络，冲任之络也。"认为女子胞中的经脉主要是冲脉、任脉。冲脉与任脉同起于胞中，并出于会阴。冲脉有一个前行支，经过肚脐两侧，与肾经相交，而后再交于任脉的阴交穴，接着再向身体上部循行，交入肾经并到达咽喉。任脉的主要分支从胞中伸出以后，会向身体的前上部循行至膻中，与督脉等经脉相交合；任脉还有一个分支从胞中出来之后，向身体后方循行，与督脉、肾经相会合后进入脊柱里侧。

除了任脉、冲脉外，督脉也源于胞中。督脉有一条分支在脊柱的尾骨与肾经主支交汇，并且一起从脊柱连入肾脏器。可见督脉也是胞与肾脏器直接关联的通道之一。

四、二阴

二阴者，前阴与肛门，古人所述之"前阴"以男子前阴为多，而男子前阴又包括了"茎""睾"等。前阴能通过肾之从属经络与肾直接联系。《灵枢·经脉》言："肾足少阴之脉……上股内后廉，贯脊属肾。"肾之经脉在盆腔、腰骶部穿行，虽然没有直接连接于前阴，但循行于性器官周围。《灵枢·经筋》言"足少阴之筋……并太阴之筋而上循阴股，结于阴器"，从属于肾脏器的经筋自阴股循行入于前阴。

与肾相连的一些经络也能连于前阴。如《灵枢·经脉》："膀胱足太阳之脉……抵腰中，入循膂，络肾，属膀胱；其支者，从腰中下挟脊，贯臀，入腘中。"络连于肾的足太阳膀胱经的循行，虽没有与外阴直接相关，但是在小腹、盆腔、腰骶部穿行，也都在肾系周围。《素问·骨空论》述："督脉者……其络循阴器，合篡间……内挟脊抵腰中，入循膂络肾。""篡间"为"前阴之后、后阴之前，屏翳处也，即会阴穴"（《证治准绳·疡医》），督脉不仅"循膂络肾"，还循行于前阴，并达会阴穴。

与肾之经络相连的一些经络，也能连于前阴，如前文所述的有支脉合于肾之经脉的冲脉。隋代杨上善《黄帝内经太素·带脉》言"冲脉与阳明二脉合于阴器，总聚于宗筋，宗筋即二核及茎也"，指明冲脉合于阴器，能够将睾丸和阴茎连于足少阴之经脉，间接连接肾脏器，而起源于足少阴肾经之经穴的阴跷脉也与前阴关系密切。《难经·二十八难》曰："阴跷脉者，亦起于跟中，循内踝上行。"明代李时珍《奇经八脉考》补充其循行路线"阴跷起于跟中，循内踝上行于股内、阴器，行于一身之左右"，此阴器没有附加说明是男子前阴，可以理解为阴跷脉自大腿内侧上行于人体前阴，并自前阴左右上行。肛门为大肠末端，大肠与肺脏器相表里。肾脏器与大肠之间的解剖生理联系较少，但古籍中仍有肛门与肾脏器直接连接的记载。《灵枢·经别》载"足太阳之正……别入于肛，属于膀胱，散之肾"，膀胱足太阳之络脉入于肛，布于盆腔，联络膀胱，散入于肾，虽然足太阳为膀胱经脉，但还是直接把肾、肛门相连接。

清代陈士铎《石室秘录·论任督》补充督脉循行路线说："督脉起于少腹以下骨中央……其络循阴器，合篡间，绕篡后，即前后二阴之间也……其男子循茎下至篡。"前文已述督脉直接连接于肾，陈士铎在此补充的督脉循行路线中，督脉直接连接前后二阴，并且单独指出"男子循茎下至篡"，可见这段话中的"前后二阴"即为男女之"前阴"及肛门。

五、骨、髓、脑

骨、髓、脑都属于奇恒之腑，三者在解剖、生理上相互联系，并且都与肾脏器、肾的经络联系紧密。

《灵枢·五变》有"颧骨"一名，《素问·骨空论》有"骺"（肱骨）、"臂骨"（尺骨、桡骨）、"股骨""扁骨"（如肋骨、颅骨）等的记载。就"扁骨"而言，《素问·骨空论》明确指出"扁骨有渗理凑，无髓孔"，其解剖观察之细致，于此可见一斑。从《内经》中关于骨骼的记载来看，显然当时对骨的解剖已经有相当的认识，否则不可能有骨骼种类和结构的诸多命名和区分，更不会有《灵枢·骨度》中关于骨骼名称、形态、大小、长短、数量方面的详细记载。

《素问·脉要精微论》说："骨者，髓之府。"《灵枢·卫气失常》认为："骨空之所以受益而益脑髓者也。"骨骼内有中空，其中藏髓，因此为"髓之府"。髓充于全身大小骨节，《内经》虽无"脊髓"之名，但已认识到脊髓的存在。《素问·刺禁论》云"刺脊间中髓，为伛"，王冰注云"伛，谓伛偻，身蜷屈也。脊间，谓脊骨节间也"，说明脊髓的部位在脊间。尽管《内经》未明言脑髓与脊髓的直接连通。但以上解剖发现足以证明脑与脊髓直接相通，所谓"脑为髓海""诸髓皆属于脑"完全可以视为"脑髓与脊髓直接连通"的婉转表达。

元代滑寿《难经本义》言："髓自脑下注于大杼，大杼渗入脊心，下贯尾骶，渗诸骨节。"根据髓所藏聚的部位不同，而有骨髓、脊髓等不同。《素问·五脏生成》言："诸髓者，皆属于脑。"《灵枢·海论》进一步指出："脑为髓之海，其输上在于其盖，下在风府。"颅骨内部中空有腔，下至风府开口于脊柱，脊骨内之髓称为脊髓，脊髓从风府颅骨下口髓孔处上汇于颅骨内空之处，称之为脑，又称为"脑髓"。

《灵枢·经脉》言："膀胱足太阳之脉……其直者，从巅入络脑，还出别下项，循肩膊内，挟脊抵腰中，入循膂，络肾，属膀胱。"膀胱经的经脉，其直行部分自巅顶处循行至脑后枕骨大孔入于脑腔与脑络交接，再从枕骨大孔而出，沿着颈肩部，从脊柱两侧向下循行至腰部。再从腰椎两旁的肌臀进入腹腔，络连肾脏器，属连膀胱之腑，可见脑部通过膀胱经直接与肾、膀胱相连接。又言："肾足少阴之脉……贯脊，属肾，络膀胱。"足少阴肾经直接贯穿脊柱，将骨、髓与肾脏器、膀胱相连。明代李梴《医学入门》说："上至脑，下至尾骶，皆精髓升降之道路。"脊柱为精髓之通道，肾之经络与脊柱骨、骨髓相连，也即连接于脑。《素问·骨空论》言："督脉者，起于少腹以下骨中央，女子入系廷孔……上入络脑，还出别下项，循肩膊内，挟脊抵腰中，入循膂络肾。"《难经·二十八难》补充说："督脉者，起于下极之俞，并于脊里，上至风府，入属于脑。"督脉贯穿脊柱，从脊柱内部络连脊髓上入颅腔，络连脑髓，别下入颈部，从脊柱两旁下入腰部两侧肌肉，内入骨盆络连于肾，可见督脉也将肾脏器、骨、脊髓、脑进行连接。肾脏器通过本经经脉、络脉、经别等，以及膀胱经经脉、络脉、经别等上与巅顶颅骨连接，下与脚趾骨连接，并通过与其他脏腑经络及奇经等相连，遍及全身骨节。

六、耳

《素问·阴阳应象大论》说："肾主耳……在窍为耳。"五窍之中耳归属于肾脏象系统。肾主耳体现在"肾气通于耳，肾和则耳能闻五音矣"（《灵枢·脉度》），肾之脏气内通于耳，肾脏安和，精气充盈，耳才能发挥听觉作用。《灵枢·师传》言："肾者，主为外，使之远听，视耳好恶，以知其性。"耳与肾外内相连，肾为耳之主，使耳能听，耳之听力正常与否又可以判断肾脏功能的正常与否。《灵枢·本脏》也说："黑色小理者肾小，粗理者肾大。高耳者肾高，耳后陷者肾下。耳坚者肾坚，耳薄不坚者肾脆。耳好前居牙车者肾端正，耳偏高者肾偏倾也。"通过观察耳的颜色、形状、质地、位置，可以判断肾脏的位置、形状、大小、质地。

肾与耳虽然一个位于下部腹腔，一个在上部头侧，但二者之间还是有一定的解剖联系。《灵枢·经脉》言："膀胱足太阳之脉……其支者，从巅至耳上角；其直者，从巅入络脑……络肾，属膀胱。"膀胱经起于头面，从额头上巅，然后从巅分出分支至耳上角，耳上角是耳郭上缘，膀胱经虽然没有直接连接耳郭，但经脉血气至耳上角，也可影响至耳道。

清代王清任《医林改错》言"两耳通脑，所听之声归于脑"，认为耳所听的声音传至脑，耳与脑连才能听声。现代医学认为，人能够听到声音，是由于耳将所搜集的声音转变成神经信号，通过听神经向颅内传递，最后在大脑中转换成声音、语言等。王清任虽然不能明言人体听声过程，但其对"两耳通脑""声归于脑"的认识，实为此过程的简述。难能可贵的是，清代赵晴初在《存存斋医话稿》中指出"筋自脑出者六偶，独一偶逾颈至胸下，垂胃口之前。余悉存项内，导气于五官，或令之动，或令之觉"，正确认识到了十二支脑神经。而《灵枢·海论》说"髓海不足，则脑转耳鸣"，脑髓不足，则耳鸣不能听声，指出脑与耳的病理联系。

脑髓与肾关系密切，所以耳与肾之间，实际上有耳－脑－髓－肾这样一条关系链。因此，《难经·四十难》说"耳者，肾之候"，《灵枢·五阅五使》说"耳者，肾之官也"，认为耳是肾脏象系统中的官窍。

七、命门

"命门"一词，始见于《内经》，谓"命门者，目也"。自《难经》始，命门被赋予"生命之门"的含义，它是先天之气蕴藏之所在，人体生化的来源，生命的根本。于是命门就成了脏象学说的内容之一，为历代医家所重视。古代医学

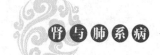

家多推崇《难经》"左者为肾，右者为命门"的说法。但实际上两肾从外形到组织结构均无差异，故虞抟《医学正传》反对这种说法，认为不可独指右肾为命门，主张"两肾总号命门"。有的医家根据命门穴在十四椎下陷中的部位，认为命门在两肾之间，具体体现为"肾间动气"（指两肾间所产生的人体动力来源），即命门之火。因为肾为"水脏"，命门是水中之火，乃先天之真气，此气自下而上，与后天的胃气相接，由此生生不息。命门的作用，包括以下方面：命门为元气的根本，是人体热能的发源地；能帮助三焦气化；命门之火有暖脾胃，帮助饮食消化的作用；与人体的性功能和生殖系统密切相关，命门之火（属相火）不足或偏亢均可产生病态；有纳气作用，与呼吸系统的功能密切相关。

（一）命门的位置

关于命门的位置，历来有不少争论，归纳起来有以下几种说法。

1. 左肾右命门说

"肾有二枚，左肾为肾，右肾为命门"之说，始自《难经》。《难经·三十六难》说："肾两者，非皆肾也，其左者为肾，右者为命门。"自此以后，晋代王叔和《脉经》，宋代陈无择《三因极一病证方论》、严用和《严氏济生方》，明代李梴《医学入门》等均遵此说。

2. 两肾总号命门说

明代虞抟否定"左为肾，右为命门"之说，明确指出"两肾总号命门"。《医学正传》言："夫两肾固为真元之根本，性命之所关，虽为水脏，而实为相火寓乎其中，象水中之龙火，因其动而发也。愚意当以两肾总号命门。"明代张景岳《类经附翼·求正录》认为："肾两者，坎外之偶也；命门一者，坎中之奇也。以一统两，两而包一。是命门总乎两肾，而两肾皆属于命门。故命门者，为水火之府，为阴阳之宅，为精气之海，为死生之窦。"这一学说认为两肾俱为命门，并非在肾之外另有一个命门。

3. 两肾之间为命门说

两肾之间为命门说认为命门独立于两肾之外，位于两肾之间，实以明代赵献可为首倡，他在《医贯》中言"命门即在两肾各一寸五分之间，当一身之中"。赵献可根据《素问·刺禁论》中"七节之旁，中有小心"，认为"此处两肾所寄，左边一肾属阴水，右边一肾属阳水，各开一寸五分，中间是命门所居之宫……其右旁一小白窍，即相火也。其左旁之小黑窍，即天一之真水也"（《医贯》），并认为命门藏着人体之真火，并以当时民间常见的"走马灯"做形象化的比喻，命门之火犹如走马灯中的烛火，"火旺则动速，火微则动缓，火熄则寂然不动，而拜者、舞者、飞者、走者，躯壳未尝不存也"。由此可见，赵献可认为命门仍为生命之根基，存在于人体生命活动的全过程；并认为命门之火即肾阳，称肾无此则无以作强，膀胱无此则三焦之气不化而水道不行，脾胃无此则不能蒸腐水谷，心无此则神明皆万事不能应。

4. 命门为肾间动气说

明代孙一奎认为《难经》所说之"肾间动气"即命门，命门亦在两肾之间。他在《医旨绪余·命门图说》中指出："命门乃两肾中间之动气，非水非火，乃造化之枢纽，阴阳之根蒂，即先天之太极，五行由此而生，脏腑以继而成。"还说："越人亦曰，肾间动气者，人之生命，五脏六腑之本，十二经脉之根，呼吸之门，三焦之原。"此说虽然认为两肾中间为命门，但其间非水非火，而只是存在一种原气发动之机，同时又认为命门并不是具有形质的脏器。

（二）命门的功能

明代以前，在《难经·三十九难》"命门者……其气与肾通"之说的影响下，把命门的功能笼统地包括在"肾气"概念之中，认为命门的功能与肾的功能有相同之处。直到明代，命门学说得到进一步发展。综合前人的论述，对命门的功能有以下几种认识。

1. 命门为原气所系，是人体生命活动的原动力

《难经·八难》言："命门者，诸精神之所舍，原气之所系也。"命门和肾是一而二，二而一，不可分割的关系。有学者认为命门可诠注为"性命之门户"，主要是强调肾在生命活动中的重要性。正如孙一奎《医旨绪余·命门图说》所说："考越人两呼命门为精神之舍，原气之系，男子藏精，女子系胞者，岂漫语哉！是极归重于肾为言，谓肾间原气，人之生命，故不可不重也。"

2. 命门藏精舍神，与生殖功能有密切关系

《难经·三十九难》言："命门者，谓精神之所舍也；男子以藏精，女子以系胞。"说明命门是人体藏精舍神之处，男子以贮藏精气，女子以联系子宫。命门藏精舍神的功能实为肾主生殖功能的一部分。陈修园《医学实在易》则明确指出："凡称之曰门，皆指出入之处而言也。况身形未生之初，父母交会之际，男之施由此门而出，女之受由此门而入，及胎元既足，复由此门而生。故于八门之外，

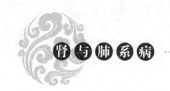

重之曰命门也。"认为命门在女为产门，在男为精关。

3. 命门为水火之宅，包括肾阴、肾阳的功能

《景岳全书·传忠录·命门余义》言："命门为元气之根，为水火之宅，五脏之阴气，非此不能滋；五脏之阳气，非此不能发。"《类经附翼·求正录》言："命门之火，谓之元气，命门之水，谓之元精。"可见，张景岳认为命门的功能包括了肾阴、肾阳两方面的作用。

4. 命门内寓真火，为人身阳气之根本

《石室秘录》言："命门者，先天之火也……心得命门而神明有主，始可应物；肝得命门而谋虑；胆得命门而决断；胃得命门而能受纳；脾得命门而能转输；肺得命门而治节；大肠得命门而传导；小肠得命门而布化；肾得命门而作强；三焦得命门而决渎；膀胱得命门而收藏，无不借命门之火而温养之也。"这种观点把命门的功能称为命门真火或命火，也就是肾阳，是各脏腑功能活动的根本。所以《吴医汇讲》进一步强调："命门者，人身之真阳，肾中之元阳是已，非另是一物也。"

5. 命门与丹田的关系

"丹田"原是道家术语，称人体有上、中、下三丹田：在两眉间者为上丹田；在两乳之间者为中丹田，相当于胸部膻中穴；在脐下者为下丹田，位于脐及小腹部一巴掌大的部位，包括关元、气海、神阙、命门等穴位。下丹田与人体生命活动的关系甚为密切，它位于人体中心，是任脉、督脉、冲脉三脉经气运行的起点，十二经脉也都是直接或间接通过丹田而输入本经，再转入本脏。下丹田是真气升降、开阖的基地，也是男子藏精、女子养胎的地方。故《难经》认为下丹田是"性命之祖""生气之原""五脏六腑之本，十二经脉之根，呼吸之门，三焦之原"。人的元气发源于肾，藏于丹田，借三焦之道，周流全身，以推动五脏六腑的功能活动。人体的强弱，全赖丹田元气之盛衰，所以养生家都非常重视保养丹田元气。

纵观历代医家对命门的认识：从形态言，有有形与无形之争；从部位言，有右肾与两肾之辨；从功能言，有主火与非火之争。但对命门的主要生理功能，以及命门的生理功能与肾息息相通的认识是一致的。我们认为，肾阳，亦即命门之火；肾阴，亦即张景岳所谓"命门之水"。肾阴，亦即真阴、元阴；肾阳，亦即真阳、元阳。古人言命门，无非是强调肾中阴阳的重要性。

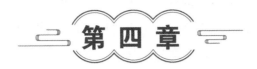

第四章

现代医学对肾的基本认识

肾脏是泌尿系统的一部分，负责过滤血液中的杂质、维持体液和电解质的平衡，产生尿液经尿道排出体外；同时也具备内分泌的功能以调节血压。在人体中，正常成人有 2 枚肾脏，位于腰部两侧后方。肾脏是人体的重要器官，它的基本功能是生成尿液，借以清除体内代谢产物及某些废物、毒物，同时经重吸收功能保留水分及其他有用物质，如葡萄糖、蛋白质、氨基酸、钠离子、钾离子、碳酸氢钠等，以调节水、电解质平衡及维持酸碱平衡。肾脏同时还有内分泌功能，生成肾素、促红细胞生成素、活性维生素 D_3、前列腺素、激肽等，又为机体部分内分泌激素的降解场所和肾外激素的靶器官。肾脏的这些功能，保证了机体内环境的稳定，使新陈代谢得以正常进行。

第一节　肾的生理解剖结构

一、形态结构

肾脏为成对的扁豆状器官，呈红褐色，位于腹膜后脊柱两旁浅窝中。长 10 ~ 12 cm、宽 5 ~ 6 cm、厚 3 ~ 4 cm、重 120 ~ 150 g。左肾较右肾稍大，肾纵轴上端向内、下端向外，因此两肾上极相距较近，下极相距较远，肾纵轴与脊柱所成角度为 30° 左右。

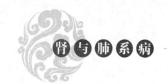

肾分上下两端、前后两面和内外侧两缘。上端宽而薄，下端窄而厚。前面较凸，后面较平。外侧缘隆凸；内侧缘中部的凹陷称为肾门，是肾动脉、肾静脉、肾盂、淋巴管和神经等出入的部位。出入肾门诸结构被结缔组织包裹成束，称为肾蒂。肾蒂内各结构由前向后依次为肾静脉、肾动脉、肾盂，由上到下依次为肾动脉、肾静脉、肾盂。右侧肾蒂较左侧肾蒂短，故临床上右肾手术难度较大。由肾门伸入肾内的腔隙称为肾窦，窦内容纳肾盂、肾大盏、肾小盏、肾血管及脂肪组织等。

二、内部结构

肾脏内部的结构，可分为肾实质和肾盂两部分。在肾的冠状切面上，肾实质可分为皮质和髓质两部分。肾皮质位于肾实质的浅层，新鲜标本呈红褐色，由一百多万个肾单位组成，富含血管，密布红色小点状颗粒，每个肾单位由肾小体和肾小管组成。肾小体内有一个毛细血管团，称为肾小球，肾小球是个血管球，由肾动脉分支形成，肾小球外有肾小囊包绕。肾小囊分两层，两层之间有囊腔与肾小管的管腔相通。部分皮质伸展至髓质锥体间，成为肾柱。肾髓质位于肾实质的深部，血管较少，呈淡红色，由 15 ~ 20 个呈圆锥形的肾锥体构成。肾锥体在切面上呈三角形，底朝向皮质，尖端伸向肾窦，结构致密而有光泽，具有许多颜色较深的放射状条纹，从肾锥体的尖部向皮质方向扩展。肾锥体主要组织为集合管，由肾小管汇集而成，肾锥体尖端称肾乳头，2 ~ 3 个肾锥体尖端合成 1 个肾乳头。肾乳头的顶端有许多乳头孔，肾生成的尿液由此流入肾小盏。肾小盏为漏斗形的膜状小管，围绕肾乳头，接受由肾乳头孔排出的尿液。每肾有 7 ~ 8 个肾小盏，相邻的 2 ~ 3 个肾小盏合成 1 个肾大盏。2 ~ 3 个肾大盏合成 1 个扁平漏斗形的肾盂。肾盂出肾门后逐渐变细，移行为输尿管。

三、位置

肾位于腹腔的后上部，脊柱的两侧，前面有腹膜覆盖。左肾上端平第十一胸椎椎体下缘，下端平第二腰椎椎体下缘；右肾上方因有肝，故比左肾约低半个椎体的高度。左侧第十二肋斜过左肾后中部，右侧第十二肋斜过右肾后上部。肾门约平第一腰椎椎体平面，距正中线约 5 cm。临床上常将竖脊肌外侧缘与第十二肋之间的部位称为肾区（脊肋角）。当有肾脏疾病时，该区常有压痛或叩击痛。肾的位置因性别、年龄和个体差异而不同，女性一般略低于男性，儿童低于成人，新生儿肾的位置更低，有时可达髂嵴平面。

两肾的上方有肾上腺附着，内下方有肾盂和输尿管。左肾、右肾前方的毗邻不同。左肾前方的上部邻接胃后壁，中部有胰横过，下部为空肠和结肠左曲；右肾前方的上部邻接肝右叶，下部为结肠右曲，内侧为十二指肠降部。两肾后方第十二肋以上的部分借膈与胸膜腔相邻。

四、被膜

肾的表面包有 3 层被膜，由内向外依次为纤维囊、脂肪囊和肾筋膜。纤维囊为肾的固有膜，覆盖于肾实质的表面，由致密结缔组织及少量弹性纤维构成。在正常状态下，此膜容易从肾表面剥离。但在某些病理状态时，由于其与肾实质粘连，则不易剥离。在肾部分切除或肾损伤时，需缝合此膜。脂肪囊又称肾床，位于纤维囊的外面，为肾周围的囊状脂肪层，包裹肾和肾上腺。脂肪囊对肾有保护和支持作用。临床上做肾囊封闭就是将药液经腹后壁注入此囊内。肾筋膜包于脂肪囊的外面，分为前后两层。在肾上腺上方和肾的外侧缘，前后两层互相融合；在肾的下方，前后两层互相分离，其间有输尿管通过。肾筋膜向内侧，前层延至腹主动脉和下腔静脉的前面，与大血管周围的结缔组织及对侧肾筋膜前层相连续；后层与腰大肌筋膜相融合。如肾周围炎症或肾积脓时，脓液可沿肾筋膜向下方蔓延，达髂窝或大腿根部。自肾筋膜深面还发出许多结缔组织小束，穿过脂肪囊连至纤维囊，对肾起固定作用。肾的正常位置主要靠肾的被膜、肾血管、邻近器官及腹内压承托固定。由于肾下方完全开放，当肾的固定装置不健全时，肾可向下移位形成肾下垂或游走肾。

第二节　肾的功能解剖

肾脏是实质性器官，位于腹腔后上部，脊柱两旁。肾实质分为皮质和髓质两部分。皮质位于表层，富含血管，主要由肾小体和肾小管构成。髓质位于深部，血管较少，由多个圆锥形的实体肾锥体构成。肾锥体的基底部在皮质和髓质之间的边缘处，而顶部伸向肾窦，终止于肾乳头。在肾单位生成的尿液经集合管在肾

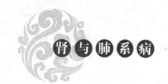

乳头处的开口进入肾小盏、肾大盏和肾盂，最后经输尿管进入膀胱。肾盏、肾盂和输尿管壁内有平滑肌，其收缩运动推动尿液流向膀胱。

一、肾脏的功能单位——肾单位

人体每个肾含有 80 万～100 万个肾单位，每个肾单位都有单独生成尿液的功能，是肾脏的基本功能单位，它与集合管共同完成尿的生成过程。肾脏不能再生新的肾单位。肾脏损伤、疾病或正常衰老情况下，肾单位的数量将逐渐减少。40 岁后，功能性肾单位的数量每 10 年大约减少 10%。但在正常情况下剩余的肾单位足以完成正常的泌尿功能。

（一）肾单位

每个肾单位由肾小体及与之相连接的肾小管构成。肾小体由肾小球和肾小囊组成。肾小球是位于入球小动脉和出球小动脉之间的一团毛细血管簇，由入球小动脉分支成 40～50 条平行且相互吻合成网的毛细血管网，最后又汇合在一起形成出球小动脉。肾小球外侧被肾小囊所包裹，肾小囊的脏层和壁层之间的间隙称为肾小囊腔。从肾小球滤过的液体流入肾小囊中。肾小囊延续即为肾小管。肾小管包括近曲小管、髓袢和远曲小管，肾小管的初始段高度屈曲，称为近曲小管。肾小管走行在髓质的一段呈“U”形，称为髓袢。髓袢由降支和升支组成。与近曲小管连接的降支管径比较粗，称为降支粗段；随后管壁变薄，管腔缩窄，称为降支细段。随后折返形成升支细段，继续上行管径增粗成为髓袢升支粗段。髓袢接着连接远曲小管。近曲小管和髓袢降支粗段，称为近端小管；髓袢升支粗段和远曲小管，称为远端小管。远曲小管与集合管相连接。髓质又分为外髓部和内髓部。

（二）皮质肾单位和近髓肾单位

根据肾小体在肾皮质所处的位置，肾单位可分为皮质肾单位和近髓肾单位。

1. 皮质肾单位

皮质肾单位的肾小体位于皮质的外 2/3 处，占肾单位总数的 85%～90%。这类肾单位的特点有以下几方面。①肾小球体积较小，髓袢较短，不到髓质，或有的只到达外髓部。②入球小动脉的口径比出球小动脉口径大，二者的比例约为 2∶1。③出球小动脉分支形成肾小管周围毛细血管网，包绕在肾小管的周围，有利于肾小管的重吸收。

2. 近髓肾单位

近髓肾单位的肾小体位于皮质层靠近髓质的位置，占肾单位总数的10%~15%。其特点有以下几方面。①肾小球体积较大，髓袢较长，可深入内髓部，有的可到达肾乳头部。②入球小动脉和出球小动脉口径无明显差异。③出球小动脉进一步分支形成2种小血管，一种为肾小管周围毛细血管网，缠绕在近曲小管和远曲小管周围，有利于肾小管重吸收；另一种是细长成袢状的U形直小血管，深入髓质，与髓袢伴行，在维持肾脏髓质高渗和尿液浓缩稀释方面起重要作用。

（三）集合管

集合管不属于肾单位。每条集合管都与多条远曲小管相连，收集远曲小管转运过来的尿液，最后经过肾乳头顶部进入肾盏、肾盂和输尿管后进入膀胱。每个肾脏大约有250个较大的集合管，每个大的集合管收集大约4 000个肾单位的尿液。集合管在尿液浓缩过程中起重要作用。

（四）球旁器

球旁器由球旁细胞、致密斑和球外系膜细胞三部分组成。

球旁细胞也称颗粒细胞，是入球小动脉管壁中一些特殊分化的平滑肌细胞，细胞内含分泌颗粒，能合成、储存和释放肾素。

致密斑位于穿过入球小动脉和出球小动脉之间的远曲小管起始部，该处小管的上皮细胞成高柱状，使管腔内局部呈现斑状隆起。能够感受小管液中氯化钠含量的变化，将信息传递至邻近的球旁细胞，调节肾素分泌，从而调节尿量的生成。这一调节过程称为管球反馈。

球外系膜细胞是位于入球小动脉、出球小动脉和致密斑之间的一群细胞，细胞聚集成一锥形体，其底面朝向致密斑。这些细胞具有吞噬和收缩等功能。球旁器主要分布在皮质肾单位，因而皮质肾单位含肾素较多，而近髓肾单位几乎不含肾素。

二、滤过膜的构成

肾小球毛细血管内的血浆经滤过进入肾小囊，毛细血管与肾小囊之间的结构称为滤过膜。滤过膜由3层结构组成。①内层是毛细血管内皮细胞，细胞上有许多直径为70~90 nm的小孔，称为窗孔。水和小分子溶质（如各种离子、尿素、

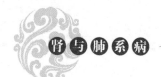

葡萄糖及小分子蛋白质等）可自由地通过，但毛细血管的内皮细胞表面有带负电荷的糖蛋白，能阻止带负电荷的蛋白质通过。②中间层为毛细血管基膜，含有Ⅳ型胶原、层粘连蛋白和蛋白多糖等成分，带负电荷，厚度约为 300 nm。膜上有直径为 2~8 mm 的多角形网孔，可以通过机械屏障和电荷屏障影响滤过。③外层是具有足突的肾小囊上皮细胞，又称足细胞。足细胞的足突相互交错，形成裂隙，裂隙上有一层滤过裂隙膜，膜上有直径4~11 nm的小孔，是滤过的最后一道屏障。肾小球滤过屏障上有一种蛋白质，称为裂孔素，是足细胞裂隙膜的主要蛋白质成分，其作用是阻止蛋白质的漏出。缺乏裂孔素时，尿中将出现蛋白质。

三、肾脏的血液供应及肾血流量的特点

肾动脉由腹主动脉垂直分出，入肾后依次分支形成叶间动脉、弓状动脉、小叶间动脉和入球小动脉。入球小动脉分支并相互吻合形成肾小球毛细血管网，然后汇集形成出球小动脉。离开肾小体后，出球小动脉再次分支形成肾小管周围毛细血管网或直小血管，再汇合成小静脉，流经小叶间静脉、弓状静脉、叶间静脉、肾静脉，入下腔静脉返回心脏。肾血液循环有两套毛细血管床——肾小球毛细血管和肾小管周围毛细血管，它们通过出球小动脉以串联方式相连。肾小球毛细血管网中的血压较高，有利于肾小球毛细血管中血浆快速滤过；肾小管周围毛细血管包绕在肾小管的周围，毛细血管内血压低，同时血管内胶体渗透压高，有利于肾小管的重吸收。

第三节　肾的功能

一、肾小球的滤过作用

（一）肾小球滤过液的成分

肾小球滤过是指血液流经肾小球毛细血管时，除蛋白质外，血浆中其余成分均能被滤过进入肾小囊腔内生成超滤液，是尿液生成的第一步。用微穿刺方法获取肾小囊腔超滤液并进行分析，结果表明，肾小囊内液体的成分，除蛋白质外，

其余如葡萄糖、氯化物、无机磷酸盐、尿素、尿酸和肌酐等的浓度与血浆非常接近，渗透压及酸碱度也与血浆非常接近。因此，可以认为肾小球滤液是血浆的超滤液。

（二）肾小球滤过率和滤过分数

单位时间内（每分钟）两肾生成的超滤液量称为肾小球滤过率（glomerular filtration rate，GFR）。据测定，体表面积为 1.73 m² 的个体，其 GFR 约为 125 mL/min。照此计算，24 小时两侧肾脏肾小球滤过的血浆总量将高达 180 L。GFR 与体表面积呈一定的比例，用单位体表面积（m²）的 GFR 来比较时，男性的 GFR 稍高于女性，个体间差异不大。运动、情绪、饮食、年龄、妊娠和昼夜节律等对 GFR 也有影响。

血液在流经肾小球时，并非所有血浆都被滤过到肾小囊内，而是仅占其中的一部分。GFR 与肾血浆流量的比值称为滤过分数（filtration fraction，FF）。据测定，肾血浆流量约为 660 mL/min，则 FF 为（125/660）×100% = 19%。这就意味着血液流经肾脏时，大约有 1/5 的血浆经肾小球毛细血管滤出，进入肾小囊形成超滤液。GFR 和 FF 均可作为衡量肾功能的重要指标。

临床上发生急性肾小球肾炎时，肾血浆流量变化不大，而 GFR 却明显降低，因此 FF 减小；而发生心力衰竭时，肾血浆流量明显减少，而 GFR 却变化不大，因此 FF 增大。

（三）有效滤过压

有效滤过压指促进超滤的动力和对抗超滤的阻力之间的差值，有效滤过压在组织液生成和回流，以及尿液生成的过程中起着重要作用。肾小球有效滤过压＝（肾小球毛细血管静水压 + 囊内液胶体渗透压）-（血浆胶体渗透压 + 肾小囊内压）。肾小球毛细血管不同部位的有效滤过压并不相同，越靠近入球小动脉端，有效滤过压越高，这主要是因为肾小球毛细血管内的血浆胶体渗透压在不断改变，当毛细血管血液从入球小动脉端流向出球小动脉端时，由于不断生成超滤液，血浆中蛋白质浓度便逐渐升高，使滤过的阻力逐渐增大，因而有效滤过压就逐渐减小。当滤过阻力等于滤过动力时，有效滤过压降为 0，称为滤过平衡，此时滤过便停止。由此可见，肾小球毛细血管只有在入球小动脉端到出现滤过平衡处才能滤过。出现滤过平衡处距入球小动脉端越近，能滤过形成超滤液的毛细血管越短，总有效滤过面积越小，GFR 越低。相反，滤过平衡点越靠近出球小动脉端，能够

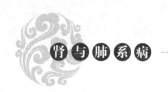

滤过的毛细血管越长，GFR 就越高。

二、调节体内水、电解质平衡及酸碱平衡

（一）调节水、电解质平衡

调节人体水及渗透压平衡的部位主要在肾小管。近曲小管为等渗性再吸收，为吸收钠离子及分泌氢离子的重要场所。在近曲小管中，葡萄糖及氨基酸被完全回收，碳酸氢根回收 70% ~ 80%，水及钠的回收为 65% ~ 70%。滤液进入髓袢后进一步被浓缩，约 25% 的氯化钠和 15% 的水被回吸收。远曲小管及集合小管不透水，但能吸收部分钠，因此液体维持在低渗状态。肾小球滤液中含有多种电解质，当进入肾小管后，钠、钾、钙、镁、碳酸氢、氯及磷酸离子等大部分被重吸收，按人体的需要，由神经内分泌及体液因素调节其吸收量。

肾脏是钠、钾、氯的主要排泄场所。

1. 钠

在体液中，钠离子是细胞外液中最主要的电解质，钾离子是细胞内液中最主要的电解质。钠、钾、氯的排泄直接关系到体内这些离子的相对平衡，对保持正常体液的渗透压、体液量及酸碱平衡具有极为重要的意义。尿钠是通过肾脏的滤过和重吸收作用后排出体外的。正常成人血浆钠离子浓度为 138 ~ 145 mmol/L，绝大部分是以氯化钠的形式存在，其次是碳酸氢钠等。GFR 一般为每日 180 L，而每日排出的钠离子仅 3 ~ 5 g，99% 以上的钠离子被肾小管和集合管重吸收，其中大部分在近曲小管中重吸收，其余为髓袢升支、远曲小管和集合管重吸收。钠的排泄受以下多种因素的影响。①GFR 与球管平衡。每单位时间从肾小球滤过的钠离子量，对尿钠的排出具有重要影响。近端小管重吸收钠离子的量随 GFR 的变化而变化。若无球管平衡，当滤过的钠离子增加 1% 时，终尿中排出的钠量会增加 2 倍以上。②肾上腺皮质激素有保钠作用，其中，以醛固酮的作用为最强，醛固酮增多可导致水钠潴留。③肾动脉压或肾静脉压增加可使钠的重吸收减少。

2. 钾

正常人血清钾浓度为 3.5 ~ 5.5 mmol/L，每日从尿中排出 1.2 ~ 3.2 g，肾脏保留钾的能力不如钠。血清钾几乎全部要从肾小球滤过，其中 98% 左右在近曲小管重吸收，小部分在髓袢重吸收。肾脏排泄钾的因素主要有下列几个方面。①钾平衡：正常人摄入钾盐增加时，尿钾排出也增加。②肾小管细胞内钾的浓度：当肾小管细胞内钾离子浓度增加时，远曲小管对钾的重吸收减少，尿钾的排出增加；反之，则尿钾排出减少。③远曲小管和集合管中钠离子的含量：当远曲小管对钠的重吸收增加时，钾的分泌量即增加。④醛固酮的影响：当血清钾离子浓度升高时，可促进肾上腺皮质分泌醛固酮，从而使钾排泄增加，使钾离子浓度恢复正常。这对维持正常血钾浓度具有重要意义。

3. 氯

正常人血浆中氯离子的浓度为 98 ~ 108 mmol/L，主要存在于细胞外液中，细胞内液的氯离子浓度只有 1 mmol/L，血液中的氯几乎以氯化钠的形式存在。每日随尿液滤出的氯量为 5 ~ 9 g。肾小球滤过液中的氯离子，99% 在肾小管中重吸收入血，其中 60% ~ 80% 在近曲小管重吸收。由于钠在近端小管主动重吸收，引起水被动重吸收，使管腔中氯离子、钾离子等的浓度升高，通过扩散而被动重吸收。因此，钠的主动重吸收直接关系着包括氯在内的钾、钙等离子的重吸收。凡未被重吸收的氯，主要以氯化钠的形式随尿排出，小部分以氯化铵的形式由尿排出。尿氯的排泄量主要受摄入钠盐的影响，其次与肾小管液中的酸碱度有关，肾小管泌氢离子增加，远曲小管重吸收氯离子减少，尿中排氯增加。

（二）调节酸碱平衡

肾对酸碱平衡的调节包括：①排泄氢离子，重新合成碳酸氢根离子，主要在远端肾单位完成；②排出酸性阴离子，如硫酸根离子、磷酸根离子等；③重吸收滤过的碳酸氢根离子。

酸性物质主要有两大类：碳酸（挥发性酸）和固定酸（非挥发性酸）。糖、脂类、蛋白质氧化分解产生的硫酸、磷酸、乳酸、丙酮酸等酸性物质，主要由肾脏排出体外，称为固定酸。固定酸主要由蛋白质生成，体内生成固定酸的数量和食物蛋白质含量成正比。固定酸必须被中和并由肾脏排出，否则，会对机体造成严重的危害。正常情况下，代谢产生的酸性物质或碱性物质进入血液不会引起血液 pH 值的显著变化，主要是由于体内有一系列调节机制，即体液中的缓冲系统、呼吸系统、肾脏。肾脏的调节作用缓慢，但能完整地调节血液 pH 值，这是肾脏的重要功能之一。机体产生的固定酸，每天为 40 ~ 60 mmol 氢离子，它们可以通过肾小管泌氢作用自尿液排出。近曲小管、远曲小管、集合管细胞都可以泌氢。肾小管在排出酸性尿时，通过氢离子 - 钠离子交换，生成新的碳酸氢根离子，从而使在体液缓冲系统和呼吸系统调节机制中损失的碳酸氢根离子得到补充。同时，

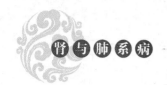

血浆氢离子浓度和PCO_2的升高，均可刺激呼吸中枢，加强呼吸运动，使CO_2排出增多，血浆碳酸浓度下降。由于碳酸氢根离子的补充和碳酸的减少，使血浆中碳酸氢根离子与碳酸的比值不因对固定酸的缓冲而发生明显改变，使血浆pH值保持在正常范围。这样，肾脏通过对肾小球滤过的碳酸氢盐的重吸收和生成新的碳酸氢盐，从而使细胞外液中碳酸氢盐的浓度保持稳定，以维持体液的酸碱平衡。此外，肾脏的泌氢离子和碳酸氢根离子重吸收功能受动脉血的PCO_2、血钾浓度等多种因素的影响。原发性代谢性酸中毒或碱中毒的形成，主要与呼吸运动和肾脏活动有关，其中肾脏起着更大的作用。

三、内分泌功能

肾脏分泌的内分泌激素主要有血管活性激素和肾素、前列腺素、激肽类物质，参加肾内外血管舒缩的调节；又能生成1,25-二羟维生素D_3及红细胞生成素。总之，肾脏通过排泄代谢废物，调节体液，分泌内分泌激素，以维持内环境稳定，使新陈代谢正常进行。

为维持正常的排泄功能，肾血流量一般保持在恒定范围内，GFR约120 mL/min。肾脏有自身调节功能，通过管球反馈、肾神经及血管活性物质等环节调节肾血浆流量，使GFR维持在一定的范围内。GFR受毛细血管内压、肾血浆流量、动脉血白蛋白浓度及滤过膜通透系数的影响，当血压过低、肾血浆流量减少、血浆胶体渗透压增高或通透系数下降时，GFR显著降低或停止。肾小球滤过膜对大分子物质具有屏障作用，滤过膜的屏障由两部分组成：一是机械性屏障，与滤过膜上的孔径大小及构型有关；二是电荷屏障，肾小球滤过膜带负电荷，可以阻止带负电荷的白蛋白滤出。在某些病理状态下，滤过膜上的负电荷消失，使大量白蛋白经滤过膜滤出，形成蛋白尿。

尿素、肌酸、肌酐为主要含氮代谢产物，由肾小球滤过排泄，而马尿酸、苯甲酸及各种胺类等有机酸则经过肾小管排泄。肾脏主要通过肾小管上皮细胞向管腔内分泌的途径来排泄代谢废物，以肾小管近端排泄为主，除排泄有机酸外，还排出许多进入体内的药物，如庆大霉素、头孢霉素等。

当血液流经肾小球时，除血细胞和分子量比血红蛋白大的蛋白质外，所有物质都随水分滤至肾小囊腔内，称为原尿。原尿流经肾小管时，各类物质又被选择性重吸收回血液，其余形成尿液。其中对机体有用的物质，如葡萄糖全部重吸收，水、钠、钾、氯等大部分重吸收；对机体无用或有害的物质，如尿素、尿酸、磷酸根等只少量重吸收，肌酸酐全部不吸收。除重吸收外，肾小管和集合管还有分泌与排泄的功能，如尿中的氨，绝大部分由肾小管和集合管所分泌，故虽然一昼夜内从肾小球滤过的原尿总量可达 100～200 L；但每天排尿量只有 1～2 L，而且其成分与血浆有很大差别。

排泄是机体物质代谢全过程中的最后一个环节，是机体最基本的生命活动之一。肾脏的基本生理功能是生成尿液，从尿中排出各种需要消除的水溶性物质。肾脏泌尿活动的生理意义，一方面是排泄上述各种新陈代谢的终产物以及进入体内的药物和异物等；一方面又调控体液的容量及其成分的排出，保留体液中各种对机体有用的营养物质和重要的电解质，如钠、钾、碳酸氢盐及氯离子等，排出过多的水和电解质，尤其是氢离子。由于从肾脏排出的物质种类最多，数量极大，而且可随着机体的不同情况而改变尿量和尿中物质的排出量，因此肾脏在调节机体的水和渗透压平衡、电解质和酸碱平衡中起着重要的作用。肾脏已不再被认为是单纯的排泄器官，而是机体内环境调节系统极其重要的组成部分。此外，肾脏还能产生多种具有生物活性的物质，即兼有一些内分泌功能，如产生促红细胞生成素、肾素、前列腺素和高活性的维生素 D_3 等，能起到调节血压、促进红细胞生成和调节钙磷代谢等作用。故肾脏是维持人体生命正常功能所必需的重要器官。

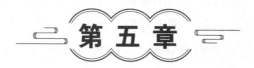

第五章

中医学肺与肾的相关性

第一节　肺肾五行相关

　　五行学说属于中国古代哲学的理论范畴，木、火、土、金、水的生克制化是宇宙间各种事物普遍联系、协调平衡的基本规律，中医学用以说明人体自身及其与外界环境的统一性，以系统的观点阐明生命、健康和疾病，是中医基础理论的重要组成部分。五行学说把整个宇宙看作是一个按五行法则构成的庞大的五行母系统，以四时和五方为核心，向外伸展开去。每一项具体事物各是一个五行子系统，所有子系统都从属于母系统，它们之间具有鲜明的同构关系和统一的运动节奏。五行学说应用于医学，促使人们从系统结构的观点去观察、认识人体，辩证地认识人体局部与局部、局部与整体之间的联系，以及人体与生活环境的统一。《素问·六节脏象论》言："天食人以五气，地食人以五味。五气入鼻，藏于心肺，上使五色修明，音声能彰，五味入口，藏于肠胃，味有所藏，以养五气，气和而生，津液相成，神乃自生。"

一、五行的基本概念

　　五行，即木、火、土、金、水五类物质属性及其运动变化。"五"，指由宇宙本原之气分化的构成宇宙万物的木、火、土、金、水五类物质属性；"行"，指运动变化。如《尚书正义》说："言五者，各有材干也。谓之行者，若在天，则为五气流注；在地，世所行用也。"从古代哲学概念出发，五行已超越木、火、土、金、水的具体物质概念，衍化为归纳宇宙万物并阐释其相互关系的五类物质属性。

五行学说是以木、火、土、金、水五类物质属性及其运动规律来认识世界、解释世界和探求宇宙变化规律的世界观和方法论。秦汉之际，五行学说进入广泛应用和发展阶段，用于天文、地理、历法、气象、社会、经济、兵法等各领域，尤以中医学最为突出。古人运用五行学说，采用取象比类和推演络绎的方法，将自然与社会的各种事物或现象分为五类，并以五行之间生克制化关系来解释其发生、发展和变化的规律。

二、五脏分属于五行

《素问·金匮真言论》云："东方青色，入通于肝，开窍于目，藏精于肝，其病发惊骇，其味酸，其类草木，其畜鸡，其谷麦，其应四时，上为岁星，是以春气在头也，其音角，其数八，是以知病之在筋也，其臭臊。南方赤色，入通于心，开窍于耳，藏精于心，故病在五脏，其味苦，其类火，其畜羊，其谷黍，其应四时，上为荧惑星，是以知病之在脉也，其音徵，其数七，其臭焦。中央黄色，入通于脾，开窍于口，藏精于脾，故病在舌本，其味甘，其类土，其畜牛，其谷稷，其应四时，上为镇星，是以知病之在肉也，其音宫，其数五，其臭香。西方白色，入通于肺，开窍于鼻，藏精于肺，故病在背，其味辛，其类金，其畜马，其谷稻，其应四时，上为太白星，是以知病之在皮毛也，其音商，其数九，其臭腥。北方黑色，入通于肾，开窍于二阴，藏精于肾，故病在谿，其味咸，其类水，其畜彘，其谷豆，其应四时，上为辰星，是以知病之在骨也，其音羽，其数六，其臭腐。"东方为木旺之方，肝属木而应于东方，表现为肝的升发特性与日出东方、草木之萌发生长色青等相类；南方为火旺之地，心属火而应于南方，表现为心的温煦、推动作用与南方火热之气相应；等等。五脏五行特性的分属远超出了五脏解剖形态的层次，是通过中医的哲学思维抽象及推理出的各种特性，在这里面五脏的功能特性占据了主导地位。同时，五脏分属于五行时，古人将五脏系统的概念扩展到了五方、五色、五体、五味、五畜、五谷、星宿、五音、术数等多个方面。

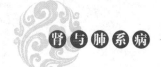

三、五行生克制化

五行生克制化，是在正常状态下五行系统所具有的自我调节机制。五行之间存在着相生、相克与制化的关系，从而维持五行系统的平衡与稳定，促进事物的生生不息。

（一）五行相生

五行相生，指木、火、土、金、水之间存在着有序的递相资生、助长和促进的关系，依次递生，交错无尽。《素问·阴阳应象大论》说："帝曰：余闻上古圣人，论理人形，列别脏腑，端络经脉，会通六合，各从其经，气穴所发，各有处名，溪谷属骨，皆有所起，分部逆从，各有条理，四时阴阳，尽有经纪，外内之应，皆有表里，其信然乎？岐伯对曰：东方生风，风生木，木生酸，酸生肝，肝生筋，筋生心，肝主目。其在天为玄，在人为道，在地为化。化生五味，道生智，玄生神，神在天为风，在地为木，在体为筋，在脏为肝，在色为苍，在音为角，在声为呼，在变动为握，在窍为目，在味为酸，在志为怒。怒伤肝，悲胜怒；风伤筋，燥胜风；酸伤筋，辛胜酸。南方生热，热生火，火生苦，苦生心，心生血，血生脾，心主舌。其在天为热，在地为火，在体为脉，在脏为心，在色为赤，在音为徵，在声为笑，在变动为忧，在窍为舌，在味为苦，在志为喜。喜伤心，恐胜喜；热伤气，寒胜热；苦伤气，咸胜苦。中央生湿，湿生土，土生甘，甘生脾，脾生肉，肉生肺，脾主口。其在天为湿，在地为土，在体为肉，在脏为脾，在色为黄，在音为宫，在声为歌，在变动为哕，在窍为口，在味为甘，在志为思。思伤脾，怒胜思；湿伤肉，风胜湿；甘伤肉，酸胜甘。西方生燥，燥生金，金生辛，辛生肺，肺生皮毛，皮毛生肾，肺主鼻。其在天为燥，在地为金，在体为皮毛，在脏为肺，在色为白，在音为商，在声为哭，在变动为咳，在窍为鼻，在味为辛，在志为忧。忧伤肺，喜胜忧；热伤皮毛，寒胜热；辛伤皮毛，苦胜辛。北方生寒，寒生水，水生咸，咸生肾，肾生骨髓，髓生肝，肾主耳。其在天为寒，在地为水，在体为骨，在脏为肾，在色为黑，在音为羽，在声为呻，在变动为栗，在窍为耳，在味为咸，在志为恐。恐伤肾，思胜恐；寒伤血，燥胜寒；咸伤血，甘胜咸。"五脏"相生"的医学理论依据，如同"心生血""血生脾"，以气血精津等物质为中介。在五行相生关系中，任何一行都具有"生我"和"我生"两方面的关系。《难经》将此关系比喻为母子关系："生我"者为母，"我生"者为子。因此，五行相生，实际上是五行中的某一行对其子行的资生、促进和助长。

（二）五行相克

五行相克，指木、火、土、金、水之间存在着有序的递相克制、制约和抑制的关系。五行相克次序是：木克土、土克水、水克火、火克金、金克木。《素问·脏气法时论》说："五行者，金木水火土也，更贵更贱，以知死生，以决成败，而定五脏之气，问甚之时，死生之期也。"《素问·金匮真言论》言："春胜长夏，长夏胜冬，冬胜夏，夏胜秋，秋胜春。"《素问·宝命全形论》讲："木得金而伐，火得水而灭，土得木而达，金得火而缺，水得土而绝。万物尽然，不可胜竭。"上文引用的《素问·阴阳应象大论》中也有较明确的说法："怒伤肝，悲胜怒……酸伤筋，辛胜酸……喜伤心，恐胜喜……苦伤气，咸胜苦……思伤脾，怒胜思……甘伤肉，酸胜甘……忧伤肺，喜胜忧……辛伤皮毛，苦胜辛……恐伤肾，思胜恐……咸伤血，甘胜咸。"在五行相克关系中，任何一行都具有"克我"和"我克"两方面的关系。《内经》把相克关系称为"所胜""所不胜"关系："克我"者为我"所不胜"，"我克"者为我"所胜"。因此，五行相克实际上是五行中的某一行对其所胜行的克制和制约。

（三）五行制化

制，克制；化，生化。五行制化，指五行之间逆相生化，又逆相制约，生化中有制约，制约中有生化，二者相辅相成，从而维持其相对平衡和正常的协调关系。五行制化，源于《素问·六微旨大论》"亢则害，承乃制，制则生化"，属五行相生与相克相结合的自我调节，是五行系统处于正常状态下的调控机制。五行的相生和相克是不可分割的两个方面：没有生，就没有事物的发生和成长；没有克，就不能维持事物间的正常协调关系。因此，必须生中有克，克中有生，相反相成，才能维持事物间的平衡协调，促进稳定有序的变化与发展。明代张景岳《类经图翼·运气上》说："盖造化之机，不可无生，亦不可无制。无生则发育无由，无制则亢而为害。"

《内经》依据五行学说，认为五脏系统是由五行构建起来的五大系统，彼此之间存在生与克的相互作用。这种相生相克以五脏为主体，延伸到五体、五色、五味、五音、五声等。可见，五行学说用于医学，使中医学的整体观念得到了进一步的加强和系统化。通过以上的论述，我们可以较容易地理解五脏系统密切关联，并且相互长养。

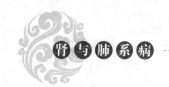

四、肺肾在五行中为金水相生关系

"金水相生"是指肺金与肾水之间在生理上相互依赖、相互资生，在病机演变上相互影响。

五行相生规律是对自然界五行之气运转规律和万物生化过程的抽象概括。其中，"金生水"，金对应秋而水对应冬，是秋收之气向冬藏之气状态转化的取类比象的概括。肺、肾二脏是金水相生的关系。肺五行属金，肾五行属水，在五行中肺肾相关为金水相生。在人体中，肺属金，肺气同秋气、燥气收敛一样，清肃为顺；肾属水，肾气同冬气、寒气一样需要沉藏。肺气宣发肃降功能正常，则"肺气清降，降而不已，清化为寒，则生肾水"。

金生水，肺为肾之母，肾为肺之子，二者为母子之脏，肺、肾二脏上下相济，金水相生，《时病论》言"金能生水，水能润金"，二者相互为用，阴阳互资，共同完成一系列重要的生命活动。《医贯》云："世人皆曰金生水，而余独曰水生金。""水生金"侧重说明肾阴、肾阳是一身阴阳的根本，五脏六腑之阴，非肾阴不能滋养，肾水充足则能滋养肺金和其他脏腑，使肺气行清肃之令，肺宣发肃降功能正常。《素问·阴阳应象大论》言："肺生皮毛，皮毛生肾。"《杂证会心录》谓："盖肾与肺，又属子母之脏，呼吸相应，金水相生……肺属太阴……金体本燥，通肾气而子母相生。"有的医家认为肺阴充沛，方可下滋于肾，肾阴充盈，方可上输于肺，最终达金水相生之效；有的医家则根据《辨证录·咽喉痛门》中"夫肺金生肾水者也，肺气清肃，自能下生肾水"，理解为肺气充足，肃降收敛足，则有助于促生肾之精气，而肾阴又能上滋肺阴。《医医偶录》中有云："肺气之衰旺，全恃肾水充足。"肾阴是阴津之源，只有肾阴充盈，上滋于肺，方得以使肺阴充足。肾为先天之本，五脏之根，脏腑阴阳之根本，肾阳充足，可以温助肺阳，推动肺中津液输布，肺阴根于肾阴，肺之津液的布散有赖于肾阴的滋润，肺之阳气的升发有赖于肾阳的温养。由此看出，肺阴阳气血充足，宣发肃降正常，有利于肾精的生成。肺气肃降可助肾纳气，肺阴下行可滋肾精；肾气摄纳充足可上归于肺，肾阴充沛亦可上滋于肺。何梦瑶《医碥·五脏生克说》曰："肺受脾之益，则气愈旺，化水下降，泽及百体是为肺金生肾水。"说明人的肺、肾二脏在生理功能上相互滋养和依赖，关系十分密切。

肺脏位于胸中，属娇脏，似华盖，主宣发肃降，从秋气之应，于五行属金；

肾位于腰府，主蛰藏，寓元精，为脏腑元气之本，从冬气之应，于五行属水。肺与肾经脉相连，共调气机，共主水液代谢，肺气充足，肃降收敛，则有助于促生肾之阳气，肾阳充足，蒸腾温煦，则有利于肺之气化。肾脏内寓元阴元阳，为相火伏藏之地，若肾阳失于温煦，命门之相火虚衰，导致脏腑功能衰退，精、气、血、津液化源缺乏，元真耗散，久则延及肺脏，肺之阴液亦可耗损，出现阴虚肺燥之候。反之，若禀赋不足、外邪犯肺或酒色劳倦导致肺阴匮乏，气化作用失去物质依托，出现气阴两虚、阴虚火旺的病理状态，久则阴损及阳，阳无所附，导致肾阳虚的发生。因此，肺之阴液是气化作用的物质基础，肾阳是气化作用的功能驱动，肺、肾二脏紧密联系、配合得当，则人之内环境趋于稳定。《外经微言·肾水》云："肾交肺而肺益生肾，则肾有生化之源，山下出泉涓涓，正不竭也。"肾为五脏之根，五脏六腑之阴非肾阴不能滋养，肺阴根于肾阴，肺之津液布散有赖于肾阴的滋润，肺之阳气升发有赖于肾阳的温养。

肺与肾母子相生，在呼吸、水液代谢等方面共同作用，可二者不仅在生理上相互作用，在病理上也息息相关，母病可及子，而子可盗母气，故虚则补其母，实则泻其子，使肺肾阴阳相互资生。如在临床上，肾阳虚状态可以导致临床肺纤维化患者对糖皮质激素不敏感，而温肾壮阳药可能具有防止肺纤维化的作用。可见肾阳虚对肺脏组织与气管有一定的负面影响，正合中医"子病及母"之理，而针对肾阳虚证的治疗能缓解或治愈肺部病理状态，为中医"补子救母"之法。

五、五行与肺肾疾病传变规律

五行学说常用于解释一些病理情况，特别是用以说明病理情况下脏腑间的某些相互影响。这种相互影响，中医学习惯上称为"传变"。其中，"母病及子"是指病变由母脏累及子脏。肺属金，肾属水，按金生水的规律，肺为母脏，肾为子脏。肺生肾，肺气清肃下行有助于肾的纳气，肺病及肾会导致"肾不纳气"。如《灵枢·经脉》言"肾足少阴之脉……是动则病，饥不欲食，面如漆柴，咳唾则有血，喝喝而喘"，十二经脉是动病中，除肺经之外，唯肾经有咳喘病状。《素问·逆调论》言："肾者，水脏，主津液，主卧与喘也。"《素问·脉解》言："少阴……诸阳气浮，无所依从，故呕咳上气喘也。"宋代杨士瀛《仁斋直指方论》首次提出："肺出气也，肾纳气也，肺为气之主，肾为气之藏。凡咳嗽暴重，动引百骸，自觉气从脐下逆奔而上者，此肾虚不能收气归元也。"

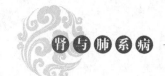

（一）肺系病肺肾相生关系的传变

肾为先天之本，病重、病久必及肾，伤害元阴元阳，主要病理变化有肺肾阴虚、肾阴虚肝阳亢、脾肾阳虚、肾水不能上济心火、亡阴亡阳、阴阳离决等。肺在五行属金，肾属水。金能生水，肺阴充足，输精于肾，使肾阴充盛；水能润金，肾阴为一身阴液的根本，肾阴充盛，上润于肺，使肺保持清宁，这种肺阴、肾阴相互滋养的关系，称作"金水相生"。病理上，肺阴久虚可病及肾，肾阴虚不能上滋于肺，故肺肾阴虚可并见。肺病及肾为相生关系的传变，即母病及子的传变。疾病的传变，是从母脏传及子脏。《类经》云"肺病连肾，以气陷下部而母病及子也"，提出了肺病及肾的传变论点。《红炉点雪》云："如始于风寒邪郁，久咳伤肺嗽血，渐至水亏，此金绝生化之源，母令子虚。"按五行相生规律传变时，母病及子较为常见情况的有：母行虚弱，累及子行也相应不足，导致母子两行皆虚，即所谓"母能令子虚"；母行过亢，引起其子亦盛，导致母子两行皆亢。理论认为母病及子病情较浅为顺。

（二）肺系病肺肾相克关系的传变

在肺病的传变过程中，久病失治致肺虚，肺虚及脾，金虚土弱，是相生关系的传变。若肺脾两虚，治疗失当，或因肺脾虚卫外功能差，反复感冒，肺脾益损，病情继续传变，而由脾传及肾，造成肺脾肾虚，是相克关系的传变。在病理情况下，脾病传肾一般有以下几种情况。一为脾胃虚弱（土不制水），后天不能滋养先天，所谓"脾病不能运化，故元气亦衰少矣"，此为虚证。二为脾湿太盛（土行乘水），乘其所胜，下流于肾，而致肾水无制致病，出现腹满浮肿等症，《圣济总录》言"肾主水，脾胃俱主土，土克水，胃为水谷之海，其气虚，不能传化水气，使水气浸渍腑脏。又脾得水湿之气，土衰不能制之，水气独归于肾，肾虚三焦不泻，经络闭塞，故水气溢于肌肤，传流四肢，所以通身肿也"，即所谓"湿土胜而肾气伤"是也，此为实证。三为胃热内盛，灼伤肾阴，湿热病由中焦而传至下焦，亦为实证。由上可见，造成脾病传肾的其中一大原因为脾胃虚弱。肺脾肾俱虚，直接影响到气的生成及气的生理效应的正常发挥，使人体的呼吸功能、水液代谢及气的生化运行受到影响，这种相乘传变，后世医家认为，按相乘传变的病邪为"贼邪"，病情一般较深重。匡调元提出，久病及肾是病机演变的普遍规律之一。《景岳全书·虚损》亦曰："无论阴阳，凡病至极，皆所必至，总由真阴之败耳。然真阴所居，惟肾为主，盖肾为精血之海。""所以肾为五脏之本""故凡病甚于上者，必其竭甚于下也"，指出肺病受累亦可累及肾。《景岳全书·虚损》在论及内伤咳嗽及其演变过程时称："凡内伤之嗽，必皆本于阴分，何为阴分，五脏之精气是也。然五脏皆有精气，而又惟肾为元精之本，肺为元气之主，故五脏之气分受伤，则病必自上而下，由肺由脾以极于肾。"清晰明了地阐述了这一种传变过程。

（三）母病及子，子病犯母

《类经》云："肺病连肾，以气陷下部而母病及子也。"肺阴不足或肾阴亏虚既可互为因果，又可同时出现，终致肺肾阴虚内热之候，正如雷丰《时病论》言"金能生水，水能润金"，《医医偶录》言"肺气之衰旺，全恃肾水充足，不使虚火炼金，则长保清宁之体"。陈士铎在《石室秘录》中说："命门，先天之火也，肺得命门而治节，无不借助命门之火而温养之。"肾阳虚衰，无力温助肺阳，肺阳亦虚，宣发无力，津液不能四布，停聚肺中为痰为饮，壅塞气道。老年久病咳喘病证，常为肺肾阳虚，临床治疗咳喘、痰饮病证时，多温补肺肾之阳，肺肾同治，以期饮化喘平，即所谓的"子能令母实"。

第二节　肺肾阴阳相关

一、阴阳的概念

阴阳学说和五行学说一样，都是中医学家在中医理论框架的构建过程中引进的中国古代哲学思维的一部分。阴阳属哲学范畴的概念，具有抽象性、相对性、广泛性、多义性，其逻辑内涵和外延相对不确定，因此，古人对阴阳有多方面、多层次的不同认识。《易传·系辞传》提出"一阴一阳之谓道"，这是古人对阴阳的总概括。《内经》言"阴阳者，天地之道也，万物之纲纪"，认为阴阳是宇宙间的一般规律，是万物生长变化的根本。张景岳在《类经·阴阳类》中指出"道者，阴阳之理也。阴阳者，一分为二也"，二分性是阴阳的最基本特性。朱丹溪《局方发挥》云"阴阳二字，固以对待而言，所指无定在。或言寒热，或言血气，或言脏腑，或言表里"，提出了阴阳之间的对待关系。《素问·宝命全形论》明确提出"人生有形，不离阴阳"，《素问·生气通天论》强调"生之本，本于

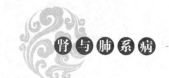

阴阳"。有的医家称阴阳学说所介导的是以整体观念为特色的中医理论体系。阴阳开始仅是一个日常观念，向日为阳，背日为阴。阴阳的原始意义并不复杂，但它从形成之初就蕴含的基本特点却在以后概念自身的发展过程中起了重要作用。首先，比较"阳"字与"日"字，就可看出阴阳的一些特点。《尚书·尧典》里，日月星辰并列，可见日不是阳光照射现象，而是太阳本体。《诗经》中亦多处咏及日月"日有食之……日月告凶"，称日食，不称"阳食"，说明"日"指的是天文意义的客观存在的太阳实体，无论看到与否，日月都在运行，不会消失；而"阳"字从开始就不对应任何实体，只是对一种自然现象的概括说明。阴阳是从具体的"向阳、背阳"的物象中逐渐归纳演绎升华成为总领和囊括天地宇宙规律的理论学说，进入哲学层面，形成阴阳学说，阴阳对立制约、互根互藏、消长、转化、交感和合等，用阴阳学说解释各种规律和现象，被引入医学应用过程中，逐渐演化为具有方法论的意义，成为中医典型的思维方法。阴阳概念抽象、笼统。若按照事物的特性，一一划分阴阳再去解析事物规律，因事物的复杂性、阴阳的相对性等，会陷入混乱不清的状态。因此，我们应该把阴阳作为一种思辨方法，去统领和指导临床问题。

二、阴阳的形成

阴阳学说理论的形成还是要从《周易》开始讲，《周易》是我国古代劳动人民在长期的生活和生产实践中，通过"仰则观象于天，俯则观法于地，观鸟兽之文与地之宜，近取诸身，远取诸物"（《易传·系辞下》），而总结出的凝结着人类智慧的经典，可以说，中医阴阳学说的哲学思维很高程度上来自《周易》。正如《损卦六三·爻辞》所言"三人行则损一人，一人行则得其友"，意谓事物总要结成对子存在，总是以对立统一的方式向前运动。《易传·系辞上》亦云："一阴一阳之谓道。"《易经》的这一思想更是巧妙地贯穿爻和卦的排列之中，表现在阴爻和阳爻所代表的事物及其关系上，表现在乾卦和坤卦、上（外、表、彼）卦和下（内、里、己）卦、对辐相邻之二卦（"非覆即变"）等的矛盾关系上。首先，从最基本的八卦卦爻看，乾与坤、离与坎、兑与艮、巽与震，均是一卦阴爻所在，对应一卦阳爻所处，两卦相合，必是三个阴爻、三个阳爻，充分体现了既对立又统一的思想。为了具体地说明自然界运动变化的规律，《易经》又将八卦两两重叠，演变为六十四卦，从卦序上看，六十四卦呈现为"二二相耦，非覆即变"（《周易正义》）的排列规律。首组从乾、坤二卦开始，中间经过六十四卦的反复变化，最后以既济、未济二卦终结。整个卦变过程从简单的天地对立开始，历经种种复杂的矛盾对立，最后以矛盾对立斗争的结果，矛盾双方的和与离这对更为复杂的矛盾结束。《易经》卦序的排列，显然借卦象表明，任何事物都包含着相互对立的两个方面，对立无处不在，事物之间的对立冲突是事物变易的动因，有对立才有统一，对立是事物趋向统一的动力，"对立统一"是事物运动发展的普遍规律。

三、阴阳的五脏分类

《内经》中，关于脏腑阴阳属性的论述颇多，其文亦多有所别。如《素问·金匮真言论》言："言人身之脏腑中阴阳，则脏者为阴，腑者为阳。肝、心、脾、肺、肾五脏皆为阴，胆、胃、大肠、小肠、膀胱、三焦六腑皆为阳……故背为阳，阳中之阳，心也；背为阳，阳中之阴，肺也；腹为阴，阴中之阴，肾也；腹为阴，阴中之阳，肝也；腹为阴，阴中之至阴，脾也。"《灵枢·九针十二原》言："阳中之少阴，肺也……阳中之太阳，心也……阳中之少阳，肝也……阴中之至阴，脾也……阴中之太阴，肾也。"《灵枢·阴阳系日月》言："心为阳中之太阳，肺为阳中之少阴，肝为阴中少阳，脾为阴中之至阴，肾为阴中之太阴。"

《素问·六节脏象论》将五脏阴阳进行了明确的分类："心者，生之本，神之变也；其华在面，其充在血脉，为阳中之太阳，通于夏气。肺者，气之本，魄之处也；其华在毛，其充在皮，为阳中之太阴，通于秋气。肾者，主蛰，封藏之本，精之处也；其华在发，其充在骨，为阴中之少阴，通于冬气。肝者，罢极之本，魂之居也；其华在爪，其充在筋，以生血气，其味酸，其色苍，此为阳中之少阳，通于春气。脾、胃、大肠、小肠、三焦、膀胱者，仓廪之本，营之居也，名曰器，能化糟粕，转味而入出者也，其华在唇四白，其充在肌，其味甘，其色黄，此至阴之类，通于土气。凡十一脏，取决于胆也。"这段论述不仅包含了五脏阴阳的问题，还包含了五志、五体等分类。五脏分于阴阳，而且阳脏在阴阳理论指导下再分阴阳，如心肺同居于上为阳脏，但是心属火，通于夏气，肺属金，通于秋气，相对比而言，心为阳、肺为阴，故心为阳中之太阳，肺为阳中之太阴。五脏分旺于四时或五脏分旺于五时，使得自然界寒、暑、燥、湿、风五气入通于五脏，五气促使五脏顺应生、长、化、收、藏的规律而运动，从而使机体生理功能状态处

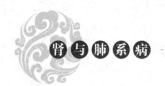

于旺衰交替的周期性节律之中，弛张有节，劳而不怠。如《素问·生气通天论》所言："生之本，本于阴阳。"阴阳贵为天地之道，察天地之气而生的人体当然也以阴阳之理为生命的根本。通过阴阳的相互作用，一刚一柔，相鼓相荡，相推相摩，相互吸引，又互相排斥，两种对立势力的相互作用将五脏系统联系成了你中有我、我中有你，相互包含、相互为用的不可分割的整体，并且形成了五脏系统相互关联的内在机制。

肺为五脏六腑之华盖，为五脏之应天者，属阳。肾为水脏，在《素问·水热穴论》有"地气上者"之说，属阴。而在《素问·阴阳应象大论》中有"清阳为天，浊阴为地；地气上为云，天气下为雨；雨出地气，云出天气"的论述，道出了阴升阳降的基本原理。人与自然界有着共同的物质基础和运动规律，脏腑活动也遵循着阴阳升降的基本原理。肺气不降，则水道不通；肾气不升，则关门不利。

四、肺肾阴阳互资

从阴阳相互资生来说，肺、肾二者相辅相成，肺阴充沛，下达于肾，滋养肾阴，使肾阴充盈；肾阴为诸阴之本，肾阴充足，上滋于肺，肺阴即源源不断。气为阳，肺气旺可助肾之阳气生；肾阳为诸阳之根，肾阳足可资肺阳长，温煦阴津。肾阳蒸化又可助肺气宣发，输津于皮毛，濡养全身；肺气之肃降可使津液下行至肾，互资互用。肺阴肺阳既可以下输于肾以化生肾阴肾阳，肾之阴阳藏满又能使肺之阴阳充足，而肺叶得养，皮毛润泽，水道通调。在五行中，肺为金，金曰从革，主肃降以助肾；肾为水，水曰润，以滋养肺体，金水相生，阴阳互资。

第三节　肺肾经络相关

整体观念是中医学理论体系的基本特点之一，是中医学的重要指导思想，发源于中国古代哲学万物同源异构和普遍联系的观念，体现在人们观察、分析和认识生命、健康与疾病等问题时，注重人体自身完整性及人与自然之间的统一性与联系性。中医学认为，人与自然、人与社会是相互联系、相互影响的整体，而人本身也是一个以五脏为中心的有机整体，包括"五脏一体观""形神一体观"和"天人合一"等。《望诊遵经》云："脏腑经络相通，表里上下相贯，血气周流，无有间断。"《素问·调经论》云："五脏之道，皆出于经隧，以行血气，血气不和，百病乃变化而生。"经隧即经脉。经络是经脉和络脉的总称，是人体内运行气血、联络脏腑、沟通内外、贯穿上下的通路。经，有路径的含义，经脉贯通上下，沟通内外，是经络系统中的主干，深而在里；络，有网络的含义，络脉是经脉别出的分支，较经脉细小，纵横交错，遍布全身。络脉又包括浮络、孙络，浮而在表，难以计数。如《灵枢·脉度》言："经脉为里，支而横者为络，络之别者为孙。"《灵枢·经脉》言："经脉者，常不可见也。""诸脉之浮而常见者，皆络脉也。"

《灵枢·经脉》言"经脉者，所以能决死生，处百病，调虚实，不可不通"，指出了经络在生理、病理和疾病防治等方面的作用。其之所以能决死生，是因为经络具有联系人体内外、运行气血的作用；处百病，是因为经络具有抗御病邪、反映证候的作用；调虚实，是因为刺激经络有传导感应的作用。根据《灵枢·经脉》和《素问·骨空论》的记载，发现一脏与多条经脉相联系，多脏之经脉之间相联系。

一、与肺相关的经脉

手太阴肺经。《灵枢·经脉》载："肺手太阴之脉，起于中焦，下络大肠，还循胃口，上膈属肺，从肺系横出腋下，下循臑内，行少阴、心主之前，下肘中，循臂内上骨下廉，入寸口，上鱼，循鱼际，出大指之端。其支者，从腕后，直出次指内廉，出其端。"

手阳明大肠经。《灵枢·经脉》载："大肠手阳明之脉，起于大指次指之端，循指上廉，出合谷两骨之间，上入两筋之中，循臂上廉，入肘外廉，上臑外前廉，上肩，出髃骨之前廉，上出于柱骨之会上，下入缺盆，络肺，下膈，属大肠。其支者，从缺盆上颈，贯颊，入下齿中，还出挟口，交人中，左之右，右之左，上挟鼻孔。"

手少阴心经。《灵枢·经脉》载："心手少阴之脉，起于心中，出属心系，下膈，络小肠。其支者，从心系，上挟咽，系目系。其直者，复从心系，却上肺，下出腋下，下循臑内后廉，行太阴、心主之后，下肘内，循臂内后廉，抵掌后锐骨之端，入掌内后廉，循小指之内，出其端。"

足少阴肾经。《灵枢·经脉》载："肾足少阴之脉，起于小指之下，斜走足

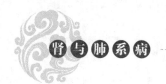

心，出于然谷之下，循内踝之后，别入跟中，以上腨内，出腘内廉，入股内后廉，贯脊，属肾，络膀胱。其直者，从肾上贯肝膈，入肺中，循喉咙，挟舌本。其支者，从肺出，络心，注胸中。"

二、与肾相关的经脉

足太阳膀胱经。《灵枢·经脉》载："膀胱足太阳之脉，起于目内眦，上额，交巅。其支者，从巅至耳上角。其直者，从巅入络脑，还出别下项，循肩膊内，挟脊抵腰中，入循膂，络肾，属膀胱。其支者，从腰中，下挟脊，贯臀，入腘中。其支者，从膊内左右别下贯胛，挟脊内，过髀枢，循髀外后廉下合腘中，以下贯腨内，出外踝之后，循京骨至小指外侧。"

三、肺肾经络相通

"肺肾相关"理论源于《内经》，二者在经络上相互贯通，这在《灵枢·经脉》手太阴肺经与足少阴肾经的经络循行中已有记载；《灵枢·本输》载"肾上连肺"，提示肺、肾二脏经络通过肺系相互联系，经气互通，生理上协调合作，病理上存在密切关联。

肾之经络入肺循喉咙，而咽喉为肺之门户，具有"通天地之气"的作用，朱丹溪言"咽喉者，一身总要"，故肺肾亦通过咽喉相联系。风邪上受，邪毒或从皮毛、汗孔而入，或从口鼻而入，结于咽喉，形成乳蛾，迁延不愈，其中外感邪毒可为风寒或风热之邪，风为阳邪，其性散上；寒湿为阴邪，其性敛降亲和于下，渐致湿引邪降，循少阴经脉下犯于肾而致肾脏发病，此为"肺移邪于肾"之理。肾脏气血阴阳失调也可引起咽喉疾病，邪者为毒，内伏于肾，肾气受伤，封藏失职，则精气外泄，皮毛内合于肺，足少阴肾经注肺中，循喉咙，挟舌本，故邪毒侵袭肺卫，咽喉为肺上通之所。这些理念本质上阐述了肺、肾二脏经络相连且二脏之病可通过经络相互传变。

四、基于肺肾经络相关理论的疾病治疗

经络相关不仅加强了肺、肾二脏在生理上如呼吸调节、水液代谢等的功能联系，更在病理机制上有细致的体现。由于肺、肾二经相互联系、经气互通，故可以通过对一经腧穴的治疗从而达到对另一经所属脏腑治疗的目的，如针刺肺经腧

穴治疗肾脏疾病，或针刺肾经腧穴治疗肺脏疾病。《灵枢·经脉》中提到足少阴肾经病候"是动则病，饥不欲食，面如漆柴，咳唾有血，喝喝而喘，坐而欲起"，在足少阴肾经病中有显著的肺系病症状表现。而在针灸的治疗理论中，肾经上的一些穴位也可治疗肺系的相关疾病，腧穴的主治亦佐证了这一点。如涌泉穴为肾经的井穴，由于肾经"入肺中，循喉咙，挟舌本"的走向，故涌泉穴主"咳吐有血，渴而喘，坐欲起""咳嗽身热，喉闭舌急失音"，针刺涌泉穴可以治疗咯血、咽喉肿痛、喉痹、失音等肺系病症；然谷穴为肾经之荥穴，针刺然谷穴可治疗咯血、咽喉肿痛；太溪穴为肾经的输穴、原穴，针刺太溪穴可以治疗咳嗽、气喘、咯血、胸痛、咽喉肿痛等肺系病症；肾经之络穴大钟穴可以治疗咯血、气喘；步廊穴"主胸胁支满，痛引胸，鼻塞不通，呼吸少气，咳逆呕吐，不嗜食，喘息不得举臂"；神封、灵墟、神藏、彧中、俞府穴属肾经，分布在胸部，亦可以治疗胸痛、咳嗽、气喘、胸胁支满、痰涌等肺系病症。腧穴的主治功效佐证了肺肾相关，经络关系是肺、肾二脏存在密切联系的重要原因之一。

第四节　肺肾气血相关

人体的气主要来源于"先天之精气""水谷之精气"和自然界的清气。肺的呼吸，是通过肺气的宣发和肃降作用来完成的。但从人体气的生成过程来看，除与先天禀赋、后天及自然环境有关外，尤其与机体本身的肾、脾胃、肺的生理功能状态关系密切。从气血津液理论中气的生成观点来看，肺、肾与肺系病有密切相关性。清代喻昌《医门法律·先哲格言》提及："真气所在，其义有三，曰上中下也。上者所受于天，以通呼吸者也。中者生于水谷，以养营卫者也。下者气化于精，藏于命门，以为三焦之根本者也，故上有气海，曰膻中也，其治在肺。中有水谷气血之海，曰中气也，其治在脾胃。下有气海，曰丹田也，其治在肾。人之所赖，惟此气耳，气聚则生，气散则死。"论述了肺肾与气的生成密切相关。

一、肺生气血

《本草述钩元·芳草部》中将肺、心、脾三者化生血的过程精辟地概括为"肺合于心而气化，为血脉之所由始；肺合于脾而血化，为经脉之所由通"，可

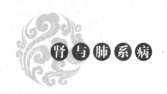

见，在血的生成过程中，肺发挥着与脾胃、心同样重要的作用。

（一）肺主气，气生血

早在《内经》中就有"肺生血"的记载，认识到机体的血先在肺内产生，然后经肺脉循行全身，以营养五脏六腑、四肢百骸。如《灵枢·营卫生会》曰："中焦亦并胃中，出上焦之后，此所受气者，泌糟粕，蒸津液，化其精微，上注于肺脉，乃化而为血，以奉生身，莫贵于此，故独得行于经隧，命曰营气。""人受气于谷，谷入于胃，以传于肺，五脏六腑皆以受气，其清者为营，浊者为卫。"《素灵微蕴》言："水谷入胃，脾气消磨，渣滓下传，精微上奉，化为雾气，归之于肺。肺司气而主皮毛，将此雾气，由脏而经，由经而络，由络而播宣皮腠，熏肤充身泽毛，是谓六经之气。雾气降洒，化而为水，津液、精血于是生焉。"由此可以看出，水谷经脾胃的运化分为精微与糟粕两大部分，在脾升清的作用下，水谷精微上输于肺，在肺中与吸入的清气相合，最终完成血及营气等的化生过程。李东垣《医学发明》云："肺主诸气，气旺则精自生形自盛，血气以平。故曰：阳生则阴长，此之谓也。"可见，血液的生成除了脾胃化生水谷精微，"心生血""肝……其充在筋，以生血气"，肺亦能由气生血，正如《医家秘奥》所载"中气上升于肺而为气，从肺回下则化为血"。

此外，在清代医书中，已经有了类似现代解剖学中肺循环的一些认识，更进一步阐明了肺参与生血的具体过程，如在《医经精义》中载有"心为君主，肺在心外，以辅相之……究其迹象，则因心血回入于肺，得肺气吹出血中浊气，则复变红而返入于心"。

（二）肺藏津液，津生血

津血同源互根，津液是血的重要组成部分，如《灵枢·痈疽》所言："中焦出气如露，上注溪谷，而渗孙脉，津液和调，变化而赤为血。"《灵枢·邪客》言："营气者，泌其津液，注之于脉，化以为血。"可见，津液是生成血液的重要物质基础，对调节营血的盈亏有重要意义。肺主行水，《医方集解》称"肺为水之上源"，《血证论》中云"肺为华盖，肺中常有津液"。肺中所藏津液亦可化而为肺血。所以，除肺气能生血外，肺中所藏的津液亦能化赤为血。

（三）肺的宣发、肃降在生血中的作用

肺主气，气生血，但这种化生血液的过程，乃"脉气流经，经气归于肺""脾气散精，上归于肺"的过程，而这个过程离不开肺的宣发、肃降功能。肺藏津，津亦化血，津液变化为血也有赖于肺气的推动，"肺中之清气，因脾胃谷气所注，还下其浊于胃，以致津液变化为血，营卫通而糟粕以次传下者，此天气下为雨也"。另外，《本草述钩元·山果部》载"肺阴下降入心而生血，血脉润则阳中之阴先降"，可见，肺的宣发肃降在肺血的生成过程中也发挥着重要作用。

（四）肺与脉关系密切

脉是运行血液的通道，脉主司输送血气，使其流行于全身发挥滋润濡养之功，故《素问·脉要精微论》中云"夫脉者，血之府也"，李时珍《濒湖脉学》称脉为"血之隧道"。肺与脉之间的密切关系主要表现在以下两个方面。

1. 肺朝百脉

肺朝百脉是指全身的血液都通过百脉流经于肺，经肺的呼吸进行体内外清浊之气的交换，然后再通过肺气的宣发肃降作用，将富有清气的血液通过百脉输送到全身。"肺朝百脉"首见于《内经》。《素问·经脉别论》云："食气入胃，浊气归心，淫精于脉，脉气流经，经气归于肺，肺朝百脉，输精于皮毛，毛脉合精，行气于腑，腑精神明，留于四脏，气归于权衡，权衡以平，气口成寸，以决死生。"说明脉中之血必须通过肺气化合才能为人体所用，起到营养全身的作用，同时也说明肺与百脉之间关系密切。

2. "诊脉独取寸口"

《素问·五脏别论》言"五味入口，藏于胃，以养五脏气，气口亦太阴也"，提出了"诊脉独取寸口"。寸口属于手太阴肺经，且是肺经之经渠、太渊穴所在之处。肺主气而朝百脉，为十二经脉气血运行之始终，全身经络的气血都要汇于肺，肺的经脉起于中焦脾胃，脾胃为五脏六腑精气的源泉，所以全身脏腑经脉气血的情况，可以从寸口上体现出来，故清代陈修园认为"两手六部，皆为肺脉，肺为脏腑之华盖，凡一切脏腑病，其气上熏于肺而应于脉"。故"寸口属肺经，为百脉之所会"无疑是肺与脉关系最好的体现。

（五）从气血关系反证肺为多血之脏

历代医家均认为"肺主气""肺者，气之本""诸气者皆属于肺""肺为气之主"，而气血关系密切，"气为血之帅，血为气之母"，正如《医论三十篇》云"气阳而血阴，血不独生，赖气以生之。气无所附，赖血以附之"。《不居集》言："一身气血，不能相离，气中有血，血中有气，气血相依，循环不已。"血无气无以行，气无血无以用，正如张聿青所言："人身气血周流贯通，本无一息之

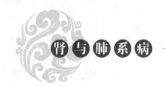

停。气中有血，血以涵气也，血中有气，气以统血也。"肺血为肺气功能活动的物质基础，肺脏多气，必然多血，以涵肺气。可见肺主气的功能与肺藏血是相辅相成、相互为用的。

二、肾生气血

"肾生血"一词出典于清代沈金鳌的《伤寒论纲目》，"肾血虚"一词首见于清代岭南名医梁玉瑜的《医学答问》，现行中医教材中少有记载。肾脏的生理功能与血液的功能发挥密切相关。肾脏病变可影响血的生成而导致血虚证，反之，血液亏损又可因血不养肾而引起肾血虚证。《伤寒论纲目·热入血室》曰："肝藏血，肾生血，心主血，脾统血，而其源则汇于冲，冲起肾下，与肾贴近，血之由冲而出者，即如由肾而生，故曰肾生血……血必由源而出，不有源，则无根。"这里的"冲"，即指冲脉，冲脉与少阴之大络起于肾下。肾中元精元气旺盛，则冲脉血海满溢。如《杂病源流犀烛·冲脉病源流》曰："故冲则独主血海，而其所以主血海，以其为先天精气之主。"以上内容指出，血由冲脉而出，源头在肾，肾为生血之根源。

（一）肾乃生气之源，气能生血、行血

《医学研悦·病机要旨》曰："肾属水，乃生气之原，若男女交接不时，施泄无度，则元气伤，元气一伤，则根本枯槁矣。"肾为生气之源，肾中元气由肾精所化，主持诸气，为"水火之根，气血之母"（《冯氏锦囊秘录》），总司全身气机和气化。肾脏也有助于肺部吸入清气以保持吸气深度。《医林改错》曰："元气既虚……血管无气，必停留而瘀。"肾中元气的规律施行保障了一身血液的循环流动。若元气温煦、推动功能下降，运血无力，则血液循环受阻，停滞成瘀并阻碍新血的生成。营气隶属于气，布散运行根于下焦元气，行于脉中，乃血液化生之重要来源。《类经·痹疽》注曰"中焦出气如露，营气也"，营气"上注溪谷，而渗孙脉"，与津液一起化血。

（二）肾精在血化生中的作用

肾精参与血液生成的作用在第三章第二节中已有详细论述，此处不再赘述。

（三）肾阳在血化生中的作用

血源于肾精，而在其化生过程中，又以肾阳真火为原动力。肾阳化生于肾精，为一身阳气之根。机体的各种生理功能均离不开肾阳的温煦、推动。肾阳的生化

作用，是血的生成和使气血得以正常循行、发挥其生理功能的重要保证。如周学海云："夫血者，水谷之精微得命门真火蒸化以生长肌肉皮毛者也。凡人身筋骨肌肉皮肤毛发有形者，皆血类也。"肾中阳气为化生血液的根本动力。如《景岳全书》云："凡精血之生，皆为阳气，得阳则生，失阳则死。"《血证论》指出："气乃先天肾水之中一点生阳，静而复动，化生精血。若以房劳伤其精血，则水虚而火发气动而血升，乌有病之不发乎！"

肾阳为造血提供温化保证，肾阳功能旺盛，心、肝、脾胃、营气、津液生血的功能方可旺盛。脾胃为气血生化之源，《明医指掌》中说"血者，水谷之精也，生化于脾"，但其运化水谷精微而化生气血，离不开肾阳的蒸化作用。《血证论·脏腑病机论》言："不得命门之火以生土，则土寒而不化，食少虚羸；土虚而不运，不能升达津液，以奉心化血，渗灌诸经。"周学海《读医随笔》言："血者，水谷之精微，得命门真火蒸化……其浊者为血，清者为津。"肾阳的温煦蒸化作用是脾胃运化水谷精微的必要条件，肾阳温煦、推动功能正常，即可促进脾胃的运化功能，有助于血液的化生。肾阳虚，火不生土，脾失温煦，脾虚受纳失司，且脾失健运，不能运化水谷精微，食少纳呆，气血生化乏源而致血虚。

故肾阳真火作为原动力，是各个脏腑生血功能正常的重要保证。温补肾阳以促生血是临床治疗血虚证的常用方法，如右归丸可温补肾阳、填精补血。"孤阳不生，孤阴不长""善补阳，必于阴中求阳，则阳得阴助而生化无穷"，温补肾阳的同时也要滋补肾阴。

（四）肾阴、肾水在血化生中的作用

肾取之"汁"是生成血液的物质基础，至清代，肾水在血生成中的重要作用被逐渐认识。肾藏精，主水，通过参与水液代谢过程，摄取其中之精微物质，为生血提供一部分物质原料。唐宗海《本草问答》言："血者，肾中之津液，上于胃，与五谷所化之汁并腾于肺，以上入心，化为赤色，即成血矣。"清代何梦瑶《医碥》说"要之，血即天一之水"，此水乃清代罗美《古今名医汇粹》中所说之"真水"，"水有真水，有客水。肾气温则客水亦摄而归真水；肾气寒，则真水亦从而为客水"。唐宗海《血证论》强调水为万物之元，"肾……主藏精气……水足则精血多，水虚则精血竭"。杨时泰《本草述钩元》谓"肾水之阴，即营血之母"，指出了肾水在血液化生中的重要作用。

临床亦可见肾水不足而致血虚之证，如近代张山雷在《脏腑药式补正》中所

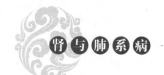

说"肾水既亏，血液未有能充足者"，对临床治疗血虚病证有极大的指导作用。

因此，肾具有化生血液的功能，肾精、肾水是血液生成过程中"变化而赤"的物质基础，肾阳是"变化而赤"的根本动力，肾中精微物质只有经过肾阳的蒸腾气化才能变化为赤色的血液。故化生血液的本原和原动力在肾，治疗血虚证应明其证候，属肾虚而致者宜滋本原、益先天，随证而施补益肾精、肾水或温补肾阳之法，以达血生、血充的目的。

第五节　肺肾水液代谢相关

肺、肾同主水精布行，在水液和精微物质的代谢输布过程中共同发挥作用。肺主宣发肃降，肾主水，肺肾同源共主水液代谢。

一、肺为水之上源，肾为水之下源

肺为水之上源，主宣发、通调水道，《素问·经脉别论》言"饮入于胃，游溢精气，上输于脾，脾气散精，上归于肺，通调水道，下输膀胱，水精四布，五经并行"。可见，津液的生成主要在脾胃，输布主要在肺，排泄主要在肾。津液生成之后，必须通过脾的作用上输至肺，才能若雾露之溉，熏肤、充身、泽毛，布敷全身。否则，五脏因肺热叶焦而出现各种病证，故称"肺为水之上源"。

肾为水之下源，本为水脏，五行属水，《素问·逆调论》云"肾者，水脏，主津液"。说明肾脏在受盛五脏六腑之精的基础上，可以对全身水液代谢起到综合的调控作用。其主水不仅是指肾阳直接蒸腾气化水液以合于肺之宣发肃降，更是指肾对整个水液代谢过程的各脏腑皆有调节推动作用。故肺通调水道的功能也依赖于肾的推动和促进。肾有主司和调节全身水液代谢的作用，对水液蒸腾气化，升清泌浊，将水液之清者升至肺，使肺气得以宣发，输津于肌肤。

肺应金，主治节，主通调水道，肺脏可以通过规律的气机宣发肃降，带动水精四散布运，直接推动和调控全身水液的输布与排泄，肾主水，调节全身水液代谢平衡。这充分体现了肺主行水的生理功能，五脏协调运化津液，肺输运水液，通调水道，依靠肺气宣发肃降的功能，使清者布散全身，浊者下输肾与膀胱，肺主宣发，向上、向外以布散津液，补充全身津液并濡养全身，肺主肃降，将全身水液之浊者向下输布于肾，并将代谢后的浊液下输膀胱。肾气"开阖"，将浊液排出体外。

肺主通调水道，外至皮毛肌腠，内络三焦，下济先天之肾水，肺主宣发肃降、肺主行水的功能有赖于肾阳的温煦推动、肾气的资助和促进，整个水液代谢中各个脏腑气的运动以及阴阳的调控亦依赖于肾气及肾阴、肾阳。肾阳蒸腾、气化、推动，水液才能代谢正常；肾为水之下源，全身津液均可调节，肾主水功能的实现同样也需要依赖肺气的宣发和肃降，肾气所蒸化的水液，有赖于肺气布散才能使之下归肾、膀胱及其他脏腑。二者配合，金水二脏，一主一从，共同达到"水精四布，五经并行"的作用。因此，功能正常的肺、肾二脏相互配合是维持水液代谢平衡的重要条件。在病理上，若肺肾功能失调，水液不得排泄，则水液成内湿之邪，导致多种疾病的发生。若肺气闭塞则小便必涓滴不出，水液内停以致肿胀、喘脱。若肾阳不足，不能蒸化，则水湿内停而上泛于肺，或使肺气不得宣降，水道不利，发为痰饮咳嗽、全身水肿。《素问·水热穴论》言"其本在肾，其末在肺，皆积水也"，精妙概括了肺、肾二脏在水液代谢机制上的协同作用。

二、肺主宣发——布津液，呼浊气，泄汗液

所谓"宣发"是指肺气向上升宣和向外布散的作用。津液是由水饮化生的、具有滋润濡养作用的正常水液。津液之成，由乎脾胃，既成之津，则借脾气之升，上输至肺，"脾气散精，上归于肺"，经肺之宣发而布敷肌肤、毛发、头面官窍，以发挥其濡养肌肤、润泽皮毛、滑利官窍的作用。故《灵枢·决气》曰："上焦开发，宣五谷味，熏肤、充身、泽毛，若雾露之溉，是谓气。"张景岳在《类经·脏象类》中亦云："水因气生，气为水母，凡肺气所及，则水精布焉。"若外邪袭肺，肺失宣发，津液不布，可聚而成痰，痰随气逆，故见咳嗽、咳痰等症。《灵枢·营卫生会》强调"人受气于谷，谷入于胃，以传于肺，五脏六腑皆以受气"，而卫气"循皮肤之中，分肉之间，熏于膏膜，散于胸腹"（《素问·痹论》），卫气散布于全身，外达皮肤、筋骨之间，完成温养、排泄汗液及防御外邪的功能。卫气借肺之宣发透达肌肤皮毛，肺气借透达卫气于肌表以防御外邪，温养肌肤，司汗孔之开阖，控制汗液的排出和调控体温。皮毛则是人一身之表，包括皮肤、汗腺等组织，是保卫机体抗御外邪的第一道屏障，肺的生理功能正常，宣发透达卫气于肌表，则皮肤润泽、毛孔致密，开阖有度，不会受邪而病。肺司呼吸亦为

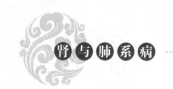

肺主宣降的表现之一，其中呼气即在肺主宣发作用下向上向外的表现。肺在呼出浊气的同时亦呼出少量水分，从而发挥调节体内水液代谢平衡的作用。

肺的宣发对水液代谢的调节作用，还表现在对汗液的调节上。汗为人体津液在阳气蒸化作用下由腠理外泄于肌表的部分，汗的排泄依赖于腠理的开阖，腠理开阖依赖卫气调节，而卫气的敷布则有赖于肺的宣发。若外邪束表，肺失宣发，卫阳被郁，腠理郁闭，则无汗恶寒；若肺气亏虚，卫外不固，腠理不闭，则见自汗恶风。

肺气宣发主要在透发卫气、输布精微、调节体温和汗液及助心行血等方面发挥重要作用。

三、肺司肃降——散水精、肃痰浊、通水道

肺属金，位高主降，其气当以降为顺。肺的肃降功能不仅能够吸入清气，而且能够将体内津液"若雾露之溉"，向下向内布敷于脏腑组织，发挥滋润、濡养作用。而且肺之形质"虚如蜂窠"、清轻肃洁，"肺为华盖，职司清肃"。肺之清肃下行，又可清除肺及气道内的痰浊，保持其洁净。若邪气犯肺，肺失清肃，则痰浊不降，壅积体内，阻滞气机，则见胸闷、咳嗽、咳痰等症。如《医门法律》所言："人身之气，禀命于肺，肺气清肃，则周身之气莫不服从而顺行，肺气壅浊，则周身之气易致横逆而犯上。"肺的肃降功能还表现在调节三焦水道方面。肺主肃降可使水道气机通畅，代谢多余的水液，通过三焦水道，源源不断地下达膀胱。藏于膀胱之津液，在肾的气化作用下，清者复上升至肺，浊者化为尿液排出体外。故《素问·灵兰秘典论》曰："膀胱者，州都之官，津液藏焉，气化则能出矣。"膀胱之气化除赖肾之气化外，亦与肺的气化密切相关。若肺失肃降，水道不利，则水液停聚，膀胱气化不利，而致痰饮、水肿、胀满、小便不利等症。

理论上肃与降对肺功能各有所主，实践中肃与降密不可分。因为肺气"清肃"是"降顺"的前提，"失肃"是导致"不降"的原因，这是肺气肃降理论极其重要的环节。只有保证肺气道的清洁通畅，才能维持肺气降顺的特性，完成吐故纳新及吸清降浊。总之，我们认为，肃与降的关系体现在"肃"是"降"的基础和保障，而"降"也有利于肺气道的洁净。肺气清肃，则气得顺利下降，若清肃之令不行，则肺的清净受损，肺中痰浊异物停滞，阻塞气道，以致肺气不得通降，就会影响整个肺气的生理功能。

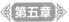

肺对水液代谢的调节是以肺主宣发与肺主肃降为动力和基础的,肺通过布津液、呼浊气、泄汗液与散水精、肃痰浊、通水道的作用,将津液输布全身,并将多余的水液变为汗液、尿液排出体外,从而维持人体水液代谢的平衡。病理情况下,肺失肃降,在临床上可表现为水液代谢失调的水肿、痰饮和小便异常,以及大肠传导失司的腹胀、大便异常等肺部以外的症状。

四、肾主化水,司开阖,主五液

水液代谢是由多个脏腑共同完成的一个较为复杂的生理过程,在这一过程中,肾脏也起着重要作用。传统中医基础理论认为肾主水,是指肾有主持和调节人体津液代谢的功能,故《素问·金匮真言论》中有"肾者主水"、《素问·逆调论》中有"肾者,水脏,主津液"等论述,即指肾具有主持水液的转输、排泄的功能,具体而言,主要通过肾脏的主化水、主开阖和主五液三个方面的功能来实现。

肾脏是津液输布和排泄必须经过的重要环节。肾阴、肾阳在人体津液代谢过程中有调节作用,肾阳使津液的产生、输布和排泄加快,肾阴则使津液的产生、输布和排泄减慢。肾阴、肾阳不平衡,开阖失调,将导致人体尿量失常;只有肾阴、肾阳平衡,水液的排出才能正常。故《素问·水热穴论》曰:"肾者,胃之关也。关门不利,故聚水而从其类也,上下溢于皮肤,故为胕肿。胕肿者,聚水而生病也。"

正常的水液代谢是一个十分复杂的过程,主要由肺、脾、肾、膀胱、三焦等脏腑参与。肾脏开阖适度,则体内水液代谢的秽浊部分可以顺利排出体外。肾脏气化功能正常,则体内水液代谢的精华部分可以布散全身,发挥营养、滋润作用。

五液是人体正常的津液,分属于五脏。《素问·宣明五气》中说:"五脏化五液,心为汗,肺为涕,肝为泪,脾为涎,肾为唾,是谓五液。"津液为水谷所化生,分属于五脏,而由肾所主。《素问·逆调论》中曰:"水者,循津液而流也。肾者水脏,主津液。"此外,尚有注入心脉之中,化赤而为血者,故有《本草述钩元》之"肾水之阴,即营血之母"等论述。肾为水脏,主五液,水和五液都是全身体液的一部分,存在相互化生的关系,体内水液周流全身和互生互化又主要依赖于肾气的蒸化作用。何梦瑶说:"精、髓、血、乳、汗、液、津、涕、泪、溺,皆水也,并属于肾。"

肺司呼吸,肾主纳气;肺为水之上源,肾为主水之脏;肺在五行属金,肾在

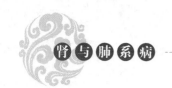

五行属水，金能生水。肺与肾之间的联系主要体现在水液代谢、呼吸运动及肺肾阴阳相互资生三个方面。其中，通过前面的论述，肺肾在水液代谢方面的作用又显得尤为重要，肺有"通调水道"，主"行水"的功能。肾主水，称为"水脏"。由此可见，肺、肾二脏的功能正常，相互配合，是保持水液代谢平衡的重要条件。

五、肾与膀胱相表里，肺与膀胱相通

《素问·灵兰秘典论》说："膀胱者，州都之官，津液藏焉，气化则能出矣。"州都，指水液汇聚的地方，膀胱为津液所聚之处，故称膀胱为"州都之官"。气化，指肾气（阳）对膀胱所藏津液的蒸化和升清降浊功能，包括津液的升腾、输布和尿液的形成、排泄。膀胱为六腑之一，《素问·五脏别论》言"六腑者，传化物而不藏，故实而不能满也"，说明"实"是六腑的生理，而"满"是其病理。所以，六腑必须通降正常，才能发挥正常的生理功能。如果六腑通降失常，必将导致多种疾病的产生。膀胱的功能是储存尿液和排泄尿液。膀胱的排尿功能有赖于肾气和膀胱的气化作用，若气化失司，则膀胱不利，出现排尿不畅，甚至癃闭。《素问·宣明五气》曰："膀胱不利为癃，不约为遗溺。"癃闭相当于现代医学的尿潴留、前列腺增生、膀胱括约肌痉挛等疾病。膀胱气化不利，小便不利，水无出路，随气机升降亦可出现吐、渴、癫眩等症。"饮入于胃，游溢精气，上输于脾，脾气散精，上归于肺，通调水道，下输膀胱"，这句话从生理上指出了肺的肃降与膀胱及小便生成有密切关系。这是因为肺主宣降，有通调水道的功能，且为水之上源，参与小便的生成和排泄过程。邪气犯肺，肺窍闭塞或肺脏虚损，制约失调，均可导致小便失调。

膀胱的主要功能是贮尿和排尿，尿液为津液所化，在肾的气化作用下生成，经尿道进入膀胱，膀胱贮存尿液，达到一定程度时，通过膀胱的气化作用及时自主地从溺窍排出体外。膀胱属足太阳之经，其经脉阳气是膀胱气化功能的重要来源，太阳经又称为巨阳，是人身阳气最盛的经脉，又有主持人体阳气的功能。《素问·热论》言："巨阳者，诸阳之属也，其脉连于风府，故为诸阳主气也。"因此，足太阳膀胱经阳气的盛衰应对膀胱的气化功能产生重要的影响。从另一角度来讲，中医理论中的膀胱，与现代医学的膀胱并不完全等同，现代医学的膀胱仅相当于中医学的"胞"。《灵枢·五味论》"膀胱之胞薄以懦"、《素问·痹论》"胞痹者，少腹膀胱按之内痛，若沃以汤，涩于小便"的论述，便足以证明。有

学者认为，中医的膀胱，实际上是包含了现代医学的膀胱、输尿管、肾盂及肾小球等组织。因此，膀胱自身的阳气对其气化功能的影响，即水液代谢的影响是极为重要的。

（一）肺肾相连

"肺肾"指肺系统和肾系统，这两大系统的核心是肺、肾、膀胱，其生理相关、病理相连，相互影响。肾与膀胱相表里，肾之内窍下通膀胱而排尿，可以促进肺对上焦水液的宣发作用，而肺之上窍，外开腠理而汗出，可以减少肾脏气化以实现小便的节缩。明代医家李梴《医学入门》言"肺与膀胱相通"，这是与脏腑相合理论不同的另外一种脏腑关联方式。从肌表而论，"肺生皮毛"，《灵枢·本脏》论述了"三焦膀胱者，腠理毫毛其应"，《灵枢·营卫生会》认为"太阳主外"，提示肺与膀胱同主表，关系密切。从气化而论，《素问·灵兰秘典论》首次提到了膀胱的气化，即"津液藏焉，气化则能出矣"，叶天士提出"肺主一身之气化"，说明膀胱气化属于脏腑气化过程，与肺主气化是部分和整体的关系。从水液代谢而论，《素问·经脉别论》言"饮入于胃，游溢精气，上输于脾，脾气散精，上归于肺，通调水道，下输膀胱"，肺与膀胱参与水液代谢。从开阖枢而论，《素问·阴阳离合论》言"太阳为开，阳明为阖，少阳为枢……太阴为开，厥阴为阖，少阴为枢"，太阳、太阴同属"开"，足太阳膀胱经与手太阴肺经配合，津液疏布，肌表得以正常开泄。

（二）肾与膀胱表里相合

人体的脏与腑之间存在着阴阳表里相合的关系。脏属阴，腑属阳，阴主里，阳主表。一脏一腑，一阴一阳，一表一里，相互配合，形成了脏腑之间的密切关系，这种关系通常被称为"脏腑相合"。脏腑表里相合的配属关系是：心合小肠、肺合大肠、肝合胆、脾合胃、肾合膀胱。相表里的脏腑在经络上密切联系，在生理功能上相互配合，相辅相成。脏可以行气于腑，协助腑的功能，而腑也能行精于脏，使脏得精气而藏之。在病理上，相表里的脏腑也相互影响。

肾与膀胱在经络上互相络属，构成脏腑表里相合的关系。《灵枢·经脉》载："肾足少阴之脉，起于小指之下，斜走足心，出于然骨之下，循内踝之后，别入跟中，以上腨内，出腘内廉，上股内后廉，贯脊，属肾，络膀胱。""膀胱足太阳之脉，起于目内眦，上额，交巅。其支者，从巅至耳上角。其直者，从巅入络脑，还出别下项，循肩膊内，挟脊，抵腰中，入循膂，络肾，属膀胱。"生理上，肾为

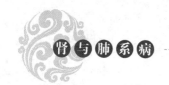

水脏，司膀胱的"开"和"阖"，膀胱贮存尿液，排泄小便而为水腑。膀胱的气化功能，有赖于肾气的蒸腾，肾气促进膀胱气化功能，司开阖以控制尿液的排泄。二者密切合作，共同维持体内水液代谢。正如《儒门事亲》所言："夫膀胱水府，专司渗泄；小肠水道，专主通流。肾为少阴，总统二水，人之小溲，自胃入小肠，渗入膀胱。"病理上，肾的病变常常会导致膀胱的气化失司，引起尿量、排尿次数及排尿时间的改变，如《圣济总录》所言"今肾气不足，膀胱有寒，不能约制水液，令津滑气虚，故小便利多"。

（三）肺与膀胱相通

从肌表而论，肺有宣通发散之功，借宣发卫气，调节皮毛腠理之开阖，从而起到护卫肌表、抵御外邪侵袭的功能。而肺、膀胱和皮肤也存在特定的关系，皮肤是人体抵御外界污染的重要屏障，而肺器官进行呼吸时也会受到大量污染物质的侵袭，膀胱的主要功能是排出尿液和毒素，三者都是人体重要的卫外屏障，相互之间也存在一定影响。

从气化而论，膀胱气化是人体水液代谢的重要保障，通过气化能够使不需要的水分和杂质形成尿液排出体外。而肺是人体气息调节的重要器官，肺与膀胱的气化也具有非常重要的连接。肺主一身之气，参与气的生成，调节气的运动。膀胱气化是脏腑气化的一个重要环节，与肺主气化是部分和整体的关系，膀胱气化有赖于肺宣发肃降功能的正常运转。

从水液而论，肺主通调水道，肺气宣发，水液向上向外输布，一方面润泽充养，若雾露之溉，另一方面将多余的水液以汗液的形式排出，此其一也；肺气肃降，使水液不断下输膀胱，形成尿液，再由膀胱气化，将多余的水液以尿液的形式排出，此其二也。

第六节　肺肾卫外固护

肺肾同主卫外固护，主要指肺与肾在卫气运行和三焦腠理固护方面的共同作用。《内经》中有"卫气出于下焦"，《类经》中有"卫气者……其气自膀胱与肾，由下而出，故卫气出于下焦"。因卫气根于下焦，故与肾关系密切，但其宣发依赖于上焦。《灵枢·决气》曰："上焦开发，宣五谷味，熏肤、充身、泽毛，若雾露之溉，是谓气。"只有肺肾协调，开阖有度，卫气才能充分发挥其"温分肉，充皮肤，肥腠理，司开阖"的护卫作用。《灵枢·本脏》云："肾合三焦膀胱，三焦膀胱者，腠理毫毛其应。"结合"肾者主为外"与"肾为之主外"的观点，可以认为"肾主外"。肾主之外与肺主皮毛的功能有一定程度的交叉、重叠，由此可见，肺与肾在固护肌表腠理方面存在协同作用。

一、肺合皮毛

肺合皮毛在第一章第二节中已有详细论述，此处不再赘述。

二、肾主外之肾主卫气

（一）"肾主外"之本义

《灵枢·师传》言："肾者主为外，使之远听，视耳好恶，以知其性。"《灵枢·五癃津液别》言："五脏六腑，心为之主……肾为之主外。""外"字，《说文解字》有"外，远也"之解，《辞源》亦有"外边，与内相对""外表"之意。统观《内经》出现"外"字之条文，联系各注家之说，亦不外乎五种主要释义：与内相对；外形，形体；体表；皮肤筋骨；卫气。

（二）"肾主外"引申义——肾主卫气

肌表是人体防御外邪的第一道屏障，其屏障功能的强弱则取决于卫气的强弱及其功能状态。至于卫气的功能，《灵枢·本脏》言："卫气者，所以温分肉、充皮肤、肥腠理、司开阖者也。""卫气和，则分肉解利，皮肤调柔，腠理致密矣。"所以，我们可以说卫气的主要作用在于护卫人体之外表。中医理论认为：卫气根于下焦，资助于中焦，宣发于上焦。《灵枢·营卫生会》言："黄帝曰：愿闻营卫之所行，皆何道从来？岐伯答曰：营出于中焦，卫出于下焦。"《灵枢·经脉》曰："膀胱足太阳之脉……络肾，属膀胱。"且膀胱之气化功能由肾之元气所主导，故知足太阳膀胱之经气根源于肾中之元气，而足太阳膀胱经主一身之大表，为诸经之藩篱，又足太阳膀胱之经气主要指卫气，所以说肾与卫气有着密切的联系。后世医家认为卫气抵御外邪正是"肾主外"的功能表现之一，这一理论有着重要的临床意义，肾气盛则卫气强，肾气虚则卫气弱。《伤寒论》第二十条桂枝加附子汤证即太阳病发汗太过损伤卫阳而致肌表失固，通过附子温补肾中之阳而达到实卫阳的作用；又如临床之顽疾过敏性鼻炎多属卫阳虚证，单纯从补卫气、散邪气

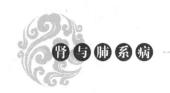

只能收到一时之效，而从补肾固本着手治疗则可取得长期疗效。

（三）机理——卫出下焦防百病

1. 卫出于下焦

卫气是人身气的一种，强调其具有护卫全身，抵御外邪侵袭，维持机体健康的作用。《灵枢·本脏》说："卫气者，所以温分肉，充皮肤，肥腠理，司开阖者也……卫气和则分肉解利，皮肤调柔，腠理致密矣。"

卫出于下焦，首见于《灵枢·营卫生会》："营出于中焦，卫出于下焦。"《灵枢·邪客》说："地有泉脉，人有卫气。"天为上，地为下，水自地出为泉，《内经》用取象比类的方法，用泉脉喻水出地下比人之卫气，可见卫气源于下焦之意明矣。卫气出于下焦是《内经》的一贯思想。

对于"卫出于下焦"，张景岳说："卫气属阳，乃出于下焦，下者必升，故其气自下而上，亦犹地气上为云也。"肾为至阴至阳，一身之根柢，"卫气出于下焦，谓其所从出之根柢也"，卫气属阳，阳生于精，精藏于肾，卫气出下焦，所出之根就是肾。唐宗海指出："肾者水脏，水中含阳，生化元气，根结丹田，内主呼吸，达于膀胱，运行于外则为卫气。此气乃水中之阳，别名之曰命火。"即卫气是由膀胱所藏津液通过肾中阳气上行外达，相互作用而生成。元气为人身各种气的本源，肾中元气化生卫气而充斥于身体脉外，元气足则卫气强盛，元气衰则卫气虚不能固表，邪易入侵而发病。因此，卫气强弱与肾气盛衰息息相关，补肾可以助卫。

2. 卫气根于肾防百病

卫气与营气相对而言，又称卫阳。《素问·生气通天论》中的"阳气者，一日而主外""阳者，卫外而为固也""是故阳因而上，卫外者也"都反复强调阳气对机体的护卫作用。肾为生命之本，水火之宅。肾阳（命火）为一身阳气的根本，亦是卫气之根，"命门之真阳，为卫气之根本。皮毛之卫气，乃真阳之外发"，卫气根于肾而成为人体御邪防病的主力。卫气的功能，实质上是人体对外环境适应的表现，是阳气在这方面的整体能力。可见，"卫出于下焦"正是说明肾阳（命火）对于卫气的始动作用。

在外，卫气分布于体表，是机体抗御外邪的重要屏障。卫气温皮肤，肥腠理，分肉解利，皮肤调柔，腠理致密，则能拒邪于外。《医宗金鉴》说："凡外因百病之袭人，必先于表。表气壮，则卫固荣守，邪由何入？"卫气亏虚是外邪侵入的条件，百病之先，"卫气者，阳气也，卫外而为固者也。阳气不固，则卫气失常，而邪从卫入，乃生疾病，故为百病母"。

在内，卫气分布于五脏六腑，是脏腑自身保护的内在依据。《灵枢·邪客》"卫气者……昼日行于阳，夜行于阴，常从足少阴之分间，行于五脏六腑"，《素问·痹论》"卫者……熏于肓膜，散于胸腹"，这些都说明卫气具有支持脏腑功能的重要作用。卫气失常为百病母，调和卫气是御邪防病的重点。喻昌指出："可见调营卫之义，为人身之先务矣，深维其机，觉卫气尤在所先焉，经谓阳气破散，阴气乃消亡。是卫气者，保护营气之金汤也。谓审察卫气，为百病母，是卫气者，出纳病邪之喉舌也。"

3. 卫气循行调节御邪

生命是一个开放的系统，正常生理过程的进行，必须不断地调节自身，以适应环境变化，从而达到和保持生理活动所必需的协调平衡状态。卫气能根据人体生命活动的需要，通过有规律地调节腠理的开阖调节人体的水液代谢和体温，以协调内外环境。

《灵枢·五癃津液别》曰："天暑衣厚则腠理开，故汗出……天寒则腠理闭，气湿不行，水下留于膀胱，则为溺与气。"当气候发生变化时，机体可通过自稳机制调节汗、尿的排泄，使体温维持正常，保证生命活动有合适的内环境，而体温的自稳调节离不开与水液代谢系统有关脏腑的密切配合。天热汗出、天寒尿多为基本生理现象，是卫气表现出开阖两方面功能的结果，这种基本的生理功能实际上是通过肾主水实现的。

卫气循行有明显的昼夜节律。《灵枢·卫气行》中"阳主昼，阴主夜""其始入于阴，常从足少阴注于肾，肾注于心，心注于肺，肺注于肝，肝注于脾，脾复注于肾为周"，都说明卫气昼夜运行，周而复始，皆不离于肾。

人体卫气昼夜节律的产生，与人类长期"日出而作，日落而息"相关。由于人类长期习惯于利用有阳光的白昼进行活动，利用没有阳光的夜晚休息，从而获得了遗传的相对稳定性。通过卫气的循行出入调节人体的阴阳，调节人的寤寐。当卫气行于内脏时，人便入睡；当卫气自睛明出于体表时，人便醒寤。睡眠是人对自体保护调节的一种重要手段，对人体的意义不仅在于休息，而且在于机体的自我调节。有规律的作息、充足的睡眠是保护生命、维护健康、延缓衰老的重要方法。中国历代养生皆注重有规律地作息，尤其对睡眠更是重视，马王堆出土的

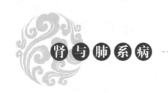

古医书《十问》就有"一昔（夕）不卧，百日不复"的记载。

卫气为水谷之悍气，其运行迅猛而滑利，不受经脉的约束，游走窜透而散行于人体各部，内在五脏六腑，外在肢节皮毛，一身内外上下贯通。通过卫气的运行调节，使人体各部各种生理功能相互沟通协调，各种功能活动状态保持相对稳定，从而与外界环境相适应。肾为机体应变调节中枢，通过卫气循行调节各种功能状态，成为维持正常生命活动的重要环节，以实现其适应环境、御邪防病的主外功能。

三、肾主外与肺合皮毛的关系

卫出下焦防百病是对肾主外功能的具体阐述，主外功能的实现需要全身脏腑功能正常发挥的协调配合，这体现在卫气与上、中、下三焦密切相关。卫气本源于先天，根于肾，赖中焦脾胃化生气血充养，通过肺的宣发敷布全身。肺主皮毛，脾主为卫，都是通过肾而达到保护机体的要求。

皮肤为一身之表，在气血精津液营养下，皮肤调和柔润、润泽光滑、腠理致密、玄府宣通，具有护卫机体，抵御外邪，调节津液代谢，调节体温，以及呼吸、感觉等功能。其中，卫气和津液的功能在维持皮肤正常生理活动中起着重要作用，而卫气、津液之化生输布也与肾息息相关。

皮肤是人体防御外邪的屏障，其功能实是卫气"温分肉，充皮肤，肥腠理，司开阖"的体现。卫气源于肾，其生成运行与肾密切相关，已如前述。津液的化生敷布是一个复杂的过程，是诸脏腑相互协调配合的结果。"肾者水脏，主津液"，肾脏主宰人体津液气化，膀胱开阖，三焦水道通畅，不仅关系尿液的生成和排出，也关系着汗液的生成与排泄。《灵枢·本脏》的"肾合三焦膀胱，三焦膀胱者，腠理毫毛其应"，说明腠理毫毛的濡养与肾密切相关。肺主皮毛卫外需要肾的支持，是肾主外的内容之一。

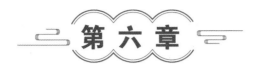

第六章

现代医学肺与肾的相关性

第一节　肺肾相关的现代基础研究

"肺主通调水道，肾主水。"古人认为机体的水液代谢主要与肺、肾有密切关系，肾虽有主宰全身水液的功能，但由于肺在水液敷布过程中具有通调水道、下输膀胱的作用，因此肺直接与肾、膀胱联系，具有统水排尿的作用，因而，后世提出了"肺为水之上源"的理论。

中医肺脏包括现代医学的呼吸系统、免疫系统，中医肾脏包括现代医学的内分泌系统、免疫系统、泌尿系统、生殖系统等。现代研究表明，肺、肾二脏有共同的物质基础。肾主纳气对肺的呼吸功能影响巨大，研究表明，肾阳虚患者有明显的 β 受体减少及环腺苷酸（cyclic adenylic acid，cAMP）含量降低，而环腺苷酸（cAMP）/环磷酸鸟苷（cyclic guanosine monophosphate，cGMP）比值下降会促使肥大细胞释放炎症介质、血小板活化释放活性因子，从而导致气道痉挛，产生通气障碍。通过温补肾阳，使"肾主纳气"功能正常，有助于调节患者性激素水平、抑制炎症细胞活性、改善患者肺功能指数。肺合皮毛，宣发卫气以抵御外邪，其功能类似于现代医学中的免疫功能。肾阳虚患者 CD3、CD4 水平显著降低，CD8 显著升高，T 细胞亚群水平变化，免疫功能紊乱而导致免疫力低下。天癸是一种与肾精有关的能促进生殖繁衍的精微物质，与现代医学的性激素有关。在相关研究中还发现，慢性支气管炎多伴有不同程度的神经 – 内分泌 – 免疫网络功能失调，

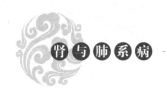

雄激素水平偏低。肾可通过雄激素及其受体对肺进行调节，雄激素及其受体可能是"肺肾相关"的物质基础。

中医认为"肺主通调水道""肺主行水""肺为水之上源"，肺对体内水液的输布、运行、排泄起着疏通和调节作用。而中医又认为"肾主水"，肾中精气的气化功能，对于体内津液的输布和排泄、维持津液代谢的平衡起着极为重要的调节作用。那么，肺、肾二脏主持水液代谢的物质基础是什么呢？马吉庆等的工作表明，肺通气活动对抗利尿激素（antidiuretic hormone，ADH）分泌和释放的影响可以论证《素问》中"人欲实肺者，要在息气也"，发现正、负压呼吸可引起人及动物的尿量减少或增多。正负压呼吸对尿量的影响是通过 ADH 实现的。另外，肺通气深度压力的改变不但可以通过自主神经系统，而且可以通过"心肺－肾反射"来影响肾素－血管紧张素－醛固酮系统（renin-angiotensin-aldosterone system，RAAS）的活动，从而调节肾脏的泌尿功能；肺通气也可通过肺组织细胞对生物活性物质［如 PGE、血管紧张素（angiotensin，ANG）Ⅱ、ADH］的释放、灭活或转换，从而影响尿量。所以当肺脏发生某些病变可使肺泡扩张或萎缩，肺泡内压发生改变时常伴有全身水肿、尿量减少、血浆中钠离子浓度降低等水液代谢失衡的症状。

现代医学认为，尿液的生成主要通过肾小球的滤过、肾小管的重吸收和分泌过程，即肾脏的泌尿过程。在正常情况下，调节和影响肾脏泌尿过程的主要是丘脑下部－垂体后叶所释放的 ADH，或是肾上腺皮质球状带分泌的醛固酮等神经体液因素。

肺通气活动影响 ADH 的分泌和释放。改变肺通气的程度和压力能否影响肾脏的泌尿功能，早在 20 世纪 40 年代国外医学专家进行的实验发现：在肺通气过程中增加每次吸入气体的容量，不论人或动物，其排出尿量明显减少，若停止正压呼吸，则尿量逐渐恢复至原有水平，反之，则反。通过这一研究，表明在正压呼吸时，由于回心血量，心排出量减少，动脉血压下降，可间接使肾小球滤过率下降，反之则增加。因此，有学者认为，正负压呼吸所引起的尿量改变可能与血浆中 ADH 浓度有关。根据这一观点，又通过大量实验证明，正负压呼吸过程中尿量发生改变与丘脑下部－垂体后叶促肾上腺皮质激素分泌和释放有关。学者们综合上述研究结果，认为正负压呼吸所引起的 ADH 效应是由于回心血量减少，心房内压下降，存在于心房壁的压力感受器经迷走神经的上行冲动减少，致使促肾上腺皮质激素分泌和释放增加。

肺通气活动亦影响 RAAS。肾脏在促进醛固酮分泌过程中担负着启动作用，因此，肾素在血浆中的含量对醛固酮的分泌起着决定性作用，当交感神经兴奋时，血浆中去甲肾上腺素浓度升高，肾小管对钠和水的重吸收增加。

肺通气活动亦影响血浆中某些生物活性物质。肺通气量的改变对尿量的影响机制，虽然不完全是同上述的反射活动来实现的，然而近年来对肺脏非呼吸功能的研究为肺通气功能对肾脏泌尿功能的影响提供了新的线索。经许多实验研究发现，肺通气深度和压力改变可能促使肺组织释放一种 PGE（磷脂与蛋白质构成的混合物），成为"循环激素"，调节着肾脏的泌尿活动，而 PGE 能使尿中排出钠量明显增加，尿量排出随之增多，甚至有人认为 PGE 同时还可抑制 ADH。因此说，PGE 成为循环激素而调节肾脏分泌功能。总之，现代医学的大量研究实验证明，肺与水液代谢之间有密切的联系。

沈自尹院士提出，中医"肾本质"主要包括下丘脑－垂体－肾上腺皮质、甲状腺、性腺轴系统及人体免疫功能。而很多研究证明，糖皮质激素等各种激素及免疫功能确实与人体呼吸功能息息相关，如肺泡表面活性物质的生成与糖皮质激素有关；甲状腺激素影响机体抵抗力容易造成肺部感染；性激素水平影响人体营养状况，可造成肌营养不良，而肾不纳气证的主要症状表现与慢性阻塞性肺疾病（chronic obstructive pulmonary disease，COPD）的膈肌功能不全及膈肌疲劳状态有着明显的相关性。

同时，肾脏调节酸碱平衡影响呼吸功能，当 $PaCO_2$ 在一定范围内升降或动脉血氢离子浓度增加降低时，通过中枢或外周化学感受器反射性地使呼吸相应地加深加快或变浅变慢。

而且，肺脏对循环中多种血管活性物质，如儿茶酚胺、ANG、前列腺素、缓激肽、肾上腺髓质素等具有代谢作用。这些物质均可在肾脏中产生，并由肺、肾二脏通过不同激活、灭活机制，有效地对体内血管、气管舒缩及水盐代谢进行调节。这种调节机制一旦发生紊乱，即可出现水肿、心悸、气喘等症状。

王德山等运用脂多糖复制肺气虚大鼠模型，发现肺气虚型大鼠肾小管钠通道和 $Na^+-K^+-2Cl^-$ 转运体蛋白表达上调，同时血浆与肺组织醛固酮升高而心房利尿钠肽（atrial natriuretic peptide，ANP）下降，认为正常情况下肺的功能活动除了通过下丘脑－神经垂体或心－肺－肾反射机制等间接影响肾脏尿生成功能外，还可

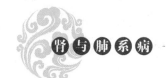

以通过肺组织本身释放生物活性物质经血运直接调控肾小管和集合管水盐的重吸收功能。肺"通调水道"功能的内涵之一，可能是肺组织通过调节醛固酮、ANP的释放，进而调控肾小管上皮细胞和髓袢升支粗段的 $Na^+-K^+-2Cl^-$ 转运子的表达，从而影响对水盐的重吸收。

丛培玮等运用气管内注入脂多糖（lipopolysaccharide，LPS）及熏香烟方法复制肺气虚大鼠模型，发现肺气虚模型大鼠肾组织水通道蛋白 1（aquaporin-1，AQP1）表达增强，而肺组织 AQP1 表达降低，血中及肺组织中内皮素、白细胞介素（interleukin，IL）-1β、肿瘤坏死因子（tumor necrosis factor，TNF）-α 可能促进肾组织 AQP1 表达、抑制肺组织 AQP1 表达。该研究认为，肺气虚时导致"肺失宣降""通调水道"功能失职，可累及肾脏"主水液"的功能，而肺血管壁 AQP1 水分子转运功能可能是肺通调水道功能的物质基础之一；肺肾相关的内涵之一可能是，肺气虚时肺、肾 AQP1 的数量改变具有密切的内在联系，即肺气虚时肺 AQP1 表达降低，而肾 AQP1 的表达呈现与肺 AQP1 表达相反的趋势，为肺、肾二脏在水液代谢过程中的关联性提供了实验依据。

肺主气，司呼吸，肾主纳气，肺、肾二脏在维持、调节机体的正常呼吸运动中起着重要作用，故有"肺为气之主，肾为气之根，肺主出气，肾主纳气，阴阳相交，呼吸乃和"之说。诸多研究已证实肾虚存在下丘脑-垂体-肾上腺（hypothalamic-pituitary-adrenal，HPA）轴功能紊乱，那么由肺及肾的呼吸系统疾病是否出现 HPA 轴功能的紊乱呢？董竞成等根据中医肺肾相关理论以卵白蛋白（ovalbumin，OVA）致敏并长期吸入激发制备大鼠反复发作哮喘模型后发现，哮喘反复发作时，大鼠 HPA 轴多水平紊乱，大鼠下丘脑促肾上腺皮质激素释放激素（corticotropin releasing hormone，CRH）mRNA 表达显著下调，血浆促肾上腺皮质激素（adrenocorticotropic hormone，ACTH）和皮质酮（corticosterone，CORT）也出现了相似的改变。哮喘反复发作大鼠 IL-4、IL-6 明显升高，干扰素（interferon，IFN）-γ 明显降低，提示其 T 淋巴细胞亚群比例失衡，呈 Th2 优势型免疫功能紊乱，出现所谓肺病及肾而致"肾虚"的表现。采用补肾益肺中药（淫羊藿、黄芪）可纠正 HPA 轴和免疫功能紊乱，可使 ACTH、下丘脑 CRH mRNA、IFN-γ 水平明显升高，同时降低 IL-4、IL-6，从而使气道变应性炎症减轻，哮喘得到控制，其中，补肾药淫羊藿侧重于调节 HPA 轴，益气药黄芪侧重于调节免疫功能。结合"以药测证"，认为哮喘"肺肾气虚"的部分内涵可能为以 HPA 轴和免疫功能紊乱为代表的机体内在抗炎能力低下。运用挪威大鼠分别造成哮喘、COPD、哮喘 + COPD 三种气道炎症疾病模型，发现 COPD 模型组同样存在 HPA 轴紊乱，而哮喘 + COPD 模型组大鼠气道炎症、HPA 轴紊乱则更加明显，下丘脑 CRH mRNA、血浆 CORT 水平较对照组显著下降。

王淑玲等通过观察雄性小鼠烟熏慢支模型肺系支气管局部的变化和肾系生殖内分泌系统的变化以及补肾中药对其影响，发现慢支模型组与正常组对比，血清睾酮（testosterone，T）、促黄体生成素（luteotropic hormone，LH）、促卵泡生成素（follicle-stimulating hormone，FSH）水平下降均有统计学意义（$P < 0.05$ 或 $P < 0.01$）。支气管出现严重的慢性炎症改变，睾丸组织出现不同程度萎缩。经用补肾中药预防治疗后，慢支模型组血清 T、LH、FSH 水平明显上升（$P < 0.05$ 或 $P < 0.01$），支气管慢性炎症和睾丸萎缩均得到明显改善，部分小鼠基本正常，说明肾中精气是否充足能够影响慢性支气管炎的发展趋势，为中医学"金水相生"的治疗原则提供了依据，为"肺肾相关"理论提供了佐证。王淑玲还发现雄性健康大鼠的气管、支气管的假复层柱状纤毛上皮、软骨细胞均有雄激素受体的阳性表达，认为肾可通过雄性激素及其受体对肺进行调节，雄激素及其受体可能是"肺肾相关"的物质基础之一。华西医科大学附属第一医院中医科报道了慢性支气管炎患者出现骨密度下降，证实了"金水相生""母病及子"立论的正确性，同时也为补肾治疗慢性支气管炎找到客观依据。

第二节　肺与肾生理、病理的相关性

一、肺肾生理相关

（一）肺与肾参与血液生成

早在秦汉时期，中国古代医家就意识到肺具有"生血"的作用。《素问·营卫生会》记载："中焦亦并胃中，出上焦之后，此所受气者，秘糟粕，蒸津液，化其精微，上注于肺脉，乃化而为血，以奉生身，莫贵于此，故独得行于经隧，命曰营气。"脾胃运化水谷精微，向上输布，与肺中清气相结合，奉心化赤而为血。

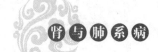

2013 年，张伟教授通过多年临床观察与研究，综合国内外研究进展，率先阐释了肺为血脏的理论，认为肺与血液生成息息相关，肺为血脏是肺本身固有的生理学特性。2017 年，Looney 博士团队通过试验研究提出一个具有里程碑意义的观点，认为肺不仅仅是一个呼吸器官，人体内几乎 50% 的血小板由肺脏产生，证实肺具有生成血小板的能力，也是一个造血器官。可见，关于"肺为血脏"的理论，中医与现代医学的认识不谋而合。

肾脏除了尿液的生成、排泄功能外，还担负着分泌促红细胞生成素（erythropoietin，EPO）的任务，EPO 可通过促进有丝分裂、促进晚期红系祖细胞的增殖来调节骨髓的造血功能，这在医学界已经成为共识。内源性 EPO 有 90% 源于肾脏。EPO 是一种红细胞生长因子，可以刺激骨髓的造血功能，促进原始红细胞分化增殖，提高血液的携氧能力。如果肾功能不全导致 EPO 分泌减少，发生肾性贫血。机体因缺血、缺氧导致呼吸浅快，为"肾不纳气"之证。吴志奎等采用随机、单盲法研究 60 例 β 地中海贫血患者发现，与对照组相比，治疗组采用补肾益髓法（益髓生血颗粒）治疗 3 个月后，其血红蛋白（hemoglobin，Hb）、红细胞计数（red blood cell，RBC）等指标明显上升，具有统计学意义（$P < 0.01$，$P < 0.05$）。因此，无论从生理角度还是疾病治疗角度来看，肾也具有生血的作用，故肾也为血脏。由以上分析可以看出，肺、肾均为血脏，在血液生成方面相互协调，这也是肺肾相互联系的一个重要方面。

（二）肺与肾在水液代谢中的关系

早在春秋战国时期，中国古代医家就意识到肺具有调节水液代谢的作用。《素问·经脉别论》曰："饮入于胃，游溢精气，上输于脾。脾气散精，上归于肺，通调水道，下输膀胱。水精四布，五经并行。"有学者通过 Bradford 法检测正常组和哮喘组豚鼠尿中水通道蛋白 2（aquaporin-2，AQP2）含量得出，哮喘组豚鼠尿量显著减少（$P < 0.05$）、尿 AQP2 显著升高（$P < 0.01$）；提示肺失宣降状态下，AQP2 表达的增加抑制了豚鼠体内水液代谢速度，导致尿量明显减少；故认为 AQP2 的正常表达是保证肺主行水和肺通调水道功能的基础。由此可见，肺在调节水液代谢方面也起着不可或缺的作用，中国古代医学与现代医学的认识不谋而合。现代生物学研究证实：AQP2 为 ADH 依赖式水通道蛋白，在 ADH 为零值时，主细胞管腔膜 AQP2 数量极少，水渗透通透性也极低；当血浆 ADH 水平显著升

高时，主细胞管腔膜 AQP2 数量急剧增加，水渗透通透性也显著升高，这与中医因肾阳虚衰引起的水液泛滥极为相似。

由以上分析可以看出，肺、肾在水液代谢方面相互协调，这也是肺肾相互联系的一个重要方面。

（三）肺与肾在酸碱平衡中的关系

人体适宜的酸碱度用动脉血 pH 表示为 7.35 ~ 7.45，平均值为 7.40，变动在范围很窄的弱碱环境内。这种维持体液相对稳定的过程称为酸碱平衡。尽管机体不断生成、摄取酸碱物质，但血液 pH 并不发生显著变化，这是由于机体的缓冲系统以及一系列调节机制的作用保证了酸碱的稳态。这些调节机制包括：血液的缓冲作用，组织细胞对酸碱的调节作用，肺、肾在酸碱平衡中的调节作用。其中，肺、肾对酸碱平衡的调节起决定性作用，主要涉及以下几种内分泌物质。

1. 碳酸酐酶

CO_2 的转运和转移与碳酸酐酶（carbonic anhydrase，CA）密切相关。CA 存在于肺泡上皮细胞、肾小管上皮细胞、红细胞、胃黏膜上皮细胞中。在 CA 作用下，CO_2 和 H_2O 反应生成 H_2CO_3 的可逆反应加快 5 000 倍。CA 又使 H_2CO_3 分解成 CO_2 和 H_2O，加速 CO_2 从红细胞扩散入血浆，而血浆中的 HCO_3^- 便进入红细胞以补充消耗了的 HCO_3^-，Cl^- 则扩散出红细胞。这样，以 HCO_3^- 形式运输的 CO_2 在肺部被释放出来。在肾小管液中的 HCO_3^- 不易透过管腔膜，它与分泌的 H^+ 结合生成 H_2CO_3，在管腔膜上的 CA 作用下生成 CO_2 和 H_2O，CO_2 为高脂溶性，可迅速透过膜进入小管上皮细胞内，在细胞内 CA 作用下与水结合生成 H_2CO_3，进而离解为 H^+ 和 HCO_3^-。H^+ 通过 Na^+–H^+ 交换而泌入小管 HCO_3^-，则与 Na^+ 一起输运回血。肾脏与肺脏同时富含与 CO_2 转运密切相关的 CA，通过协调运作维持着机体的酸碱平衡，说明肺与肾在气体运输、交换（纳气）方面密切相关。

2. 儿茶酚胺

当交感 – 肾上腺髓质系统被兴奋时，儿茶酚胺分泌显著增加，使呼吸加强、加深、加快。当该系统被抑制或儿茶酚胺受体功能低下时，呼吸变弱、变浅、变慢。另外，肺脏还参与儿茶酚胺的合成过程：如 ANG Ⅰ 经肺循环的血管紧张素转换酶（angiotensin–converting enzyme，ACE）生成 ANG Ⅱ，ANG Ⅱ 作用于 ANG Ⅱ 受体使小动脉平滑肌收缩，刺激肾上腺皮质球状带分泌醛固酮，通过交感神经突触前膜的正反馈使去甲肾上腺素（儿茶酚胺类）分泌增加。

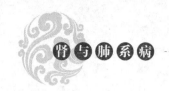

3. 糖皮质激素

糖皮质激素用于治疗哮喘已有 50 余年历史，它是抗炎平喘药中抗炎作用最强并有抗过敏作用的药物。糖皮质激素是由肾上腺皮质束状带分泌的，主要含皮质醇及少量皮质酮，是胆固醇的衍生物，属甾体激素。长期应用糖皮质激素治疗哮喘可以改善患者肺功能、降低气道高反应性、降低哮喘发作的频率和程度，改善症状，提高生活质量。其治疗哮喘的机制是抑制炎症细胞的迁移和活化，抑制炎症介质的释放，增强平滑肌 β2 受体的反应性。

二、病理学中的肾与肺互扰

从功能角度来看，肺、肾在生理和疾病方面都是密切相关的。这些相互作用始于胎儿时期：在妊娠期的前三个月，肾脏是生长因子和营养物质的主要来源，有助于肺实质的成熟；尿液是羊水的基本成分，作用于肺成熟和生长。从病理学角度来看，肾脏可能被肺源性炎症介质或免疫介导因素损害，反之亦然。由呼吸成分（$PaCO_2$）和肾脏成分（HCO_3^-）导致酸碱平衡。正常的血液 pH 值在很高程度上取决于肺和肾之间的协同作用，因此，如果一个器官受到影响，另一个器官将不得不补偿以维持身体的 pH 值。机械通气增加肾脏内皮氮氧化物合酶的表达并刺激内皮素的产生。肺通过体内最大的微毛细血管网络接收整个心排出量。鉴于这一关键作用，肺与许多其他器官相互作用，如肾脏、肝脏、肠和胰腺。$PaCO_2$ 和 HCO_3^- 浓度的改变取决于肾和肺的活动。此外，血压和液体稳态的控制由肺肾网络通过 RAAS 和缓激肽途径精细控制。

肺与肾在病理上密切相关。受损肺部释放的药物会影响肾功能，反之亦然。在自身免疫性疾病中，肺脏与肾脏经常受到影响，如韦格纳肉芽肿病、系统性红斑狼疮和肺出血肾炎综合征。在其他急性（如急性肺损伤）或慢性炎症性疾病中，肺与肾也受到潜在常见病变的影响。

（一）肺与肾是疾病的靶器官

肺与肾是具有各自身体定位、结构和功能的不同器官，但是这是一个共同的概念，即它们彼此之间并不完全独立，并且在全身性疾病过程中会同时遭受损害。血管炎和自身免疫性疾病是典型的例子。肺出血肾炎综合征（也称抗肾小球基底膜抗体疾病）是一种自身免疫性疾病，其特征是产生影响肺和肾的抗体。抗中性粒细胞胞质抗体相关血管炎是一小部分坏死性血管炎，包括肉芽肿伴多血管炎、显微镜下多血管炎和肺嗜酸性肉芽肿性多血管炎。韦格纳肉芽肿病是一种潜在的致命性血管炎，会影响中小型血管，通常会引起上呼吸道和下呼吸道的肉芽肿性炎症以及免疫性弱的肾小球肾炎。肺嗜酸性肉芽肿性多血管炎是另一种血管炎，主要影响几乎持续呼吸受累（慢性鼻-鼻窦炎和哮喘）和可能的肾功能不全的小血管。所有上述疾病都是肺肾综合征的公认病因，涉及肺血管床伴有弥漫性肺泡出血和肾脏损害，尤其是肾小球肾炎。显微多血管炎，免疫系统复杂的血管炎如系统性红斑狼疮，丙球蛋白性血管炎和过敏性紫癜也可诱发肺肾综合征。

（二）急性肾损伤和急性肺损伤

肾与肺之间的串扰在危重患者中很明显。急性肾损伤（acute kidney injury，AKI）见于多达30%的危重症患者，是一种严重的临床问题，通常需要肾脏替代治疗。最近一项横断面研究纳入了略少于20 000例的患者，发现即使血清肌酐（≥ 0.5 mg/dL）略有升高，死亡概率也会增加6.5倍。死亡风险增加通常源于肾外并发症，与远处器官功能障碍有关，特别是肺，充血的肺毛细血管通透性增加，如几十年前创造"尿毒症肺"一词的开创性论文所示。急性肺损伤（acute lung injury，ALI）伴低氧血症、高碳酸血症和机械通气相关高呼气末正压和AKI导致死亡率增加高达80%。ALI使肾脏血流动力学和功能恶化，这可能部分是由于急性损伤期间失去正常的免疫反应。ALI是一种非心源性肺水肿，由于上皮通透性（增加）和（减少）间质液清除率之间存在不平衡，肺泡通气量增加，因此肺泡充流随微血管内皮通透性而变化，但也随间质液的肺淋巴管引流和肺泡上皮细胞间连接的完整性而变化。ALI和最严重的急性呼吸窘迫综合征同时存在是危重症患者死亡的主要原因。

1. 细胞和分子基础

在肺中，跨血管液通常收集在间质中，然后由肺淋巴管引流。肺泡上皮屏障的完整性对于防止间质液引起的肺泡泛滥至关重要。此外，肺泡液通过钠离子和氯离子通道的主动经上皮转运从远端气腔排出。Ⅰ型和Ⅱ型肺细胞均表达顶端钠通道和基底外侧钠钾腺苷三磷酸酶，可主动将钠泵入间质。为了实现细胞内液和细胞外液之间的平衡，然后通过水通道蛋白通道沿产生的渗透梯度被动地抽取水。钠通道或水通道蛋白通道的改变可对肺泡液平衡产生影响。通透性越高，蛋白质和溶质通量增加，从而增加渗透压，有利于肺泡溢出，导致肺泡液清除受损。实验证据表明，即使没有容量超负荷，AKI期间也可能发生肺损伤和水肿。事实上，

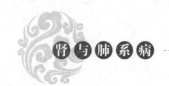

AKI 患者的肺损伤特征为严重的肺血管充血、间质性肺、局灶性肺泡出血和炎症细胞浸润。临床和实验数据支持 AKI 在 ALI 的启动和发展中起直接作用。有数据表明，AKI 时盐和水的运输发生改变，通过实验发现，大鼠在接受脑膜切除术后会引发尿毒症，而尿毒症是盐和水运输改变的重要原因，最终会影响肺功能。尿毒酸被认为是肾脏和肺部常见病变的罪魁祸首，这是对影响作为主要器官的急性或慢性损伤的反应。然而，其他细胞因子和趋化因子也是这些常见病理的原因。

2. 细胞因子 / 趋化因子

细胞因子 / 趋化因子在 AKI 和 ALI 的发生和进展中起主要作用。缺血性 AKI 或双侧肾切除术引起的小鼠肾功能急性丧失与多种血清细胞因子 / 趋化因子（包括 IL-6、IL-1 和巨噬细胞炎症蛋白 2）的增加有关。重要的是，抗炎细胞因子 IL-10 的施用不仅减少循环，而且减少损伤和炎症的肺部标志物。

氧化应激的诱导在 AKI 诱导的肺功能障碍中也起着重要作用。在横纹肌溶解诱导的氧化应激大鼠模型中，AKI 与肺氧化应激和炎症反应增加、脂质过氧化物增加和抗氧化剂（如还原型谷胱甘肽）减少有关。此外，小鼠和家兔单侧肾缺血 / 再灌注损伤已被证明可减少其他器官产生超氧化物歧化酶（superoxide dismutase，SOD）、过氧化氢酶和谷胱甘肽，这表明缺血性 AKI 可能会损害宿主对全身氧化应激的反应。

相反，气管内滴注 LPS 已被证明会引起肾脏炎症，提示从肺部扩散的炎症和可能的免疫介导反应会导致肾脏的类似病变。ALI 通过产生低氧血症、高碳酸血症和机械通气相关高压，还可能加重肾脏血流动力学。机械通气本身可诱发和（或）加重 ALI，并对肾脏产生有害影响。机械通气可通过以下方式对肾功能产生积极和消极的影响。①改善身体血流动力学。通气改善肾脏灌注，诱导心排出量减少、肾血流重新分配以及激素和交感神经通路的刺激。②改善血气失衡。重度低氧血症通过激活血管活性因子（如 ANG Ⅱ、内皮素）和一氧化碳含量降低导致肾血管阻力增加，从而减少肾血流量，完全诱导去甲肾上腺素释放和全身血管收缩。③诱发生物创伤。机械通气诱导的生物创伤与促炎症介质释放到体循环中有关。一项随机对照临床研究显示，与采用肺保护策略治疗的患者相比，常规肺通气量患者的支气管肺泡灌洗液和血浆中检测到更高水平的细胞因子 TNF-α、IL-1b、IL-6 和 IL-8。

（三）肺（皮肤）与肾（骨）与维生素 D 的关系

从肺、肾对骨的作用来看，在这个主题下与其谈肺与肾的关系，不如说成是皮肤与骨的关系，但是由于中医理论中整体观念的特殊性，我们就以皮肤与骨的关系来证明肺与肾的另一有趣的关系。《素问·痿论》云："肺主身之皮毛。""肺主皮毛"理论首载于《内经》，随着中医临床经验的日益丰富及科技进步，现代医家对该理论进行了全面的研究，取得了一系列进展。中医的"肾主骨"理论也逐渐被现代医学所认识。

维生素 D_3 主要由人体皮肤中的 7- 脱氢胆固醇经日光中紫外线的光化学作用转变而成。皮肤合成的维生素 D_3 直接吸收入血，与维生素 D 结合蛋白相结合后被转运、贮存于肝脏、脂肪、肌肉等组织内。维生素 D_3 必须在肝、肾经过 2 次羟化作用后生成生物活性很强的 $1,25-(OH)_2D_3$ 才能发挥生物效应。其效应主要是：促进小肠、肾小管对钙、磷的吸收，促进钙盐的沉积和骨的矿化，促进成骨细胞的增殖和破骨细胞的分化。

从肺、肾对骨髓造血的作用来看，肾脏可以促进钙、磷的吸收，以及转化为骨盐，还可与甲状旁腺激素协同作用，促进骨基质的钙化，从而促进骨髓的生长、发育和预防骨损伤。骨髓存在于长骨的髓腔和一些松质骨内部，其外表为海绵状，含有较多的脂肪组织。骨髓分为黄骨髓和红骨髓，红骨髓主要由造血组织构成，黄骨髓主要是脂肪组织，成人骨髓体积约 1 400 mL，为人体不断提供血液是骨髓的主要功能，可源源不断地为人体提供血小板、红细胞与白细胞，以满足人体的需求；还可以调节细胞免疫，满足机体凝血的需求。骨髓中的造血干细胞具有自我更新能力，可保持持续的造血功能。肺具有造血功能，西医研究表明，肺内有大量血小板，体内超过一半的血小板是在肺内形成的。肺不仅是呼吸器官，还能修复骨髓。人体内血液的正常生成依赖于肺。

三、"肺 – 水 – 肾"体现的肺肾系统相关的指标

（一）β2- 微球蛋白

β2- 微球蛋白（β2-microglobulin，β2-MG）是一种单链多肽低分子蛋白，为有核细胞表面组织相关抗原的一部分。β2-MG 由 100 个氨基酸组成，可产生于人体间质、上皮细胞和造血系统的正常细胞，其中 95% 经肾小球滤过，滤过的β2-MG 约 99.9% 由近球肾小管细胞重吸收和代谢分解，且不再回流入血，故血清中的 β2-MG 含量相当稳定。但是，当肾小管重吸收减少 1% 时，尿中 β2-MG 的排泄量增加 30 倍。存在于血液循环中的 β2-MG 由肾小球过滤，血清中 β2-MG

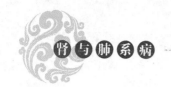

浓度与肾小球滤过率（GFR）呈负相关，当 GFR 下降至正常值的 50% 时，血清 β2-MG 浓度增加 1 倍。由于仅有 0.1% 的 β2-MG 通过肾外途径排泄，血 β2-MG 升高可以反映其体内合成增多或 GFR 降低，故被认为是评价 GFR 的理想指标。GFR 正常而近肾小管重吸收功能下降时，尿 β2-MG 排出增加，故一般认为尿 β2-MG 升高是早期诊断肾小管损伤的灵敏指标。因此，当肾小球滤过功能受损时，血 β2-MG 含量增加；而肾小管重吸收功能受损时，尿 β2-MG 含量增加。

β2-MG 在各种疾病肾脏损害的早期发现方面有着重要意义，并且在血尿素氮、肌酐尚未出现异常的时候，可以通过检测 β2-MG 来判断肾功能。有实验结果显示，肺气虚组及肺肾气虚组大鼠血、尿中 β2-MG 均高于正常对照组，且肺肾气虚组大鼠尿中 β2-MG 与肺气虚组大鼠比较有显著意义（$P < 0.01$），肺肾气虚组大鼠血中 β2-MG 与肺气虚组大鼠比较有意义（$P < 0.05$）。考虑大鼠血、尿 β2-MG 升高的机制可能是，长时间的熏烟，大鼠长时间呼吸缺氧，导致大鼠机体处于缺氧状态，低氧血症时机体可因缺氧而使血流重新分布，并通过反射性的肾素－血管紧张素作用，使肾小球入球小动脉收缩，肾血流减少，GFR 下降，故血中的 β2-MG 增加。肾小管上皮细胞内线粒体同样受缺氧的影响，使肾小管重吸收功能减弱，尿 β2-MG 也增加。

（二）IL 4 和 IFN-γ

IL-4 是 Th2 细胞产生的特征性细胞因子，能抑制 Th1 细胞产生的细胞因子的能力和其他辅助功能，IL-4 对免疫应答的影响主要是抑制细胞免疫、促进体液免疫。IFN-γ 属 II 型干扰素，主要由 2 种类型细胞产生，即活化的 T 细胞（包括 CD4[+]T 细胞中的 Th1 和 CD8[+]T 细胞中的 Tc1 细胞）。IFN-γ 刺激肺泡巨噬细胞分泌细胞因子，包括 IL-12，而后者反馈促进 T 细胞系统，促进 T 细胞分化为 CD4[+]Th1、CD8[+]Tc1 亚群，促进细胞毒性 T 细胞的分化并抑制 Th2 细胞的增殖。

当机体受到特定抗原刺激时，这些细胞因子有产量上极化的调控，这种极化将满足机体对不同抗原刺激应答的实际需要。而 Th1 和 Th2 细胞亚群之间存在着交互调节的关系。IFN-γ 和 IL-4 作为这两种截然相反的 T 细胞亚群分泌的细胞因子代表，IL-4 可抑制 Th1 细胞增殖进而抑制 IFN-γ 的分泌并下调 Th1 细胞介导的免疫应答，反之，IFN-γ 也可抑制 Th2 细胞增殖进而抑制 IL-4 的增多并下调 Th2 细胞介导的免疫应答，这促使 Th1 和 Th2 以相互拮抗的方式调节着机体正常免疫应答的平衡（Th1/Th2 平衡）。

研究人员通过给大鼠熏烟建立 COPD 模型，发现肾气虚造模组 IL-4 水平明显高于空白对照组，而 IFN-γ、IFN-γ /IL-4 水平明显下降。实验研究表明，系统性红斑狼疮（systemic lupus erythematosus，SLE）患者存在 Th1 细胞因子水平下降，Th2 细胞因子水平升高，表明 SLE 患者发生了 Th1 向 Th2 应答偏移，即所谓的"Th2 优势应答"。其中已明确 IFN-γ 与自身抗体的分泌与类型转换相关，IL-4 的作用尚不明确。实时监测 SLE 患者外周血中的 IFN-γ 与 IL-4 mRNA 的表达发现，SLE 患者存在 IFN-γ mRNA 表达明显降低，IL-4 mRNA 表达与正常对照组无明显差异，提示 SLE 患者 IFN-γ 的表达可能降低。

有实验证明，肺气虚及肺肾气虚组与正常对照组相比，大鼠血清中 IL-4 水平升高，IFN-γ 及 IFN- γ /IL-4 水平下降，发生了 Th1/Th2 失衡，可以说明 IL-4 及 IFN-γ 在肺气虚时也参与了机体的免疫应答，造成了 Th1/Th2 失衡。

（三）转化生长因子 -β1

转化生长因子 -β（transforming growth factor-β，TGF-β）是一种多功能的细胞因子，以自分泌、旁分泌和内分泌的方式，通过细胞表面复杂的受体信号传导途径调控细胞的增殖、分化和凋亡，在许多组织的发育形成中起到十分重要的作用。

TGF-β 共有 5 种同分异构体，在人类中以 TGF-β1 为主。将 ^{125}I 标记的 TGF-β 注入大鼠，可观察到血管内皮细胞是 TGF-β 作用的主要部位，受体密度最高的是肾小球和肝脏，心脏、肺、大动脉和大脑的毛细血管处密度最低。其中 TGF-β1 在肾脏表达的最多，且主要集中在肾小管上皮细胞和肾小球系膜细胞。

TGF-β 在体内外均具有广泛的生物学功能，包括调控细胞生长、调节细胞表型、抑制肿瘤细胞生长等。生长抑制是 TGF-β 特有的性质，TGF-β 对大多数细胞的增殖具有抑制作用，尤其是上皮细胞（肾小管及肾小球上皮细胞、支气管上皮细胞）、内皮细胞、淋巴样细胞或造血细胞。TGF-β1 可抑制 T 细胞、B 细胞的增殖，虽然可以减少细胞毒性 T 细胞的产生，但却不影响其活性，活化的 B 细胞分泌免疫球蛋白（immunoglobulin，Ig）的量减少，但 TGF-β1 却增加了 IgA 的分泌。

TGF-β1 通过控制细胞周期 G1 期向 S 期转化来抑制细胞增生、诱导细胞肥大，是肾小球硬化的重要介质，糖尿病时的高血糖和 Ang Ⅱ 是其主要刺激因子。有研究糖尿病肾病大鼠肾脏反转录聚合酶链反应（reverse transcription polymerase chain

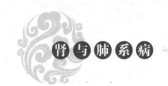

reaction，RT-PCR）的结果显示，糖尿病大鼠 TGF-β1 的表达明显增加。有研究人员通过结扎大鼠单侧输尿管的模型，观察到造模组大鼠肾小管间质中 TGF-β1 较正常组升高。

研究证实，在免疫介导和非免疫介导的肾小球损伤模型中，TGF-β1 的表达增加与细胞外基质（extracellular matrix，ECM）沉积一致。在体内运用 TGF-β1 抗体中和，可阻断 ECM 的沉积。体外 TGF-β1 刺激培养的各种肾小球、肾小管细胞，ECM 诸成分合成增加。将 TGF-β1 cDNA 导入正常鼠体内，可产生肾小球硬化病变。ECM 的沉积是肾小球硬化的主要特点，而肾小球硬化是多种肾脏疾病发展的最终结局。因此，TGF-β1 是肾小球疾病进展的重要介导因子。

TGF-β1 主要定位于支气管、肺泡上皮细胞及肺泡巨噬细胞。氧化应激可以激活 TGF-β1。有研究发现，与不吸烟者相比，吸烟者小气道上皮细胞中的 TGF-β1 表达增强，而且在 COPD 患者中表达更强。Takizawa 等实验结果显示，TGF-β1 mRNA 的水平与吸烟史和气道阻塞的程度有肯定性关系。

有实验通过对肾脏的免疫组化结果的观察看到，TGF-β1 在肺气虚组及肺肾气虚组中表达均强于正常对照组，有显著意义，肺肾气虚组较肺气虚组也有意义。

（四）尾加压素Ⅱ

尾加压素Ⅱ（urotensin Ⅱ，UⅡ）主要分布于人体脊髓的运动神经元，近年来发现在骨骼肌和大脑皮质分布水平也较高，肾皮质和左心室、左心房、心脏传导组织及肺实质也有分布。但是目前关于 UⅡ 的合成来源及其代谢途径尚不完全清楚。UⅡ 在血浆中的含量并不高，而其在组织中广泛分布和表达提示 UⅡ 可能类似于内皮素，它不是一种循环激素，可能作为旁分泌或自分泌因子而发挥效应。

研究显示，在大鼠气道上皮细胞、肺泡及肺泡间质巨噬细胞、各级肺动脉内皮细胞和平滑肌细胞中均有 UⅡ 表达。UⅡ 不仅能收缩肺动脉，而且对近心房端的肺静脉也有收缩作用。研究发现，UⅡ 除了其血管活性之外，还是一种有丝分裂原，能够促进大鼠心肌成纤维细胞、血管、气道平滑肌细胞及肾系膜等多种细胞的增殖，同时，它对血管的重构也起着重要的作用。它可能解释了高血压和高胆固醇血症患者动脉粥样硬化的快速进展，可以推测 UⅡ 对肺动脉平滑肌细胞的增殖也可能起一定作用，从而加速了缺氧性肺动脉高压的进展。哮喘和 COPD 均伴有气道重塑、平滑肌细胞增生或肥大等典型的病理改变，推测 UⅡ 可能参与调控了上述疾病的发生发展过程。另外，UⅡ 作为强有力的有丝分裂原刺激剂在肺部肿瘤的发生发展中可能起着重要的作用。

UⅡ在肾脏中也有表达，Totsune 等报道肾功能减退的患者血浆中 UⅡ含量升高，这表明 UⅡ和肾功能有关，可能是 UⅡ合成增多和（或）肾脏衰竭后肾脏对其排出减少所致。Mastsushia 等报道肾小管功能紊乱的高血压患者尿中 UⅡ增多，但有肾小球疾病的高血压患者尿中 UⅡ并没有增高，这可能是由肾小管的重吸收功能减弱所致。肾功能减退患者血浆和尿中的 UⅡ都增加，UⅡ比肌酐清除率高，且在肾内皮、末梢盘绕肾小管、排泄管产生。这也提示 UⅡ可能在肾脏中起自分泌和旁分泌作用。许多研究证实了 UⅡ在大鼠肾脏中血管活性作用及对肾血流动力学的影响。Langham 等首次报道了 UⅡ及其受体在糖尿病肾病患者肾小管上皮细胞及间质中可出现高表达，这就提示 UⅡ很有可能参与了糖尿病肾病的进展。2 型糖尿病患者血浆及尿液中 UⅡ浓度与肾脏受损的程度呈正相关。

（五）核因子κB

核因子κB（nuclear factor -κB，NF-κB）是一种能与 DNA 结合的二聚体蛋白，在机体各组织细胞中广泛存在，在肾脏的肾小球系膜细胞、肾小球上皮细胞、肾小管上皮细胞和由血循环浸入的血液免疫细胞中均存在 NF-κB 的转录调控。

NF-κB 对细胞内许多基因特别是与免疫炎症反应有关的基因的表达起着关键性的调控作用。多数研究认为，NF-κB 的生物学功能主要表现在：参与免疫和炎症反应；参与某些细胞的生长调控；抗细胞凋亡作用。

NF-κB 激活后可促进前纤维化细胞因子、单核细胞趋化蛋白 -1（monocyte chemoattractant protein 1，MCP-1）、细胞间黏附分子 -1、血管细胞黏附分子 -1 等的表达及成纤维细胞的增生、分化，从而最终引起组织纤维化。肾纤维化是各种肾脏疾病进展至终末期常见的病理改变，各种肾脏疾病及纤维化的发生发展又与 NF-κB 的活性密切相关。

肾小球系膜细胞的增殖在各种肾小球疾病的发生发展中扮演着重要的角色，近年研究发现，NF-κB 与肾小球系膜细胞增殖和炎症因子分泌密切相关。GuijarroC 等发现体外培养的肾小球系膜细胞中 NF-κB 的活化能促进系膜细胞增殖，而且对系膜细胞分泌的多种化学因子起着中心调节的作用。另有研究证实，NF-κB 能调节体外培养的系膜细胞分泌黏附分子。

肾小球足细胞损伤是某些肾小球疾病如微小病变肾炎、局灶节段硬化肾炎病情进展的主要原因。研究发现活性氧自由基（reactive oxygen species，ROS）是引

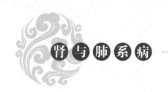

起足细胞损伤的重要因素，而 ROS 主要通过激活足细胞内 NF-κB 活性，诱导粒 – 单核细胞集落刺激因子（GM-CSF）转录增加导致肾小球炎症细胞浸润及系膜增殖。转化生长因子 –β（TGF-β）和 Smad 同源物 7（Smad7）均可诱导足细胞凋亡，NF-κB 虽不能直接调控 TGF-β，但它对 TGF-β 激活剂组织转谷氨酰胺酶的启动和转录起调控作用；足细胞损伤后 Smad7 活性增加，也是通过抑制细胞存活因子 NF-κB 的核易位及转录活动并与 TGF-β 协同作用诱导足细胞凋亡。

肾小管上皮细胞在肾小管间质损害中扮演着重要的角色，包括血浆白蛋白在内的大分子物质都从病变肾小球滤过，在近曲小管处诱导近曲小管使上皮细胞的凋亡率增加；近曲小管上皮细胞表达 IL-8、MCP-1、OPN、RANTES、TGF-β 等炎症及纤维化介质；近曲小管细胞基因序列改变，上调促炎及促纤维化基因；原位小管细胞转分化为成纤维细胞；另外，肾小管细胞自身可高表达黏附分子，并通过产生各种生长因子和细胞因子促使间质的白细胞增殖和再循环，并可产生更多的化学趋化因子，从而导致肾小管萎缩及肾功能恶化。这些病理生理过程均直接或间接地依赖于受损肾小管细胞内激活的 NF-κB 的调控，而 NF-κB 活性增加本身就是肾小管细胞受损后的反应。

有实验研究发现，在 COPD 大鼠模型中，通过免疫组化法检测 NF-κB 在肺脏的表达，结果显示，NF-κB 广泛强表达于支气管、肺泡上皮细胞和小动脉内皮细胞核中，尤其在支气管上皮细胞核中表达最高。通过 RT-PCR 技术检测大鼠肾脏中 NF-κB mRNA 的表达，结果显示肺气虚组及肺肾气虚组大鼠肾脏中 NF-κB mRNA 表达均高于正常对照组。

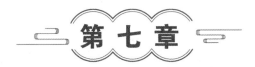

第七章

肾与肺系病

肺"通调水道，下输膀胱"这一经典理论源于《素问·经脉别论》，文中言："饮入于胃，游溢精气，上输于脾，脾气散精，上归于肺，通调水道，下输膀胱，水精四布，五经并行。""肺为水之上源，肾为水之下源"出自汪昂的《医方集解》。肺与肾的关系主要表现在水液的代谢和呼吸运动两个方面。肾为主水之脏，肺为"水之上源"；肺主呼气，肾主纳气。肺肾母子之脏，金水相生。本章立足于肺肾生理相关性及病理传变规律，论述肾与肺系病的相关性，拓展中医基础理论研究思路和途径，探讨从肾论治肺系疾病证治规律，丰富肺系病防治方法。

第一节　肾与咳嗽

咳嗽是肺系疾患的主要症状之一，不仅严重影响患者生活质量，还给社会造成了巨大的公共卫生资源负担。现代医学将咳嗽按时间分为急性咳嗽、亚急性咳嗽、慢性咳嗽 3 类。临床主要以止咳祛痰、抗感染等方法治疗咳嗽。中医学则重视整体与局部的联系与相互影响，认为"五脏六腑皆令人咳，非独肺也""五脏之久咳，乃移于六腑"，以经络体系为生理基础，提出五脏咳之肾咳，进而通过调节经络与调补肾精阴阳论治肾咳。

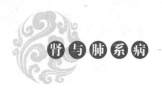

一、现代医学对咳嗽的认识

（一）咳嗽的产生机制

咳嗽反射是通过多种因素诱发气道迷走神经兴奋，继而传导至咳嗽中枢，最后经神经下传至呼吸肌群而完成的。咳嗽的感觉神经末梢多分布在呼吸道黏膜表面，少部分可来自呼吸系统以外的器官，如胸膜、外耳道等。当这些神经末梢上的化学感受器或机械感受器受到多种因素的触发时，引发咳嗽的刺激会通过迷走神经、舌咽神经及三叉神经的感觉纤维传入延髓的咳嗽中枢，然后所产生的神经信号经舌下神经、膈神经和脊神经分别下传到咽肌、声门、膈肌等呼吸肌。其中喉返神经引起声门闭合，膈神经和脊神经引起膈肌和其他呼吸肌的收缩。完整的咳嗽动作依次为快速短促的吸气、膈下降、声门紧闭，随即呼气、腹肌与膈肌快速收缩产生肺内高压，然后声门骤然开放，肺内高压气体从气道喷射而出，冲击声门裂隙产生咳嗽。

临床上，咳嗽常伴有咳痰。为维持呼吸道黏膜湿润的状态，正常的杯状细胞和支气管黏膜腺体仅分泌少量的黏液。而由各种原因，包括微生物性因素、物理性因素、化学性因素及过敏性因素，导致咽喉、气管、支气管及肺部等黏膜或肺泡充血水肿，毛细血管通透性增高及腺体分泌增多。此时，吸入的尘埃与黏液、异物、病原微生物，以及各种炎症细胞、坏死脱落的黏膜上皮细胞混合成为痰液。

（二）咳嗽的分类及病因

咳嗽是肺系疾患的主要症状，以咳嗽或咳吐痰液为主要表现。急性咳嗽为临床最常见的病症之一，如上呼吸道感染、急性支气管炎、急性鼻窦炎、过敏性鼻炎、慢性支气管炎急性发作、支气管哮喘、肺炎、慢性阻塞性肺疾病（COPD）等肺系疾病均不同程度表现咳嗽症状。现代医学将咳嗽按时间分为3类：病程在3周以内为急性咳嗽，病程在3~8周为亚急性咳嗽，病程超过8周为慢性咳嗽。

1. 急性咳嗽的病因

引起急性咳嗽的疾病繁多，按照病位可分为呼吸系统疾病与非呼吸系统疾病，在呼吸系统疾病中可进一步分为感染性疾病和非感染性疾病。

呼吸系统疾病：感染性疾病最为常见的原因是急性上呼吸道病毒感染，鼻病毒为其最常见的病原体。其中，累及上呼吸道的感染主要为普通感冒，累及下呼吸道的感染主要为急性支气管炎。其他还有急性扁桃体炎、急性副鼻窦炎、急性咽喉炎、肺炎、肺结核、支气管哮喘急性发作（感染性原因）、胸膜炎、COPD急性发作等。非感染性疾病最为常见的原因是过敏性鼻炎，其次还有过敏性肺泡炎、嗜酸性粒细胞性支气管炎、间质性疾病、支气管哮喘急性发作过敏性原因、肺寄生虫病、支气管异物、肺癌、气胸、误吸、职业或环境因素所致的刺激性咳嗽等。

非呼吸系统疾病：最常见的为心血管系统疾病，如二尖瓣狭窄引发的左心功能不全继而导致肺水肿与肺淤血，支气管及肺泡内有血性或浆液性的漏出物，急性肺栓塞，原发性肺动脉高压，急性充血性心力衰竭等。另外，还见于药物尤其是血管紧张素转换酶抑制剂（angiotensin converting enzyme inhibitor，ACEI）的不良反应、胃食管反流、腹膜透析等。

2. 亚急性咳嗽的病因

亚急性咳嗽的病因以感染后咳嗽（又称感冒后咳嗽）最为常见。感冒后咳嗽即当感冒本身的急性期症状已经消失后咳嗽仍然迁延不愈。临床上除了呼吸道病毒所致外，其他呼吸道感染也可导致此类咳嗽，故有些文献统称为感染后咳嗽。除此之外，还有哮喘、细菌性鼻窦炎等病因。大多数亚急性咳嗽呈自限性，多能自行缓解，但也有部分患者咳嗽顽固，甚至发展为慢性咳嗽。咳嗽迁延不愈，严重时影响生活，而一部分因反复给予抗感染治疗造成抗生素滥用。

3. 慢性咳嗽的病因

慢性咳嗽以咳嗽为主诉症状，病程大于8周。慢性咳嗽原因较多，根据影像学表现通常分为2类：一类是检查胸部X线片或肺部CT发现有明显病变者；另一类是胸部X线片或肺部CT检查未发现明显异常，以咳嗽为主要症状者，称为不明原因慢性咳嗽（简称慢性咳嗽）。而慢性咳嗽临床上常见病种有5种：上气道综合征、咳嗽变异性哮喘、嗜酸性粒细胞性支气管炎、胃食管反流性咳嗽、变应性咳嗽。这5种疾病约占呼吸专科门诊慢性咳嗽比例的70.0%～95.0%。其他原因较少见，但可涉及许多疾病，如支气管内膜结核、肺间质病、ACEI诱发的咳嗽和心理性咳嗽等。

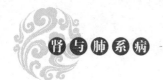

（三）咳嗽的临床诊断

1. 慢性咳嗽

咳嗽因疾病及因素不同，临床特征各异。慢性咳嗽的临床特征为有鼻炎或鼻窦炎病史，胃病或胃食管反流病史；伴随症状为咽痒及异物感，清喉，喘息，喷嚏、流涕，反酸嗳气，胸骨后烧灼感。

对于慢性咳嗽患者，首先应详细询问病史、全面体格检查，然后根据患者性别、年龄、职业等不同再进行相关的辅助检查。

（1）诱导痰细胞学检查　通过诱导痰细胞学检查可使癌细胞检查阳性率显著提高，是目前一些早期肺癌的检查诊断方法。

（2）影像学检查　胸部 X 线片是最为常见的检查手段，可初步确定肺部病变部位、范围及形态，难于确诊的病灶，可进行胸部 CT 检查有助于发现纵隔部位病变。

（3）纤维支气管镜检查　能有效诊断气管腔内的病变，如支气管肺癌、支气管异物及支气管内膜结核等。

（4）肺功能检查　可帮助诊断和鉴别气道阻塞性疾病，如哮喘、慢性支气管炎和大气道肿瘤等。

（5）食管 24 小时 pH 值监测　通过动态监测食管 pH 值的变化，24 小时食管 pH 值 < 4 的次数，最长反流时间等做出诊断。

（6）咳嗽敏感性检查　常用辣椒素吸入进行咳嗽激发试验。

（7）其他辅助检查　外周血嗜酸性粒细胞增高提示寄生虫感染、变应性疾病。变应原皮试和血清特异性 IgE 测定有助于诊断变应性疾病。

2. 急性咳嗽

在 2006 年的 ACCP 咳嗽诊疗指南中，针对急性咳嗽制定了诊断流程。对于急性咳嗽患者应当进行仔细的病史循证和体格检查，以及适当的实验室检查。一般来说，对急性咳嗽还建议以经验症状治疗来辅助临床诊断。

病史中可根据咳嗽性状分为干咳和有痰咳嗽。

（1）干咳　用力活动后出现咳嗽，可能为心力衰竭所致。咳嗽有金属调可能为咽炎，呈吼声可能为心理随意性咳嗽，呈牛鸣声可能为喉返神经麻痹。夜间咳嗽多为哮喘、左心衰竭，清晨咳嗽应想到吸烟所致或支气管扩张症加重，发作性咳嗽多为支气管哮喘。伴随胸痛可能有胸膜炎，胸骨后疼痛常在气管炎时伴随出现。

（2）有痰咳嗽　白灰色痰与吸烟、环境因素有关，黄绿色痰表示有感染，泡沫痰可能是肺水肿，唾液痰可能为心理随意性咳嗽。肺脓肿、支气管扩张症咳痰常与体位有关。

临床上，急性咳嗽的病因诊断最重要的是首先要确定是否由严重的疾病所引起，因为急性咳嗽除了最常见的病因普通感冒之外，也可能是某些严重疾病的信号，如肺栓塞、充血性心力衰竭、肺炎、哮喘或 COPD 急性发作等。特别在老年人中，临床症状可能不典型，通过相关的病史、体格检查，要迅速地将以咳嗽作为临床表现之一的这些疾病做出诊断，而不致延误治疗。同时辅助以相关的实验室检查，如动脉血气分析检查、血常规检查、肺功能检查、胸部 CT 检查，注意生命体征监测，对于判断病情有着重要意义。

（四）咳嗽的临床治疗

1. 镇咳与祛痰

咳嗽本身作为机体的一种防御性反射活动，有利于呼吸道分泌物的清除。故临床上轻度咳嗽不赞成予镇咳药，当频繁咳嗽或剧烈干咳影响到患者的正常工作或睡眠时，需予以镇咳治疗，可以短暂地缓解咳嗽症状。但是当患者痰多黏稠时，应慎用强力镇咳药物，重点在于祛痰治疗，以清除气道分泌的黏液，减少痰液滞留，使气道通畅。2009 版咳嗽指南中介绍了一些常用的祛痰药物，主要包括氨溴索、愈创甘油醚、乙酰半胱氨酸、溴己新、羧甲司坦等。甘露醇及高渗盐水可通过改善气道黏液的生物流变学，从而促使黏液清除。

2. 抗感染治疗

现在抗生素滥用备受关注，临床上越来越多的抗生素产生耐药，因此，对于急性咳嗽患者，是否需抗感染治疗也受到颇多争议。使用抗生素治疗，以及抗生素的选择，需要有严格的依据。普通感冒一般无须使用抗菌药物。若是由感染因素引起的急性咳嗽，选择使用抗生素时除应考虑感染的病原体外，还要考虑患者的一般基础情况（如年龄、既往基础疾病）及发病的环境（如院内感染、社区感染）等。除此之外，也需要重视真菌感染和病毒感染。

3. 抗组胺药

因过敏性鼻炎是导致急性咳嗽的常见非感染性因素，故选用抗组胺药来治疗因过敏性刺激导致的咳嗽，但治疗前最好先除去变应原或急性刺激等外界环境因素。第一代抗组胺药较第二代抗组胺药多了抗胆碱能作用，临床上多推荐选用第一代抗组胺药，如马来酸氯苯那敏。

4. 支气管扩张剂

当伴有气管、支气管痉挛时，如 COPD 急性发作或哮喘，可选用支气管舒张药物来缓解呼吸道痉挛和高反应性，临床上常用的有茶碱类药物、抗胆碱能药物、长效 β 受体激动剂、短效 β 受体激动剂。如何使用支气管扩张剂需根据患者的病情轻重程度来选择，病情较重者可予以静脉滴注或雾化吸入，病情较轻者可给予定量的吸入装置。

5. 糖皮质激素

在急性及亚急性咳嗽中，糖皮质激素具有较广泛的使用指征，它能减少炎症早期的组织液渗出、水肿、白细胞浸润及吞噬作用，从而抑制炎症。同时，它能抑制巨噬细胞对抗原的吞噬处理，抑制细胞生成，从而具有免疫抑制作用。故可用于治疗过敏性咳嗽、COPD 急性加重及支气管哮喘急性发作等。具体的使用方法同支气管扩张剂。

二、中医对咳嗽的认识

（一）咳嗽病名来源

咳嗽首见于《内经》。《素问·宣明五气》言"五气所病……肺为咳"，《素问·阴阳应象大论》言"秋伤于湿，冬生咳嗽"，《素问·风论》言"肺风之状，多汗恶风，色𬳽然白，时咳短气，昼日则差，暮则甚……"，《素问·脏气法时论》言"肺病者，喘咳逆气，肩背痛，汗出……""肾病者，腹大胫肿，喘咳身重，寝汗出，憎风……"。其中，咳嗽的记载有"咳""咳嗽""咳唾""咳逆"等说法。当时的论述可见咳与咳嗽是一致的。汉代张仲景在《伤寒论·辨太阳病脉证并治》中言"伤寒表不解，心下有水气，干呕，发热而咳，或渴……"，在《金匮要略·痰饮咳嗽病脉证并治》中表示"留饮者。胁下痛引缺盆，咳嗽则转甚"。宋代王贶最先区分咳与咳嗽，于《全生指迷方》中描述"古书有咳而无嗽，后人以咳嗽兼言之者，盖其声响亮。不因痰涎而发，谓之咳；痰涎上下随声而发，谓之嗽"，指出咳是有声响，嗽为有痰液。金代刘完素在《素问病机气宜保命集·咳嗽论》中加以说明："咳谓无痰而有声，肺气伤而不清也。嗽是无声而有痰，脾湿动而为痰也。咳嗽谓有痰而有声，盖因伤于肺气，动于脾湿，咳而为嗽也。"

（二）咳嗽的病因

《素问·咳论》中载"五脏六腑皆令人咳，非独肺也""五脏之久咳，乃移于六腑"。论述除肺脏功能失调外，其他的脏腑功能失调亦可导致咳嗽，故有五脏六腑共十一种咳，如肺咳、心咳、肝咳、脾咳、肾咳。《素问·刺法论》言"正气存内，邪不可干"，《素问·评热病论》言"邪之所凑，其气必虚"，可见正气不足是疾病发生的根本原因。《金匮要略》指出咳嗽病因，以客气邪风为主，凡经络受邪入脏腑者称为内所因；从四肢九窍血脉相传为外皮肤所中。隋代巢元方《诸病源候论》说因感触风邪、寒邪所致的外感咳嗽辨证为"风咳""寒咳"。唐代孙思邈《千金要方》根据病因而分寒咳、风咳、冷嗽、支咳、呷嗽等。宋代陈无择《三因极一病证方论》中咳嗽有外因、内因、不内外因三类，如"要之内因七情，外合六淫……其如饮食生冷，房劳作役，致嗽尤多，皆不内外因"。明代张景岳所著《景岳全书》将咳嗽的病因分为外感、内伤两大类，"一曰外感，一曰内伤，而尽之矣"，分别论述了风寒咳嗽与阴虚咳嗽。

1. 外感咳嗽病因

历代医家对于外感咳嗽之病因有诸多的理论和观点。外感风邪引起感冒的论述最早出自《内经》，其阐释了外感咳嗽与四季气候变化有关。如《素问·气交变大论》谓"炎暑流行……少气咳喘"，《素问·咳论》提出"乘秋则肺先受邪……乘冬则肾先受之"，《素问·风论》言"风之伤人也，或为寒热"，《素问·骨空论》谓"风者百病之始也……风从外入，令人振寒，汗出头痛，身重恶寒"。《金匮要略》言"风中于卫，呼气不入，热过于荣，吸而不出……风舍于肺，其人则咳"，说明咳嗽的主要病因多为外感风寒。隋代巢元方于《诸病源候论》中说因感触寒邪、风邪所致外感咳嗽辨证为"寒咳""风咳"。宋代陈无择在《三因极一病证方论》中描述了外感咳嗽症状，"又微寒微咳，历风所吹，声嘶发咳；热在上焦，咳为肺痿；秋伤湿，冬咳嗽，皆外所因"，提出了风寒暑湿为外感咳嗽之因。金代刘完素《河间六书》和张从正《儒门事亲》中皆提到"风、寒、暑、湿、燥、火皆令人咳"。明代秦景明《症因脉治》云"伤风咳嗽，即咳嗽的一种，又称风嗽"，说明风邪是引起风咳的主要原因。明代张景岳论述"六气皆令人咳，风寒为主"，认为风邪夹寒者居多。清代喻昌在《医门法律·秋燥论》中提出"秋伤于燥，冬生咳嗽"的理论。雷丰在《时病论》言："冒风者，风邪冒于皮毛,而未传经入里也。"沈金鳌《杂病源流犀烛·感冒源流》云:"风邪袭人,不论何处感受,必归于肺。"可见风邪是导致感冒的主要病邪。然风为百病之长,可挟其他外邪一起侵袭人体,或夹寒,或夹燥,或夹热,表现为风寒、风燥、风热相合为病。历代医家多认为咳嗽的病因病机是外感六淫侵袭机体,尤以风寒侵袭多见,寒凉药食盛行,若人体之正气、阳气不足,卫外不固,便易受风寒之邪侵犯肺脏,引发咳嗽。

2. 内伤咳嗽病因

咳嗽的主要病机为邪犯于肺,肺失宣肃,肺气上逆。肺主气,司呼吸,开窍于鼻,外合皮毛,其气贯百脉而通他脏,不耐寒热,谓之"娇脏"。肺脏为驱邪外达,致肺气上逆,冲激声门,发为咳嗽。程国彭《医学心悟》提出:"肺体属金……风、寒、暑、湿、燥、火六淫之邪,自外击之则鸣;劳欲情志、饮食炙煿之火,自内攻之则亦鸣。"说明临床上也可外感咳嗽与内伤咳嗽相互为病,互为因果。由于咳嗽屡作,肺气耗伤,由实转虚,渐转成内伤咳嗽。内伤咳嗽,正气亏虚,肺卫不固,易感触外邪而引发或加重咳嗽。《内经》有"五脏六腑皆令人咳,非独肺也"的观点,《素问·咳论》提出了"五脏之久咳,乃移于六腑",并伴随诸多兼症,如"肝咳之状,咳则两胁下痛""肝咳不已,则胆受之,胆咳之状,咳呕胆汁"。宋代陈无择《三因极一病证方论》中概括说明了咳嗽的内因:"喜则气散,怒则气激,忧则气聚,思则气结,悲则气紧,恐则气却,惊则气乱,皆能发咳,即内所因。"宋代杨士瀛《仁斋直指方·咳嗽方论》指出"痰塞胸脘,气逆不下,冲击而动肺"是引起咳嗽的病因。明代张景岳在《景岳全书·咳嗽》中提出"夫外感之咳……久而不愈则必自肺而传于五脏也",认为外感咳嗽久作,病情由浅入深,传至五脏,认为"五脏之病,虽俱能生痰,然无不由乎脾肾"。明代李梴《医学入门》提出"咳嗽诸证……郁嗽、劳嗽、食积嗽、气嗽、痰嗽……火嗽、夜嗽……",并说明内伤咳嗽之病因,与饮食、劳逸、七情、火郁有关。清代王孟英认为,痰为热邪煎熬津液所成,"痰本作淡,舍意,二火搏水成痰也"。外感燥邪,内伤火热,最易损伤肺中津液,而致肺失宣降。清代喻昌《医门法律》载"人身有外邪,有内邪,有内外合邪,有外邪已去而内邪不解,有内邪已除而外邪未尽",提出了"内外合邪"的观点。现代医家如姜良铎等提出"同气相求",孙学刚等描述因风致痰,叶贺平提出郁、火致咳的观点。

（三）咳嗽的病机

1. 外邪袭肺

《内经》对咳嗽病因病机论述颇详，《素问·咳论》强调了外邪犯肺，脏腑功能失调，可致咳嗽。《素问·阴阳应象大论》《素问·气交变大论》《素问·至真要大论》等详细论述了风、寒、暑、湿、燥、火六气的变化对咳嗽产生的影响，如"岁火太过，炎暑流行，肺金受邪，民病疟，少气咳喘""少阳司天、火淫所胜，则温气流行，金政不平，民病头痛……疮疡，咳""阳明司天，燥淫所胜……民病……咳……"等，均十分重视咳嗽与气候变化的关系。

2. 肺津枯涸

清代何梦瑶在《医碥·杂症·咳嗽》中提到"火刑肺金，燥痒不能忍因咳"。火与痰为内伤咳嗽的主要病理因素。肝脉布胁肋，上注乎肺。肝郁日久化火，熏灼肺津，炼液成痰，痰阻肺气，则可出现咳嗽、痰出不爽、咽喉干燥、胸胁胀满等症，即"木火刑金"。另外，《丹溪心法》言"干咳嗽难治，此系火郁之证，乃痰郁其火邪在中……不已则成劳，此不得志者有之"，《景岳全书》言"干咳嗽者，以肺中津液不足，枯涸而然"，可以看出，木火刑金包含两方面，一是肝气有余而侮肺，二是肺气不足而侮肝。肝气郁结，气郁化火，上逆犯肺，则肺失清肃而咳逆。

3. 痰热内闭

宋代王怀隐在《太平圣惠方》中阐发了痰热内闭致咳嗽的病机：肺中热盛，水液被灼，煎熬成痰，则为热痰，痰盛则阻遏气之往来，气郁则生热，肺火愈炽则痰愈盛，痰愈盛则火愈炽。并分析了病因：此多因饮食不节，嗜食过度，过食辛辣肥甘，酿成痰热，或因痰湿化热，或因肝火炼津成痰而成，痰热郁肺，肺失清肃而咳嗽。

4. 肺气不利

肺主悲，悲则伤肺，肺气郁闭作咳。同时忧、怒、思、恐等五志易致气滞气郁，肺气不利，且"五志过极皆为热甚"，五志易化火，火灼肺金亦作咳。清代张璐在《张氏医通·诸气门下·咳嗽》云："七情郁结，五脏不和，则邪火逆上。肺为气出入之道，故五脏之邪上蒸于肺而为咳。"另外，若气郁痰滞，阻遏气道，亦病咳嗽。因恼怒伤肝，思虑伤脾，脾伤则生湿，肝伤则生热，湿热相合妄行，上入于肺阻塞肺道，故咳嗽。

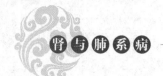

5. 脾虚生痰

肺经起于中焦，肺、胃二脉相连，饮食失宜则胃气不降，胃气上逆则肺气亦上逆作咳。临床多因饮食不节，或嗜食生冷，或过食肥甘厚味，或饥饱失调等，损伤脾胃功能，导致脾失健运，运化无权，水湿不化，酿湿成痰，痰湿上犯于肺，壅遏肺气，肺气不利则咳嗽。正如清代尤怡《金匮翼·食积咳嗽》所云："食积成痰，痰气上升，以致咳嗽。"另外，若饮食失节，内伤脾胃，脾土不能生肺金，肺亦虚作咳。若过食辛辣伤肺胃津液，则肺胃阴虚而咳。

6. 阴虚火旺

明代张景岳《景岳全书·咳嗽》曰："水涸金枯，肺苦于燥，肺燥则痒，痒则咳不能已也。"张景岳认识到呼吸虽由肺所主，但肾能助肺吸气，若肾之精气亏损，不能助肺吸气，就会出现呼吸短促、动则尤甚、咳逆等症。又肺阴与肾阴有着相互资生、相互促进的关系，若肾阴下亏不能上资肺金，或虚火上炎，灼伤肺阴，均会出现干咳少痰、颧红、口干、声嘶等症。明代赵献可亦云："病本起于房劳太过，亏损真阴，阴虚火上，火上而刑金，故咳。"

7. 阳虚金寒

赵献可《医贯·先天要论·咳嗽论》提出"水冷金寒亦嗽"。肾气亏虚，摄纳无力，肺气上逆，以致咳嗽。肾阳不振，气化不利，以致水液停积，上逆犯肺，亦可导致咳嗽。另外，若皮毛感受寒邪，从表入里，伤及肺系，日久不愈，阳气渐衰，肺功日损，气郁不宣，逆而不降而咳。还有因恣食生冷，戕伐脾阳，或外寒相加，由三焦内归脾胃，以致中焦虚寒，健运失职，日久母病及子，脾病及肺，肺脏功能减弱，肺阳虚惫，敷布无权，肺失宣降，津凝气逆，遂生咳嗽。

（四）咳嗽的治法

1. 宣肺气

清代吴鞠通认为，外感咳嗽以外邪为主因，治法当以祛邪为主，病位既在于肺，便应宣畅肺气，故总的治疗法则是宣肺祛邪。但由于肺为脏腑之华盖，位高居于膈上，药力易达病所，故用药宜清扬，所谓"治上焦如羽，非轻不举"（《温病条辨·治病法论》）即是。

2. 润肺阴

肺属秋金，其性本燥，燥邪最易伤肺，《内经》即有"燥者润之"的治法。尤怡《金匮翼·咳嗽统论》云："咳而无痰者，宜以辛甘润其肺也。"秋季燥邪当令，若秋季初凉，感之受病，多为凉燥，若时值秋令，秋阳暴烈，可为温燥。若久病、大病伤津耗液，或房劳耗精，可为内燥。燥邪伤肺所致咳嗽宜生津养阴，即滋润津液，润肺养阴，祛除燥邪。

3. 清痰热

赵献可《医贯·咳嗽论》曰："有火烁肺金而咳嗽者，宜清金降火。"肺体属金，其为娇脏，畏热怕火，故火热咳嗽以清法为宜，如清化痰热、清泻肺火、清燥养肺等均属清法之列。清肺化痰，使痰清气顺，肺气宣畅，则咳嗽易于治愈。此证常选用宣降肺气的麻黄、杏仁、桑白皮、桔梗，清泻肺热的石膏、知母、黄芩，化痰泄浊的瓜蒌、贝母、半夏、胆南星之类组合成方，体现清热化痰法则。常用方如麻杏石甘汤、定喘汤、越婢加半夏汤、清金化痰汤、贝母瓜蒌散。

4. 理顺气

明代虞抟《医学正传·咳嗽》云："夫欲治咳嗽者，当以治痰为先；治痰者，必以顺气为主。"咳为肺气上逆所致，故调理气机，使肺气宣降得常而不上逆，为其重要治法。调理肺脏本身气机无非恢复肺之宣发肃降，他脏气机调理亦有助于肺气宣降，如脾胃中焦为气机枢纽，肺与大肠相表里，肺主呼气，肾主纳气，故调理脾胃气机、通腑降气、滋肾纳气等也常在文献中见到。

5. 补脾土

外感咳嗽迁延失治，久则伤及脾胃，脾胃虚损更易招致外邪而成虚实夹杂之证。外感之邪固宜表散，而内伤之本则更宜培补。赵献可《医贯·咳嗽论》云："故咳嗽者，必责之肺，而治之之法，不在于肺，而在于脾。"清代程国彭《医学心悟·咳嗽》谓："肺属辛金，生于己土，久咳不已，必须补脾土以生肺金。"补脾法主要针对咳嗽本虚而言，特别是在咳嗽迁延期和缓解期。

6. 滋肾阴

赵献可《医贯·咳嗽论》进一步论述咳嗽与肺、脾、肾三脏的关系，并强调肾的重要性，对于火烁肺金之咳，力斥寒凉之弊，力主用六味地黄丸壮水制阳，认为"补北方，正所以泻南方也；滋其阴，即所以降火也"，对后世医家多有启发。

7. 补肾阳

张景岳《景岳全书·杂证谟·咳嗽》提出："证见虚寒而咳嗽不已者，此等证候，皆不必治嗽，但补其阳而嗽自止。"肾阳虚寒，肾水自盛，阳微而运转不利，常致水饮上泛，冲肺而咳。治宜峻补肾中之真阳，阳旺阴消，则咳嗽自愈。

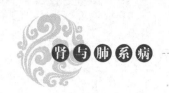

三、"五脏六腑皆令人咳"之肾咳

中医学重视整体与局部的联系与相互影响，这一点在疾病的辨证上也有所体现，《内经》最早提出"五脏六腑皆令人咳"的疾病观，为咳嗽病的脏腑辨证发展奠定了基础，且至今仍对临床诊疗有着深刻的影响和指导意义。五脏咳中的肾咳是临床常见咳嗽证型，有重要临床意义，但肾咳的含义随着时代发展而丰富和变化，且古代医家对肾咳的内涵认识并不一致，故相应的治疗角度与治疗方法亦不相同。如不能正确认识这一情况，易造成古籍内容的理解偏差，甚则给疾病诊治造成负面影响。故本节基于"五脏六腑皆令人咳"的疾病观，以古籍文献为研究对象，对肾咳内涵进行梳理，并从经络体系和精微物质角度对肾咳进行深入探讨，同时对有代表性的肾咳治疗方法进行列举，以期为临床诊疗提供思路与借鉴。

（一）肾咳内涵分析

1. 《内经》对肾咳症状及病机的早期认识

《素问·咳论》所载"肾咳之状，咳则腰背相引而痛，甚则咳涎"是现存最早关于肾咳症状的记载。此条文强调腰肾之间的联系，来自早期解剖实践对"腰为肾府"的观察结果。后世医家对原文均有转引叙述，说明该条文对咳嗽病的理论与临床实践均有较大影响。《素问·咳论》认为，肾咳为肾脏感受寒邪，传之于肺所致，即"五脏各以其时受病，非其时，各传以与之。人与天地相参，故五脏各以治时，感于寒则受病"。上述条文在肾咳的病因与症状上建立了对肾咳的基本认识。

2. 后世医家融入经络理论探讨分析肾咳的生理病理

继《内经》所叙述肾咳之"咳则腰背相引而痛""咳涎"症状以外，后世部分医家依据经络理论对肾咳症状进行了补充完善。如《备急千金要方·咳嗽》载"咳则耳无所闻，引腰并脐中，谓之肾咳"，补充了耳窍听觉下降症状。《丹溪手镜·咳逆痰嗽》载"恐伤肾咳而腰背相引痛，甚则咳涎，或寒热喘满引腰背"，补充了肾咳兼见"寒热喘满"症状。《杂病源流犀烛·脏腑门》载"肾咳之状，腰背相引痛，舌本干，咽作咸，甚则咳涎"，延伸了肾咳在口腔内的病理表现。这些症状与肾脉经络循行所过部位关系密切，说明古代医家已然注意到经络生理病理对肾咳的影响。

3.脏腑理论进一步完善了肾咳内涵

继《内经》对肾咳的阐述后，尚有一部分医家十分重视肾脏功能异常本身所造成的影响，在病机阐述上尤其重视阴阳虚损和水液代谢异常，在辨证上不再以"咳则腰背相引而痛"为主导性依据，而是融入了阴阳虚实的病机判断。如《症因脉治·咳嗽总论》所载："咳则腰痛，五心烦热，涌泉热，阴火上炎，时见干咳，痰味带咸。""真阳不足，水泛为痰。"《金匮要略浅注·痰饮咳嗽病脉证治第十二》言："今肾脏内虚，不能合水腑而行皮毛，则肾气从中土以冲上，冲上则咳。此上冲之咳而属于肾也。"以上条文虽以经络为基础，但体现了肾主元阴元阳、肾主水等着重于对肾脏本身生理功能失常的辨析。这种发展与宋代以后肾脏象形上化及肾藏水火的理论发展不无联系。此时各医家对肾咳病因的认识也进一步发展，不再局限于外感寒邪，如《丹溪手镜·咳逆痰嗽》记载"恐伤肾……或寒热喘满引腰背，此房劳伤肾"，《痰火点雪·痰火玄解》记载"好色之人，肺肾受伤，咳嗽不愈"，《续名医类案·咳嗽》记载"一痘久嗽不已，腰背痛，此肾咳也"等，扩展了情志内伤、房劳、久病失养等病因。

以上三种内涵体现了中医对肾咳认识的发展。各内涵在出现时间上有所区别，故"肾咳"一词在原内涵基础上不断丰富，但原有内涵也并未被取代。如在肾咳的早期认识中，各医家以外感寒邪为主要的病因病机认识依据；在后期，如明清时期，各医家则以情志起居失调等引起的阴阳失调为主要病因病机认识依据。一方面，以上两种文献同时存在；另一方面，在明清时期著作中也可见到对早期文献的引用和发挥。两种理论都有其理论价值和应用价值，但适用场景不同。这提示在文献阅读时应注意区分不同理论，对其内涵、背景和应用场景有所把握，以便在指导实践时针对特定情况而灵活运用。

（二）肾咳的中医病因病机

咳嗽的病机主要与肺、脾、肾三脏相关，肺为水之上源，脾为水之中源，肾为水之下源。水液运行失常，不能正常输布，困阻于中焦，胃内水谷不能转化为精微上输以养肺，反而聚生痰浊阻于肺，肺气不得降，故上逆为咳。久延则肺脾气虚，气不化津，痰浊更易积聚，脾当升不升，肺当降不降，水液停留于肺脾之中，此为"脾为生痰之源，肺为贮痰之器"。然疾病是一个渐进的过程，当病及于肾，导致肺气虚不能主气，肾气虚不能纳气，由咳致喘，发为肾咳。故有"肺为气之主，肾为气之根"。清代沈金鳌对咳嗽论述较清晰，他在《杂病源流犀烛》

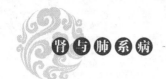

中论述咳嗽病机时说"盖肺不伤不咳，脾不伤不久咳，脾伤则久咳矣，肾不伤火不炽，咳不甚，其大较也"，提出了咳嗽由轻及重的过程，由肺及脾，由脾及肾。赵献可在《医贯》中进一步说明咳嗽与肺、脾、肾的关系，并多次强调肾的重要性，对于火炼肺金之咳，是因肾阴虚，阴不制阳，则阳相对亢盛，当滋阴以降火，为斥寒凉之弊，力主用六味地黄丸壮水制阳，虚火下降，则肺金自降，而干咳自止。清代林珮琴认为肾咳还与肺肾之气失常密切相关，他在《类证治裁·喘证》中说："肺为气之主，肾为气之根，肺主出气，肾主纳气。阴阳相交，呼吸乃和。若出纳升降失常，肾咳作焉。"肺气不足，或久病损伤肺气，长久损及肾气，而致肾不纳气；轻则呼吸表浅、呼多吸少，重则气短、咳嗽、遗尿。

（三）肾咳分型

根据肾的生理特性，将肾咳分为肾阴虚咳证、肾阳虚咳证、肾气虚咳证。

肾阴虚咳证属阴虚之证，病位在肺、肾。肾藏精，为水脏，居于下焦，肺主气，为五脏六腑之华盖，位于上焦。在五行中，肺属金，肾属水，金水相生，肺、肾二脏相互影响，久病易耗肺阴，肺阴亏损，迁延不愈，母病及子，肾阴逐渐亏耗，或劳伤过度，肾阴虚竭，阴虚火旺，虚火灼肺，肺失清肃，气逆于上，则出现咳嗽少痰。此发病人群多为久咳久喘或年老体虚之人。除干咳外，临床中还有口燥咽干、消瘦、腰膝酸软、骨蒸潮热、颧红、夜间盗汗、手足心汗出、男子遗精、女子经少或崩漏、舌红少苔或无苔、脉细数等症。以上症状都是由肺肾阴虚所致，上因肺阴不足，虚热上扰，肺清肃失职；下因肾阴亏虚，筋骨失于濡养，阴液亏乏，虚火向上蒸腾，内逼营阴，虚火扰动精室则遗精；若损伤阴络，迫血妄行则崩漏；阴虚内热，则舌红少苔或无苔，脉细数。

肾阳虚咳证病位在肾，由肾及肺传变。肾主水，为水之下源，肾阳对水液有气化蒸腾作用，若肾阳气亏虚，不能气化蒸腾水液，则水液泛溢，溢于肌肤则身体浮肿。水饮上凌于心肺，则咳嗽气喘，喉中痰鸣。阳气能温煦机体，若肾阳不足，温煦失职，则畏冷肢凉。水液运行失常，水气犯脾，脾失健运，水液停于脾胃，则腹部胀满。肾居于下焦，肾阳不足，不能向上气化蒸腾水液，水湿具有趋下特性，聚于四肢，则腰以下肿甚，按之没指。肾司二便，水液运行失常，不能正常排泄，则小便短少。阳虚水停，则舌质淡胖，苔白滑，脉沉迟无力。《素问·水热穴论》指出："勇而劳甚，则肾汗出，肾汗出逢于风，内不得入于脏腑，外不得越于皮肤，客于玄府，行于皮里，传为胕肿。""故其本在肾，其末在肺。"

治法为温肾助阳，化气行水。

　　肾气虚咳证，是指肺肾气虚之证。肺为气之主，肾为气之根，久病则肺气虚，肺的主气功能失常，不能正常宣发肃降，临床中出现咳喘、呼多吸少，动则尤甚。肺气不足，影响其子脏，导致肾气不足，则肾主纳气功能失常，故见呼吸短促难续。肾气虚，不能正常固摄尿液，膀胱失约，出现遗尿，以剧烈运动、咳嗽、跳跃、闻水声为著。肺气虚易导致心肺两虚，气虚则不能统摄津液，故汗出。肺肾气虚，肺失治节，不能帅血，血液瘀滞，则脉沉细无力或结代。治法为补肺纳肾，降气平喘。

（四）肾咳机制探析

1.经络体系为肾咳"腰背相引而痛"之生理基础

　　《内经》时期，经典经脉理论系统已基本形成。此时所提出的肾咳之状包含"咳则腰背相引而痛"，而肾足少阴之脉的循行"贯脊属肾"，其直者又"从肾上贯肝膈，入肺中，循喉咙，挟舌本"，可见此时经络体系为肾咳理论形成的基础。此后，后世医家对此症状的阐发亦多聚焦于经络，认为经络是肾咳产生"腰背相引而痛"症状的重要影响因素。如明代《素问吴注·咳论》记载"肾咳之状……肾系于腰背，其脉贯脊，故腰背痛"，明代《类经·咳证》载"肾咳之状……肾脉贯脊系于腰背，故相引而痛"，清代《灵素节注类编·咳嗽》所述"五脏部位不同，经脉流行各别，故其受邪而致咳者，各有病状不同"等。

　　中医学整体观念认为，脏腑与经络之间互相影响，而经络系统的组成除十二正经以外，尚有十二皮部、十二经筋等。故疾病状态下，脏腑也会对经筋产生影响。如刘海文等研究认为，肾精濡养经筋，肾气推动经筋新陈代谢、自我修复等生理活动的正常运行，故肾脏异常可引起相应经筋产生异常，甚则不荣而痛。《灵枢·经筋》记载"足少阴之筋……循脊内，挟膂"，指出腰背部属于肾之经筋循行所在。虽然经筋不与脏腑直接相连，但产生于脏腑的营卫气血会灌注于四肢百骸至经筋皮部，因此，经筋之功能状态亦能间接反映脏腑功能。

　　《素问·咳论》提出"五脏各以治时，感于寒则受病"，认为五脏咳的病因为感受寒邪。而寒主收引，失于温煦而导致疼痛是肌肉筋脉感受寒邪的表现之一。寒冷可引发腰部经筋张力改变，继而可造成腰椎曲度变化，同时腰椎曲度变化与非特异性腰背痛具有较强相关性，故腰背部疼痛可因经筋感寒而引起。现代研究表明，腰椎曲度改变可引起肾脏结构改变，并对支配肾和肾上腺等器官的交感神

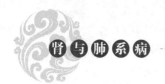

经产生不良影响。故肾之经筋感受寒邪后，会对肾脏功能产生影响。

综上所述，经络体系是肾咳产生的重要生理基础，如经气或经筋异常均可引起"咳则腰背相引而痛"的症状，体现了中医学整体观念下的生命观，提示在肾咳治疗中，对腰背部局部症状进行处理，对患者的康复有积极意义。

2. 肾之精微物质虚损为肾咳发生之病理基础

通过查阅现代文献，对肾咳相关临床文献中的症状进行了总结，发现除腰酸背痛、神疲、五心烦热、耳鸣、遗精、月经失调等典型肾脏病证常见症状之外，久咳、痰涎无色、入夜后加重等症状亦为肾咳的常见特点。肾咳总归为肺、肾二脏功能失调而引起。一方面，肾脏功能的正常发挥建立在精微物质的正常化生和敷布之上。另一方面，肾藏精，为一身之根本。肾精化为元气，而元气分阴阳，可起到化生和主宰一身之阴阳的作用，故在对肾咳常见症状的分析上，可从肾脏所主的精微物质入手。

肾咳一证多见于久咳。咳分虚实，暴咳多实，久咳多虚。《景岳全书·咳嗽》提出，因肺为元气之主，肾为元精之本，故病在气分则由肺及肾，病在精分则反之，即"五脏之气分受伤，则病必自上而下""五脏之精分受伤，则病必自下而上"，提示肾咳之本在于精气异常。各脏腑在精与气的生成和敷布上相互协调，具有一定的代偿作用，而肾主封藏，肾藏精，与肺主气相比较，则为根本。久咳导致肺、肾二脏精气互损，这种状态通常需要较长的病程，因而久咳常损及肾精。

咳痰与夜间咳嗽为肾咳常见症状。肾主水，肾气分阴阳。肾之阴阳异常均可导致水液运化失常，继而导致痰的化生。《素问·咳论》载"肾咳之状，咳则腰背相引而痛，甚则咳涎"，"涎"有口水之义，此处泛指痰涎，但当与青黄痰液相鉴别。金水相生，肾与肺脏阴阳相资，肾气对水液的调控出现异常，便可能出现水液循经上逆而咳痰的症状。肾阳虚衰，水失运化则可能产生清稀痰涎；同时，肾阴不足，虚火炼液为痰或寒凝津液可产生黏稠痰涎。此病理状态以虚损为本，以痰涎为标实。另一方面，肾脏之阴阳虚损又可引起夜咳。夜间阳气最弱，人体阳入于阴，此时若阳虚者外寒引动内饮，或阴虚者虚火灼肺，则皆可引起夜间咳嗽加重。

除此之外，肾咳亦可见于肾血虚亏。当前医家对肾咳病理状态的认识多以精、气、阴阳为重点，但精化为血，而血为气之守，负生气、载气之功，故肾血虚损之病机亦应引起足够重视。清代唐宗海在《血证论》中言："血家咳嗽，尤多生于肾虚。"其病机一方面为阴血虚亏致阳无所附，气不归根则上逆为咳，即《黄帝内经太素》所谓"此肾咳也……阳气浮无所依，好为呕咳、上气喘也"；另一方面，肾为先天之本，金水相生，肾血对肺脏同样有濡养作用，当肾血不足，肺脏失养则更易感受邪气，如《太平圣惠方》所载"气血虚羸，将养失所，而风冷客之……肺感微寒，故令咳嗽口干"。

因此，肾之精、气、阴阳、血等精微物质的敷布紊乱与虚损不足皆可对肺脏产生病理影响，是肾咳发生的重要病理基础，亦反映了中医整体观念下的疾病观。

（五）肾咳证治之调节经络与调补肾精阴阳

1. 针灸调节经络

内伤之肾咳与伤科之经筋病在病位上具有相关性，均可通过针灸对经络的作用进行调节。当代呼吸系统疾病与腰背痛皆具有较高的发病率，二者并见的情况并不少见。如茹十眉曾接诊一病患，因咳与腰背引痛并见被诊断为肾咳，采用温肾助阳药物治疗而收效甚微，经详细诊察后判定腰背引痛为经筋局部病变所引发，故采取推拿与药物相结合治疗，最终患者得以痊愈。这一病例体现了明确肾咳之腰背引痛与伤科腰痛异同的重要性。就二者病性和病位而言，肾咳中腰背部经络、经筋病变因肾虚不得濡养而引起者居多，为虚损型病变，受整体功能的影响更大；而伤科经筋病多为不通则痛，病性属实，其病位亦更为局限。这在治疗思路上有以下两点提示作用：一方面，对于肾咳见腰背引痛的患者，在用药调整整体功能的同时，进行针对局部的治疗有助于促进病情好转；另一方面，伤科经筋病与肾咳并见时，同时进行二者的治疗有利于患者的整体康复。在针刺治疗上，可通过腧穴近治与循经远治的作用，选择合适的腧穴，以同时对以上病理状态进行治疗。如位于腰部的肾俞穴，作为肾之背俞穴，与肾气相通入于肺，对肺系疾病、肾系疾病及肢体经络疾病均有治疗作用。

腧穴是经络体系的一部分，对于肾咳的治疗，除腧穴的选择之外，也应从经气整体上考虑。而通过针刺对经气调整也有相应的文献记载和现代研究，如《内经》最早提出了"治脏者治其俞，治腑者治其合"的治疗大法。后世医家多以此为依据，采用肾之输穴太溪穴调节肾之经气，从而治疗肾咳，如《外台秘要·十咳方七首》记载"肾咳灸足太溪"，《针灸聚英·玉机微义针灸证治》记载"肾咳，刺足太溪"。王全林提出了不同见解，认为不应当将《内经》之"俞"与"合"视为具体穴位，而应视为治则，并以《灵枢·九针十二原》所载"十二原

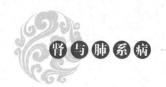

出于四关，四关主治五脏，五脏有疾，当取之十二原"为依据，采用合谷与太冲之"四关"穴作为五脏六腑咳之基础方。其辨治肾咳时以基础方加肾经输（原）穴太溪或肾俞穴以补肾纳气止咳，同时结合疾徐补泻对经气虚实进行调整，在临床上取得了较好疗效。

总之，为了从整体上促进患者的康复，肾咳的治疗应在调整脏腑功能的同时，注意局部症状治疗。

2. 方药调补肾精阴阳

《内经》中五脏咳以外感寒邪为因，朱丹溪据此建立肾咳辨治思路，应用麻黄细辛附子汤为治疗方剂，以温肾散寒止咳，如《脉因证治·逆痰嗽》载"《素问》云：咳乃皮毛先受邪气以从其合，其寒饮食入胃，从脾脉上至肺，肺寒则内外合邪，因有咳证……肾虚，麻黄细辛附子汤"。

随着时代发展、众医家对肾咳内涵的丰富，又有大量关于肾咳辨治思路及方法的文献记载。张景岳提出"善治病者，可不先治此形，以为兴复之基乎""然用此之法，无逾药饵"，指明形体为疾病发生的基础，并提出以药饵恢复人体之本的治疗大法。因肾之精微物质异常为肾咳病理基础，目前临床上治疗肾咳用方多根据患者病情状态，选取具有补肾纳气、温肾壮阳、滋阴降火等功效的方药，调节病患体内精微物质的状态，并针对标实状态佐以止咳化痰、温阳化饮等治法。历代医家对肾咳治疗积累了比较丰富的经验，现查阅文献，对古今治疗肾咳应用较广泛且疗效认同度较高的方剂进行举例说明。

金匮肾气丸在临床上被用作肾阳虚咳嗽的常用治疗方药。有学者根据方药剂量、结构分析及临床经验提出，本方补肾阴药物用量远大于温阳药，其中干地黄、山萸肉、山药分别补养肾、肝、脾脏之阴，泽泻、茯苓利水泄浊，牡丹皮制约桂枝、附子之热，其中小剂量的桂枝、附子意在微微生火而生肾气，故当以之为阴阳双补之方。相比于单纯肾阳虚，本方对阴损及阳的肾咳病证有更好的治疗作用。

六味地黄丸出自《小儿药证直诀》。王纶最早用其治疗阴虚火旺之肾咳，并在《明医杂著》中记载本方"治肾阴虚弱，津液不降，败浊为痰，或致咳逆"，认为本方为养气、滋肾、制火、导水之剂。易水学派代表薛为擅用此方滋养肾水以止咳。现代临床试验亦验证了本方对阴虚肾咳有较好的治疗效果。此外，陈修园在《医学从众录·咳嗽》中以此方与八味丸为主，加阿胶、麦冬、天冬、五味子、胡桃肉等以调补肾精，用以治疗精虚之肾咳。

金水六君煎为张景岳所创，适用于肾阴血虚亏并痰饮上犯之肾咳。《景岳全书·杂证谟·咳嗽》载："但察其脉体稍弱，胸膈无滞，或肾气不足，水泛为痰，或心嘈呕恶，饥不欲食，或年及中衰，血气渐弱，而咳嗽不能愈者，悉宜金水六君煎加减主之，足称神剂。"金水六君煎在临床中广泛应用于呼吸系统疾病的治疗，现代研究证明其具有抗炎、抗氧化、调节免疫、改善气道黏液高分泌及肺血流动力学的作用。其以二陈汤、贞元饮为基础；方中熟地黄大补真阴，与当归共同填精补血；半夏、陈皮、茯苓、生姜等燥湿运脾化痰而不伤阴，共奏养真阴化痰之效。

金水六君煎与六味地黄丸同为滋阴之剂，但前者偏于补养阴血兼以化痰，后者偏于滋养阴水兼以降火。

肾咳病机有肾精虚亏、阳虚水泛、阴虚火旺、肾血不足等不同情形，临床中患者体质不同，以上情形或可并见，故当注意区分，针对特定病机确立不同治法，针对性选用方药。

（六）小结

"五脏六腑皆令人咳"反映了中医对疾病认知的整体观念，而古代医家对"肾咳"的认知与治疗的变迁历史反映了整体观念在具体疾病中的演变过程。古代医家对肾咳的早期认识，在病因上注重外感寒邪，在机体反应上强调经络系统异常可能造成的影响。其中"咳则腰背引痛"为典型症状，而肾之经筋失养所带来的兼症亦不可忽略。而后，古代医家对肾咳的病理认识逐渐深入，意识到情志内伤、房劳、久病失养等内伤因素可成为肾咳的诱因，遂在肾咳病机认识上注重肾主元阴元阳的失调，肾咳之伴随症状也更为重视肾之阴阳失调带来的影响，如五心烦热、涌泉热等。肾脏与肺脏通过经络系统、精微物质生成敷布两种体系联系密切，此为肾令肺咳的生理病理基础。这两种体系相互关联，形成特有的临床表现，全面深刻地体现了中医整体观下的疾病观。因此，针对肾咳的辨治需要从肾脏所主经络体系和精微物质两方面着手，以局部治疗和整体治疗相结合，如采用针灸治疗与药物治疗相结合，发挥针灸调整筋脉、调节经络之气的作用，并以药物促进精微物质生成和敷布、促进脏腑功能的恢复，从而实现形体与功能的调整，最大限度地发挥中医整体治疗优势，取得更佳治疗效果。

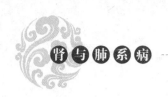

第二节　肾与支气管哮喘

　　支气管哮喘是临床常见的慢性呼吸系统疾病之一，具有反复发作的喘息、气急，伴或不伴胸闷或咳嗽等症状，同时伴有气道高反应性和可变的气流受限。现代医学治疗以糖皮质激素和支气管扩张药物为主。中医认为支气管哮喘属于"哮证""哮病"范畴，其病因复杂。《症因脉治·哮病》云："哮病之因，痰饮留伏，结成窠臼，潜伏于内，偶有七情之犯，饮食之伤，或外有时令之风寒束其肌表，则哮喘之症作矣。"朱丹溪认为："若无瘀血，何致气道如此阻塞，以致咳逆倚息而不得卧哉。"故"痰""瘀"是中医治疗哮喘的切入点。张仲景对哮喘的治疗原则提出："病痰饮者，当以温药和之"。《丹溪心法·喘》指出哮喘病"专主于痰"，故治法为"未发以扶正气为主，既发以攻邪气为急"。

一、现代医学对支气管哮喘的认识

（一）现代医学对支气管哮喘的基本认识

　　支气管哮喘是临床常见的呼吸系统疾病，其具有病程长、易反复等特点，严重影响患者的健康及生活质量。支气管哮喘反复发作，如得不到及时有效的治疗，会引起气道不可逆性气流阻塞，对患者的生命造成威胁。目前对于支气管哮喘的发病机制尚无确切统一标准，但是随着研究的深入，大部分学者认为支气管哮喘与慢性炎症的刺激、气道气压异常有直接关系，同时也受到遗传、环境等其他因素影响。相关研究也表明，多种炎症细胞，如嗜酸性粒细胞、肥大细胞、免疫 T 细胞，易诱发呼吸道炎症；炎症性变态反应引发毛细血管的通透性增加，继而分泌物增多，引发气道功能异常，出现咳嗽等临床症状。对于支气管哮喘的治疗，目前临床主要应用类固醇激素，其通过有效减少黏膜下炎症细胞，使毛细血管通透性降低，从而抑制炎症因子活性，气道炎症反应降低，改善憋喘、气道梗阻等症状。但长时间使用大量激素类药物易产生药物的不良反应，且依从性会下降。

（二）支气管哮喘的病理特性

　　支气管哮喘是一种具有家族多基因遗传倾向的疾病，其本质是气道慢性炎症。支气管哮喘是一种常见的慢性疾病，无法根治，其病理特征主要是慢性炎症及气道高反应性，由于支气管哮喘是因支气管黏膜解除变应原后发生的一种过敏反应，是各种炎症细胞在局部积聚而引起的无菌性炎症，因此，临床上对支气管哮喘的研究越深入越能减轻患者的病痛，改善患者的呼吸功能，防止呼吸困难的发生。支气管哮喘病理生理基础包括气道免疫炎症机制及神经调节机制。当患者接触外源性的变应原时，可以激活体内的肥大细胞、嗜酸性粒细胞及巨噬细胞等，并能够使这些细胞聚集在人体气道中，分泌各种炎症因子，从而导致气道慢性炎症。此外，气道对于病原也具有高度的敏感性。神经因素也会引发支气管哮喘，人体自主神经支配支气管，当变应原被吸入时，气道的高反应性显著增加，导致人体胆碱能神经张力增加，当神经源性的炎症通过局部轴突反射释放感觉神经感觉肽，便会引发支气管哮喘的发作。

（三）支气管哮喘的现代医学研究

1. 基因研究

吕英等认为小儿先天禀赋不足，肾气亏虚，为哮喘的发生埋下根源，研究发现肾虚哮喘患儿与 ACE 基因和 Fc-RI-8 基因的遗传多态性有相关性。郭奕斌等对 52 例肾虚型哮喘患儿的 ACE 基因多态性进行研究，结果显示 ACE 基因 DD 基因型与哮喘的易感性有关，可能为儿童哮喘发病的危险因素。

2. Th1/Th2 细胞因子研究

近年来的研究揭示，Th1/Th2 细胞的失衡与哮喘关系极为密切，可以通过检测特征性细胞因子 IFN-γ 和 IL-4 反映其功能状态。宾博平等研究证实，中药防哮饮早期干预治疗哮喘小鼠模型，具有下调 IL-4、上调 IFN-γ 表达水平，纠正 Th1/Th2 失衡，抑制气道炎症浸润的作用。薛卫林等研究发现，防哮灵胶囊能不同程度上调哮喘大鼠肺泡灌洗液中 IFN-γ 水平并下调 IL-4 的水平，提示防哮灵胶囊治疗哮喘气道炎症的作用机制与纠正失衡的 Th1/Th2 水平有关。许建华等研究补肾定喘汤（鹿角片、肉苁蓉、巴戟天、鹅管石、熟地黄、山药、山茱萸、茯苓、牡丹皮、泽泻、熟附片、肉桂）在防治支气管哮喘中的可能机制。方法：用卵白蛋白致敏 SD 大鼠的方法建立哮喘模型，随机分为模型组、必可酮组、补肾定喘汤组，采用放射性配基竞争结合分析法测定肺组织糖皮质激素受体（glucocorticoid receptor，GR）；用放射免疫分析法测定血浆促肾上腺皮质激素（ACTH）和皮质酮（CORT）。结果：哮喘大鼠肺组织 GR 显著升高（$P < 0.01$），血浆 ACTH 显著下降（$P < 0.01$），血浆 CORT 显著降低（$P < 0.01$），补肾定喘

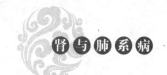

汤能使肺组织过高的 GR 水平下降（$P < 0.05$），可显著升高血浆 ACTH 和 CORT 水平（$P < 0.01$）。实验结果表明，补肾定喘汤具有兴奋垂体－肾上腺皮质系统，调节过高的肺组织 GR 水平的作用，临床用于支气管哮喘的预防及治疗，具有阴阳双补之功用，而更侧重于补阳。赵学军等研究温肾咳喘片（由蛇床子、厚朴的 CO_2 超临界提取物和甘草水煎、醇沉物组成的中药复合制剂）对 L9（34）正交设计进行的豚鼠引喘法试验，3 种提取物的最佳配比厚朴：蛇床子：甘草提取物为 4：3：3，用于小白鼠氨水引咳实验、温肾咳喘片小鼠祛痰试验、豚鼠过敏性哮喘的保护作用（引喘法）、卵白蛋白气雾吸入致喘豚鼠的影响、大鼠肺溢流法。实验结果证实，由该比例组方的温肾咳喘片具有延长氨水致咳小鼠的引咳潜伏期及 3 分钟内咳嗽次数，增加小鼠气管段酚红排泌量，延长组胺－乙酰胆碱致敏豚鼠的引喘潜伏期，延长卵白蛋白致喘豚鼠抽搐潜伏期，减少卵白蛋白致敏麻醉大鼠的肺溢流量。从而证实温肾咳喘片具有温肾调中、止咳、平喘之功效，对于肾不纳气、肺气上逆的咳嗽、哮喘等病证的治疗具有显著效果。

现代研究认为，哮喘是有明显家族聚集倾向的多基因遗传病，其遗传度高达 70%～80%，目前研究认为血管紧张素转换酶（ACE）基因多态性与哮喘的发生有一定的关系。现已明确 ACE 基因第 16 内含子存在一个 287bp DNA 片段的插入／缺失型（I/D）变异，表现为 DD、DI、II 三种基因型。有研究表明，ACE 基因多态性与血浆和细胞内 ACE 水平密切相关，其 ACE 水平以 DD 型最高，ACE 基因 I/D 多态性的检测可为哮喘早期诊断和预防提供依据。又有学者探讨了糖尿病肾病肾虚证患者与 ACE 基因多态性的相互关系，结果认为肾虚证与 ACE 基因多态性及其基因表达有关。其中肾阳虚证以 DD 型为主，肾阴虚证则以 DI 型为主。用补肾为主的中药复方治疗后，以 D 等位基因、DD 型及 DI 型疗效较好；进而推测 ACE 基因有可能是肾虚证的相关基因。根据 ACE 基因在哮喘和糖尿病肾病肾虚证中的表达，可以推断哮喘与肾虚本质在 ACE 基因方面具有一定的相关性。Th1、Th2 是 CD4+T 辅助细胞的两个亚群，它们分泌的细胞因子称为 Th1/Th2 细胞因子。Th1 细胞因子包括 INF-γ、IL-2、IL-12 等；而 Th2 细胞因子包括 IL-4、IL-6、IL-10 等。现已证实，哮喘患者存在着 Th1/Th2 细胞因子失衡，IL-2 是机体最主要、最强有力的 T 细胞生长因子。IL-2 可通过辅助性 T 细胞数目及功能的提高来增强整体的免疫功能，且 IL-2 能够诱导 T 细胞向 Th1 细胞方向转化，Th1 细胞产生的细胞因子 IFN-γ 可抑制 Th2 细胞因子的产生。因此，通过诱导 IL-2 在体内的表达增强，可以达到治疗哮喘的目的。有研究表明，哮喘患者淋巴液中 IL-6 水平明显高于正常人血清水平，IL-12 则低于正常人血清水平，提示哮喘患者淋巴液中存在以 Th1 细胞因子产生受抑和 Th2 细胞因子产生亢进为特征的细胞因子失调。而实验研究表明，肾虚小鼠脾脏淋巴细胞 IL-2 及 IL-12 的活性水平较正常小鼠下降，其 mRNA 表达均受到抑制，经益气补肾方药治疗后均得到明显提高。又有学者发现，肾虚患者的细胞免疫功能低下，IL-2 产生减少，IL-6 水平升高，出现 Th1/Th2 细胞因子失衡，这可能就是肾虚患者细胞免疫功能低下的主要原因之一。可见哮喘与肾虚本质在 Th1/Th2 细胞因子方面存在一定的相关性。

近年来，中西医结合研究发现，肾虚贯穿哮喘整个过程，哮喘的内环境神经 - 内分泌系统异常，下丘脑 - 垂体 - 肾上腺皮质功能不全，尿中 17- 羟、17- 酮含量降低，血浆皮质醇水平低下，运用补肾药可改善这些症状，因此，补肾之法应贯穿哮喘治疗的始终。钟历勇等研究证实，补肾药可通过提高下丘脑促肾上腺皮质激素释放因子（corticotropin releasing factor，CRF），保护 HPA 轴免受外源性皮质醇的抑制。沈自尹在对哮喘患者的内分泌研究中发现，即使临床无肾虚见证，也可能有轻微的或潜在的肾上腺皮质功能不足，进而提出从肾着手预防哮喘是有科学根据的。研究证明，肾虚与自由基代谢之间有密切关系，肾虚患者外周血中超氧化物歧化酶（SOD）活性明显下降。肾阴虚和肾阳虚患者血清脂质过氧化物（lipid peroxide，LPO）高于正常人。说明肾虚可导致 SOD 活性下降、LPO 升高。而 LPO 水平变化已作为肾精充足与否的主要物质基础。自由基含量升高亦被看作是肾虚证的辨证指标之一。褚东宁等观察发现哮喘发作时血浆 LPO 增多，红细胞 SOD 活性降低，提示氧自由基产生过多，参与了气道反应性炎症。通过补肾法可增强机体抗氧化能力，减轻自由基损伤。许多补肾方药具有较强的清除体内过剩自由基、抗脂质过氧化、提高 SOD 等酶活力的功能。阐明了哮喘与肾虚本质在自由基损伤方面的相关性，为补肾法防治哮喘提供了新的理论根据。韩明向等通过实验研究证实哮喘豚鼠血清及支气管肺泡灌洗液（bronchoalveolar lavage fluid，BALF）中丙二醛水平显著增高，SOD 含量明显下降，而温肾法可使哮喘豚鼠血清及 BALF 中 SOD 含量回升，丙二醛水平下降，保护气道免受氧自由基损伤，减轻气道免疫炎症。现代医学认为，细胞中环磷酸鸟苷（cGMP）含量上升加速生物活性物质释放，而细胞内环腺苷酸（cAMP）能稳定支气管平滑肌膜电位，

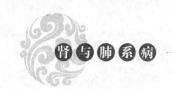

阻止生物活性物质释放，支气管平滑肌张力受肌细胞内 cAMP/cGMP 比值的调节。许建华等通过实验研究发现哮喘肾虚模型大鼠血浆 cAMP 水平、cAMP/cGMP 比值均较正常水平下降，而用温补肾阳的补肾定喘汤可提高哮喘大鼠血浆 cAMP 及 cAMP/cGMP 比值。气道高反应性为支气管哮喘患者的共同病理生理特征，这是哮喘发生发展的另一个重要因素。邵长荣等测试支气管哮喘患者的气道反应性，结果高于正常人 10～1 000 倍，通过服用一定阶段的补肾方药后，气道反应性明显降低，因此，认为气道反应性异常的原因在于肾亏。

3. 血清中 IL-4、hs-CRP、IL-17 及 ANG Ⅱ 活性物质的影响

目前临床研究显示，导致支气管哮喘发生的病因可分为致病因素和诱导因素。致病因素是机体因接触变应原而产生炎症作用，导致机体内的肥大细胞和嗜酸性粒细胞作用于炎症部位并释放的 IL-4、IL-17、组胺和 ANG Ⅱ 等炎症因子，使 IgE 浓度产生增多，促使超敏反应发生；引发毛细血管通透性增高，血管收缩，呼吸道平滑肌痉挛，造成咳嗽；而炎症也可以导致患者肝脏中分泌超敏 C 反应蛋白（hypersensitive C-reactive protein，hs-CRP）浓度增高，可以监测临床上支气管炎的严重程度。诱导因素是食物、强烈情绪、灰尘、毛发等变应原；变应原进入机体变成患者的抗原，促使机体产生抗体，从而与抗原结合，并保留下记忆细胞，再次接触外界环境的变应原会使记忆细胞直接释放 IL-4、IL-17 及 ANG Ⅱ 等炎症因子作用于患者的气道产生支气管哮喘。IL-4、IL-17 属于炎症因子，浓度变化与支气管哮喘密切相关，是导致疾病发生的关键。实验结果显示，观察组血清中 IL-4、IL-17 的浓度高于对照组血清 IL-4、IL-17 的浓度（$P > 0.05$）。IL-4 是由 T2 细胞、B 细胞及肥大细胞和巨噬细胞分泌的因子，能介导炎症介质参与免疫反应，抑制 Th1 细胞分泌的 IFN-γ，促使 IgE 的合成，诱导血管内皮细胞黏附分子的表达，使嗜酸性粒细胞在血管处选择性聚集，导致气道炎症；IL-4 升高时，通过刺激 T 细胞使 CD23、VCAM-1 的表达升高，IFN-γ 分泌减少，患者外周血中 B 细胞合成的 IgE 增多，诱导哮喘病的发作。Th1 细胞分泌的 IFN-γ 因子和 IL-4 因子具有拮抗性，IFN-γ 因子可阻止 IL-4 mRNA 的转录、翻译，并能抑制 IL-4 诱导 B 细胞产生 IgE 受体，从而阻止 IgE 的生成，阻止超敏反应的发生，减少患者的咳嗽症状。此外，IFN-γ 因子对气道嗜碱性粒细胞释放炎症因子具有抑制作用；所以，IFN-γ 分泌减少可以导致嗜酸性粒细胞分泌的炎症因子作用于气道，使患者呼吸道平滑肌收缩，呼吸加深、加快，甚至会出现吸气困难，

导致患者哮喘加重。IgE 是由呼吸道黏膜、淋巴细胞产生的一种免疫因子，是外周血中最少的免疫球蛋白（Ig），是过敏反应的介导因素；IgE 的增多可以作用于肥大细胞、嗜碱性粒细胞脱颗粒释放的炎症介质，使毛细血管扩张，通透性增强，支气管平滑肌收缩、痉挛，黏液腺体分泌，增强产生气道性炎症，使气道阻塞，导致通气障碍。

IL-17 可诱导补体系统分化，增加血管的通透性，诱导免疫复合物浸润，使免疫复合物作用于单核细胞和巨噬细胞，对呼吸道黏膜和肺泡上皮造成损伤，加剧黏膜的高反应性，使患者的咳嗽症状加深。IL-17 升高时，其中的 IL-17A、IL-17E、IL-17F 也会升高，并参与哮喘的发作，IL-17A 是由 Th17 细胞、自然杀伤（natural killer，NK）细胞和中性粒细胞产生的因子，其浓度上升可使呼吸道处聚集大量的中性粒细胞，从而导致中性粒细胞分泌的 IL-6、粒细胞集落刺激因子（granulocyte colony-stimulating factor，G-CSF）、巨噬细胞炎症蛋白（macrophage inflammatory protein，MIP）、IL-8 等因子增多，使中性粒细胞产生正反馈应答，可对激素产生抵抗作用，患者出现咳嗽加重、呼吸困难等症状，从而导致患者病情加重。IL-17E 是由 Th2 和肥大细胞生成的，其可诱导 IL-4、IL-5、IL-10 等因子的表达，导致嗜酸性粒细胞浸润，IL-4 可促使 B 细胞产生的 IgE 增多，诱发 1 型超敏反应，引发哮喘；IL-5、IL-10 可增强 Th2 细胞的表达，使呼吸道黏液分泌增多，上皮细胞肥大，过敏反应加强，患者出现气短、气急、咳嗽的症状，支气管哮喘加重。IL-17F 是由 IL-33 因子刺激呼吸道产生的，可诱导 Th17 发生作用，Th17 由肥大细胞、嗜碱性粒细胞脱颗粒形成，Th17 增多可使中性粒细胞增多，加重患者支气管黏膜的分泌，呼吸道被黏液堵塞，导致患者出现胸闷、喘息等症状，引发呼吸性哮喘病情加重。病情比较平稳的时候，机体各种因子的浓度则会下降。hs-CRP、ANG Ⅱ 属于炎症标志物，它们浓度的变化可以监测患者的炎症反应。hs-CRP 是一种多肽类激素造血生长因子，由肝脏合成全身性炎症反应急性期的非特异性标志物，正常情况下含量很少，只有在细菌感染、慢性炎症和组织损伤时 hs-CRP 的值会升高；当患者出现气短、呼气伴有哮鸣音、胸闷、憋喘等症状时，患者机体内嗜酸性粒细胞浸润和肥大细胞正在增生，其释放 IL-4、IL-17 等一系列炎症因子，IL-4、IL-17 可诱导 B 细胞产生 IgE，进而加重超敏反应；诱导中性粒细胞作用于损伤部位，诱发炎症的产生，导致肝脏分泌的 hs-CRP 浓度增高。ANG Ⅱ 作为一种炎症介质，可通过结合受体亚型

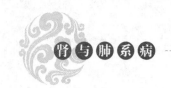

AGTR1 和 AGTR2 发挥生物作用，直接参与支气管哮喘的变态反应，能控制患者血压和调节机体代谢，还对细胞增殖和局部组织纤维化起促进作用；ANG Ⅱ浓度增加，可以激活 P42 和 P44 细胞，以调节胞外信号调节激酶（extracellular signal-regulated kinase，ERK）和 Scr 家族激酶，ERK 中的蛋白激酶 C 可以通过激动剂 PIVkA 刺激 T 淋巴细胞增殖；T 淋巴细胞亚群中的 Th2、Th9、Th17 及调节性 T 细胞在支气管哮喘中发挥着重要作用，其中，Th2 分泌的 IL-4 可参与 I 型超敏反应和 IgE 的生成，IgE 可使嗜酸性粒细胞释放组胺，IL-25 和 IL-33 可以诱导变应原和寄生虫引起 Th2 免疫反应，使嗜酸性粒细胞增多和 IL-2 分泌减少；嗜酸性粒细胞增多，其释放的炎症因子增多，IL-2 在 CD4$^+$ 前体 T 细胞向 Th1 和 Th2 分泌起着重要作用，IL-2 可以促进 CD4$^+$ 前体 T 细胞向 Th1 分泌，Th1 分泌的 IL-2 和 IFN-γ 可以抑制变应原导致的气道反应，Th9 分泌的 IL-9 通过正反馈调节使支气管黏膜分泌增多，Th17 分泌的 IL-17 通过引起 Th2 细胞反应，增加气道中性粒细胞和嗜酸性粒细胞增加，加重气道反应。这些炎症因子会作用于气道引起患者出现阵发性咳嗽、气急、气短、呼气困难、胸闷等症状，及时用药将会缓解。缓解期哮喘病情有所缓和，无任何症状，体内的抗炎症因子增多，hs-CRP 和 ANG Ⅱ浓度就会下降。

综上，变应原及机体炎症会使 IL-4、hs-CRP、IL-17 及 ANG Ⅱ浓度增加，这些炎症因子会通过一系列炎症作用对呼吸道造成损伤，使患者发生支气管哮喘，其浓度越高，患者的支气管哮喘程度越严重。

（四）支气管哮喘的常用现代医学治疗

对于支气管哮喘的治疗，控制症状、改善患者肺功能是临床治疗的主要手段。

1. 孟鲁司特

研究显示，在诱导支气管哮喘的炎症递质中，白三烯是极其重要的一种，其与受体结合可造成嗜酸性粒细胞聚集，加重气道组织的局部水肿，诱发支气管痉挛，并最终导致支气管哮喘的发生。白三烯对支气管平滑肌的收缩作用要显著高于乙酰胆碱及组胺，其能促使黏液蛋白过度分泌，进而加重支气管哮喘患者的呼吸道阻塞程度。孟鲁司特属于白三烯受体拮抗剂，是一种可以口服的白三烯受体拮抗剂；作用是通过阻断半胱氨酰白三烯与受体结合，继而达到白三烯的反应抑制作用，缓解气道炎症反应，改善临床症状的目的。李俊进行了孟鲁司特治疗对支气管哮喘患者肺功能及 Th1、Treg 平衡的调节作用研究，观察组在常规综合性治疗的基础上，睡前口服孟鲁司特；结果显示，观察组患者的第一秒用力呼气量（forced expiratory volume in first second，FEV_1）、第一秒用力呼气量（FEV_1）/用力肺活量（forced vital capacity，FVC）及呼气流量峰值（peak expiratory flow，PEF）改善程度显著大于对照组，差异有统计学意义（$P < 0.05$）；观察组患者的Th1值显著小于对照组，Treg值显著大于对照组，差异有统计学意义（$P < 0.05$）。提示患者经孟鲁司特用药后肺功能指标得到有效改善；其能缓解局部气道炎症反应，防止或减轻气道重塑。

2. 氨茶碱与多索茶碱

控制症状，改善患者肺功能是临床治疗支气管哮喘的主要手段。为实现上述目的，临床上常用茶碱作为支气管扩张剂，有效缓解黏膜充血，使患者的支气管平滑肌松弛，起到一定的利尿作用。

氨茶碱是一种传统的治疗哮喘的药物。它的主要作用是松弛支气管平滑肌，抑制磷酸二酯酶，提高免疫能力，抗炎调节，增加血T淋巴细胞，改善膈肌收缩，改善呼吸功能，增加呼吸中枢兴奋，增加呼吸深度，扩张冠状动脉等。但是，氨茶碱治疗支气管哮喘的不良反应多、治疗窗口狭窄等缺点开始显现。

多索茶碱是随着医疗保健事业的不断发展而出现的茶碱新品种，通过抑制磷酸二酯酶活性、提高细胞内cAMP含量、扩张支气管平滑肌、改善黏膜充血水肿等而起作用。多索茶碱与糖皮质激素联合应用于支气管治疗，可迅速控制患者的临床症状，疗效比单用氨茶碱提高 10 ~ 15 倍。多索茶碱对呼吸功能的恢复及降低不良反应的发生也有积极作用。多索茶碱是甲基黄嘌呤的衍生物，它能扩张气管和支气管，缓解气道阻塞、喘息等症状，从而减轻支气管或其他哮喘病。

近年来，多索茶碱作为一种新的茶碱在各级医院广泛应用，效果良好。尽管多索茶碱的药理作用与氨茶碱相似，且二者均具有快速、持久、不良反应小等特点，但与氨茶碱相比，多索茶碱能更有效地舒缓平滑肌痉挛，并有镇咳作用，且不良反应较少。多索茶碱可通过以下途径减轻呼吸痉挛，降低呼吸的高活性。一是抑制炎症介质和细胞因子的释放，多索茶碱能抑制多种炎症介质和细胞因子的释放，对呼吸道慢性炎症反应进程具有抑制作用。二是抑制细胞内磷酸二酯酶对蛋白酶的活化，多索茶碱对呼吸道平滑肌细胞磷酸二酯酶活化的蛋白酶 An 和 G 具有抑制作用，降低细胞内钙浓度和呼吸道张力。多索茶碱比氨茶碱在抗支气管痉挛、抗炎方面的疗效更显著，起效快、持续时间长、不良反应发生率低。

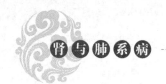

3. 人免疫球蛋白

（1）IgA 与支气管哮喘的相关性　IgA 是最优的黏膜免疫抗体之一，同时也是人体抵抗感染的第一道防线，具有非常重要的作用。它能够抵抗多种细菌、病毒、中和体内毒素等，对黏膜起到保护作用，并防止病毒、细菌、微生物等的侵入，IgA 的主要功能有 4 个方面。第一，抑制微生物的黏附作用。IgA 主要是通过它自身的微生物凝聚能力，并通过其鞭毛间的相互作用中和细菌产物，使细菌的运动情况受到很大的抑制，从而达到使细菌不能黏附在黏膜上而处于游离状态，最终被完全清除的目的。第二，中和病毒及毒素。IgA 通过干扰毒素及细菌的运动情况、竞争上皮黏膜黏附点，干扰上皮细胞的粘连情况，同时改善人体气道分泌物的黏弹性，从而达到使其不能够轻易地黏附在细胞上，并将 Ig 与病毒或细菌组成的复合物清除的作用。第三，免疫排斥。IgA 通过有效抑制炎症细胞的效应器，从而达到减少炎症反应的效果。第四，溶菌作用。IgA 的补体激活能力较强，它能够竞争性阻断 IgG 介导的补体系统的激活过程，从而引发补体的依赖性细胞毒作用。

支气管哮喘属于气道慢性炎症，主要是由效应 Th2 细胞进行控制的，它的主要特征是嗜酸性粒细胞气道炎症及高水平的变应原特异性 IgE 抗体。变应原与受体结合后能够引发并释放大量的炎症介质或者炎症因子，从而引起气道血管通透性发生改变，导致血管急速扩张，支气管及平滑肌收缩。随着病情的进展，炎症因子激活嗜酸性及嗜碱性粒细胞，从而导致黏液过度分泌，影响患者的呼吸，极易造成呼吸困难的发生。目前临床上已经有相关研究发现 IgA 的水平与支气管哮喘的严重程度之间有紧密的联系，并且发现 IgA 在临床上能够作为评估支气管炎症反应及支气管哮喘气道重构程度的主要指标之一。

（2）IgE 与支气管哮喘的相关性　IgE 属于人免疫球蛋白的一种，是一类具有 δ 链的亲同种细胞抗体，能够参与 I 型变态反应，主要参与人体过敏性鼻炎、湿疹、过敏性结膜炎及过敏性哮喘等疾病的病程，具有激活人体肥大细胞、嗜酸性粒细胞、嗜碱性粒细胞、巨噬细胞等的功能，从而对患者机体的免疫损伤、慢性炎症应激反应进行有效调节和控制，改善患者的生活质量，提高患者的生活水平。IgE 的异常升高不会引发患者集体表现出相应的病症，它仅仅是某些疾病的一种表现。如过敏性鼻炎或者过敏性哮喘等过敏性疾病会引发患者体内 IgE 水平的升高，且该现象常见于患者的血清中。支气管哮喘患者的血清中 IgE 水平的升高提示支气管哮喘属于一种变态反应性疾病，并且 IgE 水平升高是支气管哮喘患者所共有的典型特征。人体内 Th2 细胞分泌的多种细胞因子能够对人体内 B 细胞进行诱导，从而影响 Ig 的类型转化，并导致体内 IgE 水平升高，使得支气管哮喘患者的病情进展加快。同时，IgE 在支气管哮喘中的作用也是非常重要的，IgE 水平的升高，也显示着支气管哮喘的发作频率及病情严重程度越高，由此可知，支气管哮喘与患者体内 IgE 的水平密切相关。

支气管哮喘是以高反应性为特征的慢性气道炎症性疾病，它是由多种细胞相互作用导致的，$CD4^+T$ 淋巴细胞活化伴随嗜酸性粒细胞和肥大细胞聚集和毒性蛋白的分泌对支气管哮喘的发生具有重要作用。根据 T 淋巴细胞功能与特性可将其分为 3 类，分别为成熟 T 细胞、抑制性 T 细胞、辅助性 T 细胞，上述 3 种淋巴细胞在人体中的水平具有重要的意义和作用。支气管哮喘患者免疫功能失调主要表现为辅助性 T 细胞数量增加并且其功能在一定程度上增强，并时常处于活跃状态，而人体内抑制性 T 细胞数量急剧减少会引发一系列的连锁反应，最终对人体内的 B 细胞表达 IgE 受体产生刺激，然后诱导 B 细胞加速合成 IgE。IgE 本身的半衰期较短，不足 1 天，并且 IgE 的血清水平与其他免疫球蛋白相比明显较低，导致这种情况的原因可能与核内体对 IgE 的破坏和清除有密切联系。IgE 的生物活性普遍较高，但是 IgE 的水平相对较低，导致这种原因可能与 IgE 能够与体内的肥大细胞及嗜碱性粒细胞受体高度结合有关，结合以后可以有效增加其对抗原的敏感性。支气管哮喘患者的慢性气道阻塞主要与持续性的迟发相反应密切相关。人体中的大量变应原能够与特异性 IgE 特异性结合起来，从而增强人体摄入及处理大量的 CD23 细胞，然后将其提供给体内的 T 淋巴细胞，发挥其固有的功能和作用，改善患者的生活质量，提高身体素质。支气管哮喘的发病机制极其复杂，目前尚未完全明确，但是普遍认为人体支气管哮喘的发生与人体能够接触到的各种变应原有关，变应原能够引发机体发生 I 型变态反应，对支气管哮喘起着决定性作用。大部分支气管哮喘患者病情发作时其体内的 IgE 会显著增高，并且其与 IgE 细胞表面相对应的受体结合在支气管哮喘的发病中占据关键的一个环节。

（3）IgM 及 IgG 与支气管哮喘的相关性　人体的免疫力与支气管哮喘的发生有密切的联系，人体免疫力的高低会影响患者的生活水平及生活质量。免疫球蛋白主要有 IgE、IgG、IgM、IgA、IgD 共 5 种类型，在人体中变应原会引导支气管哮喘患者体内产生具有特异性的 IgE，并参与机体的运行，除此以外，变应原还可

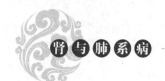

引导机体产生具有特异性的 IgG、IgA 及 IgM，它们均可参与患者的全身或局部的免疫调节及体液循环。人体的 B 淋巴细胞在抗原的刺激下会转化为浆细胞，并产生能与相对应抗原发生特异性结合的抗体，这称之为免疫球蛋白。而 IgG 是人体血清中免疫球蛋白的主要成分，占有很大的比例，约占人体血清中免疫球蛋白总量的 75%。IgG 含有 IgG1、IgG2、IgG3、IgG4 共 4 个亚型，在人体中起到重要的作用。IgG 是人体内最主要的抗体之一，能够有效抗击病毒、中和病毒、抗击细菌及调节免疫能力，同时能够了解机体的体液免疫能力，帮助临床上诊断患者的免疫增生、免疫缺陷、感染及人体自身免疫性疾病等，具有重要的临床意义。IgG 能够对介导 I、II、III 型变态反应发挥抗体的功效，并且相对于其他的抗体，IgG 更能够透过人体的毛细血管壁并渗入人体的组织间隙中，从而发挥良好的抗感染、调和等功能，经过检测可知，支气管哮喘患者体内的 IgG 及 IgE 水平明显升高。IgM 是人体中分子量最大的免疫球蛋白，主要是由人体的脾脏及淋巴结中的浆细胞合成的。IgM 主要含有 2 个亚型，分别为 IgM1、IgM2。IgM 主要以五聚体的形式存在于人体的血清中，它的含量占人体血清总量的 5% ~ 10%。IgM 具有较强的杀菌、补体激活、免疫调理及凝聚功能，并且能够参与人体免疫疾病及超敏反应，发挥重要的作用。免疫球蛋白分子量较大导致其在人体抗原凝集反应中效果明显。IgM 是人体中最主要的免疫球蛋白，能够有效参与免疫球蛋白的合成与调节环节。支气管哮喘患者体内的 T 细胞受到一定程度的抑制，导致体内 B 细胞的负反馈相应减弱，而 B 细胞的增殖、分化等加强，产生大量的 B 细胞增强因子，致使 IgM 的产生，同时使得 T 细胞处于激活状态，因此，支气管哮喘的发生与 IgM 的影响有关。

二、中医对支气管哮喘的认识

（一）支气管哮喘的中医病名

支气管哮喘（简称哮喘）是一种异质性疾病，以气道慢性炎症为特征，临床表现为反复发作的喘息、气急，伴或不伴胸闷或咳嗽等症状，同时伴有气道高反应性和可变的气流受限，随着病程延长可导致气道重塑。中医学将哮喘归为"哮证""喘证"的范畴。《内经》中有最早关于喘证的论述，如《素问·阴阳别论》云"阴争于内，阳扰于外，魄汗未藏，四逆而起，起则熏肺，使人喘鸣"。东汉张仲景称哮喘为"上气"，《金匮要略》云"咳而上气，喉中水鸡声"。隋代成书的《诸病源候论》称哮喘为"呷嗽",对其发病机制及临床表现有着更精确的论述,如《诸病源候论·咳嗽病诸候》写道"呷嗽者,犹是咳嗽也。其胸膈痰饮多者……谓之呷嗽"。元代朱丹溪首次提出"哮喘"的名称,使其成为一个独立的病名。明代虞抟在《医学正传》中进一步对"哮"与"喘"做了明确的区分,"喘以气息言,哮以声响名"。后世医家鉴于"哮必兼喘"之故,一般将其统称为"哮喘",为与喘证区分,故名为"哮病"。

(二)支气管哮喘的病因病机

从古至今,正水理论与支气管哮喘有着密切的联系。水气病的论述最早见于《内经》,《素问·评热病论》载"诸有水气者,微肿先见于目下也",说明《内经》已经认识到"水气"之病以"目下微肿"即眼睑水肿为早期症状。《内经》虽有关于水气病的论述,却未正式提出"正水"的病证名,"正水"之名的提出首见于《金匮要略》,"正水,其脉沉迟,外证自喘"。正水理论在逐渐发展中分化出了诸多流派,对后世影响较大的当属《诸病源候论》的肺肾俱病说、《三因极一病证方论》的十水说及汉方医学代表作《医心方》中的十水理论。①肺肾俱病说。巢元方在《诸病源候论》中言"肾主水,肺主气"。肺主气,司呼吸,又居水之上源;肾者主水,肾气又为五脏气之根,肾虚不能制水则水气泛溢皮肤而为肿,水气上犯于肺,肺失宣降发而为咳喘,此为肺肾俱病,本虚而标实。②十水说。陈无择在《三因极一病证方论》中另辟蹊径,对正水理论进行了阐发,他认为正水有十种,"古方十种证候,以……大便鸭溏,为肺水……腰痛足冷,为肾水……然此十水谓之正水"。本篇之中肺水、肾水与张仲景对于五脏水的论述有共通之处,如《金匮要略》中"肺水者……时时鸭溏"与《三因极一病证方论》中"大便鸭溏,为肺水"同,"肾水者……脐肿,腰痛"与"腰痛足冷,为肾水"同,据此可以认为,十水说是对张仲景五脏水理论的阐发和扩充。③十水理论。日本汉方医学家丹波康赖所撰《医心方》中,总结自汉至宋的医学典籍,认为"先从面目肿,名曰气水,其根在肺,桑根主之",并给出方剂十水散作为对应的治疗方。《三因极一病证方论》与《医心方》皆有关于十水的理论,但其分类方式有所不同:《三因极一病证方论》更多地受到张仲景思想的影响,以经方医学理论为主,采用了脏腑辨证,偏重于五脏水的论述;《医心方》的作者作为日本的汉方医学家,涉猎庞杂,其十水理论更多地受陈延之《小品方》中十水理论的影响,着重于部位辨证,并将之与脏腑辨证相结合。

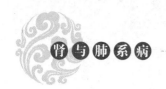

　　明清时期，尤其是清代，是正水理论进一步分化统一的关键时期，关于正水的论述在此期间如雨后春笋，从中产生深远影响且沿用至今的有喻昌的《医门法律》、尤怡的《金匮要略心典》、吴谦等人编纂的《医宗金鉴》和郑寿全的《医法圆通》。喻昌与巢元方持同一理论，即肺肾俱病说。《医门法律·水肿门·水肿论》中指出"正水……肾藏水，肺生水，子病累母，标本俱病，故外证自喘"，这一说法其实是对《诸病源候论》提出的观点进行了更为详细的论述，直接明确了正水的病机应责之于肺、肾二脏。尤怡所著《金匮要略心典》中论述正水"正水，乘阳之虚而侵及上焦"，认为本病乃肾中真阳虚衰，无力制约而导致水气之邪上犯，发而为肿为喘。《医宗金鉴》作为清太医院的指定教材，对后世医家的影响尤为深远，而主编该书的吴谦等人与尤怡持同一观点。吴谦等人在《医宗金鉴·订正张仲景全书》中，更是直接收录了《金匮要略心典》的论述。清代医家汪汝麟在《证因方论集要》中论喘时说道"若内伤无外邪中人，乃肺肾受病作喘，其来渐……取阴阳相济之义也"，从另外一个角度证实了当时的杏林界受《医宗金鉴》影响，正水理论自此趋于统一，以肾阳不足为出发点，责之于肺、肾二脏。

　　近现代医家多遵《医宗金鉴》法，认为肺肾阳虚是支气管哮喘慢性持续期患者的主要病机，但也有医家对此有不同见解。中西医汇通学派大家张锡纯认为，"喘之为病……其不容纳之故，有由于肺者，有由于肝肾者"。由于肝肾者责之于肾气虚而肝气逆，因肾虚气化无权，致肾之气化挟冲任之气上逆，喘证遂发；由于肺者，"因肺病不能容纳吸入之气"，或"有痰积胃中，更溢于膈上，浸入肺中"，发而为喘。总结近现代医家对支气管哮喘慢性持续期病因病机的认识，大都认为其病位在肺肾，与肝关系密切，以肺肾阳虚为本，气滞、瘀血、水饮等为标。值得一提的是，很多前辈并不泥于古法，尤其是治喘的方药中并不避忌麻黄，有的前辈医家甚至善用麻黄来治喘。个中深意，值得后学细细追索。

　　支气管哮喘为本虚标实之病，肺肾阳虚为本，水气上犯为标。《内经·逆调论》有云"肾者水脏，主津液，主卧与喘也"，说明患者喘息不得卧，其根在肾主水的功能失司，而金水相生，子脏既病，母亦受累，正如《素问·水热穴论》中所论及"水病……标本俱病，故肺为喘呼，肾为水肿"。所以患者既有喘息不得卧的临床表现，又有体表部位浮肿的外在改变。清代陈士铎《辨证录·臌胀门》对本病曾有论述："不知肺虚必盗脾胃之气，而肾虚则不能生脾胃之气……于是水不能消而泛滥，一如水肿之病也。"陈士铎给出的治法是泻南补北，因为金虽能生水，却只能生肾水而不能生肾火也。本病肺虚盗脾胃之气，而只有肾火才能生中焦脾土，亦只有肾火才能化解身中水气。从另一个角度来讲，如果我们把肾补起来了，那么肺就不用忙着再去生肾水了，这样才能保全自身，所以这样说来，补肾也就等同于补肺，这就是《难经》中泻南补北法在临证时的实例。投石可以问路，方药可以测证，泻南补北法的行之有效，从另一个方面表明了在哮喘的病机之中，肾中真火之衰是发病之根本，补肾中真火可生中焦之土，中土得生则气机升降之枢纽可通，更可进一步化生肺金，而补肾则肺金又不必去资肾，如此肺金可安，喘息自平，真阳得复则阴水溃散，故肿亦可消。综上所述，肾阳虚衰是本病的重要病机，而肾阳虚衰日久进一步造成脾胃虚弱，消耗肺金，发展为喘满浮肿，所以认为肾中真火不足，肾阳虚衰，加之肺金亏耗为哮喘病机之根本。

哮病的"宿痰伏肺"之说被历代医家广为接受，但究其根本，宿痰之根源在肾。因肾为水脏，主津液。《景岳全书·杂证谟·论痰之本》云："夫痰即水也，其本在肾，其标在脾。在肾者，以水不归原，水泛为痰也……故治痰者，必当温脾强肾以治痰之本。"若肾阳不充，伏痰不去，伏痰每遇外邪激动而搏击于气道，导致哮喘呈慢性反复发作状态。柯新桥等认为肾阳乃机体阳气之根，总司气化，若阳虚温化失常，肺脾水津不利，则易化痰生饮，留伏于体内，遇感而诱发哮喘。朱佳认为肾为五脏之根本，哮喘患者气喘咳痰是肾主纳气、主水作用在病理方面的表现，发作期虽有肺、脾、肾之不同，但总以肾虚为本，通过补肾可调阴阳，化痰湿，补正气，御外邪，为哮喘之正治。周兆山等认为哮喘患者因其肾精不足，肾气亏虚，气化无力，影响了足太阳膀胱经产生和输布阳气于肌表的功能，使卫表不固，外邪内侵于肺，肺失宣降则发为哮喘。王伟等认为哮喘的病因病机为宿痰内伏，屡感外邪，引动伏饮，痰气胶结，闭塞气道，肺气上逆，引发哮喘；哮喘反复发作，迁延不愈，日久损伤正气，脏腑功能失调，痰浊、瘀血交阻，病情由实转虚，由肺及肾，虚实夹杂，缠绵难愈。欧广生认为哮喘的病理关键在于肾虚血瘀，肾气不足，则外不能鼓舞卫阳抗御外邪，内不能助肺气以朝百脉，从而导致外邪袭肺，肺络瘀阻，气不归根而成胶固之疾。《素问·痹论》言"病久入深，荣卫之行涩，经络时疏，故不通"，说明病久入络，痰瘀互结也是支气管哮喘的重要病机。

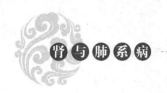

（三）支气管哮喘的中医治疗

支气管哮喘的发病率目前仍呈上升趋势，现代医学以抗炎药和支气管扩张剂治疗为主，目前，普遍认为中医药治疗支气管哮喘的优势在缓解期，而不在发作期。笔者在临床中发现，对部分哮喘发作期患者，用补益肺肾的方法也有一定疗效，总结如下。

1. 中医治疗的理论基础

（1）痰饮为标，肺肾不足为本　由于肺气不足，卫外之阳不能充实腠理，易为外邪侵袭；肺气虚衰，则治节无权，失于疏布，凝液为痰。肾气虚衰，则失于蒸化，其阳虚者，水泛为痰，阴虚者炼液为痰。故柯琴曰："脾为生痰之源，肺为贮痰之器，此无稽之谈也……惟肾为胃关，关门不利，故水聚而泛为痰也，则当曰肾为生痰之源。"《证治准绳》亦云："故上焦宗气不足，则痰聚胸膈，喉间梗梗，鼻息喘短……下焦卫气不足，则势不悍疾……治其本则补之宜先。"

（2）补益与治痰并举　《金匮要略》言"病痰饮者，当以温药和之"，指出了痰饮病的治疗原则。张景岳的治疗体会"然发久者，气无不虚，故于清散中宜酌加温补，或于温补中宜量加消散。此等证候，当惓惓以元气为念，必使元气渐充，庶可望其渐愈"，明确了温补治哮的必要性。《临证指南医案》言"若夫哮症……故频发频止，淹缠岁月，更有痰哮、咸哮、醋哮、过食生冷及幼稚天哮诸症，案虽未备，阅先生之治法，大概以温通肺脏，下摄肾真为主"，更强调了补益肺肾的重要性。在临床中发现，部分哮喘急性期患者，特别是反复发作、重症发作和激素依赖性哮喘，多证属虚实夹杂，我们强调补益与治痰并举。因患者确有脏器亏虚，如一味克伐，祛痰平喘，则徒劳无功。在补肺益肾的同时，酌情应用温化痰饮、燥湿化痰、清润化痰、健脾化痰等药，但少用峻攻逐饮之品。

（3）中药研究　现代研究认为，哮喘是嗜酸性粒细胞、肥大细胞、T淋巴细胞等多种炎症细胞参与的气道慢性炎症，并伴有气道反应增高。药理研究表明，人参、附子对垂体－肾上腺皮质系统有刺激作用；淫羊藿有激素样作用；生地黄煎剂能对抗连续服用地塞米松家兔血浆皮质酮浓度下降，防止肾上腺皮质萎缩；山茱萸、肉豆蔻有抗炎作用；山茱萸、补骨脂、肉桂、沙参等补益药均有调节免疫作用；黄芪可调节Th1及Th2细胞的部分功能；补骨脂、肉桂、麦冬等有一定抗菌作用；淫羊藿、补骨脂亦有平喘作用。并且临床研究证实，在哮喘发作期，扶正法能起到提高疗效的作用。

2. 常用治法方药

（1）益气温肺，化痰定喘

适用证型：肺气虚寒证。

辨证要点：平素体弱，憋喘，咳嗽，咳痰无力或咳白痰，喘促气短，言语无力，语声低微，舌淡苔白，脉数乱，软而无力。

药物组成：党参，黄芪，肉桂，茯苓，陈皮，白术，半夏，炮姜，紫苏子，杏仁，桔梗，甘草。

加减：若痰液清稀或呈泡沫状，形寒怕冷，酌加炙麻黄、细辛；若烦躁兼热者，酌加蒲公英、黄芩；有瘀血征象者，加丹参、当归祛瘀平喘。

（2）滋补肺肾，祛痰平喘

适用证型：肺肾阴虚证。

辨证要点：身体瘦弱，腰酸，心悸少寐，口干，憋喘，干咳或痰黏难咳，盗汗，舌体瘦小少苔，脉细数。

药物组成：生地黄，山药，山茱萸，补骨脂，牡丹皮，沙参，麦冬，五味子，川贝母，葶苈子，桔梗，当归，甘草。

加减：若有面色潮红、五心烦热、心烦咽干等阴虚火旺征象，酌加滋阴清热药知母、黄柏、小蓟；有气阴两虚者，当益气养阴，以生脉散加减。

（3）温补肾阳，纳气平喘

适用证型：肾阳亏虚证。

辨证要点：发病日久，长期应用激素，见腰膝酸冷，畏寒，清痰或灰痰，身重体乏，小便清长，舌淡，苔白滑，脉沉细。

药物组成：熟地黄，山药，山茱萸，黄芪，补骨脂，淫羊藿，半夏，桑白皮，川贝母，杏仁，桔梗，鹅管石，丹参，甘草。

加减：见阳虚重者，加附子、肉桂；咳嗽久，可加炙紫菀、款冬花；夜间睡眠差，加浮小麦、生龙骨、生牡蛎；有时难辨病位，可肺肾同补。

三、哮喘辨时论治

（一）辨时治疗哮喘的理论依据

1. 哮喘与昼夜节律

《灵枢·岁露》载："人与天地相参也，与日月相应也。"季节、昼夜、晨昏

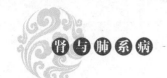

等时间因素的更替，既可影响自然界不同的气候特点和物候特点，也可对人体的生理活动和病理变化产生一定的影响。《素问·金匮真言论》云："平旦至日中，天之阳，阳中之阳也；日中至黄昏，天之阳，阳中之阴也；合夜至鸡鸣，天之阴，阴中之阴也；鸡鸣至平旦，天之阴，阴中之阳也。"一日可分阴阳，人体之阳气在平旦、日中、黄昏、夜半时呈现出生、长、收、藏的变化规律，正如《灵枢·顺气一日分四时》云"夫百病者，多以旦慧、昼安、夕加、夜甚"。可见，疾病一日四时的变化可呈现为旦慧、昼安、夕加、夜甚的不同变化。《灵枢·顺气一日分为四时》云："以一日分为四时，朝则为春，日中为夏，日入为秋，夜半为冬。"总体上表现为"至日中阴得以阳化"而病减，"至暮夜阴邪独胜"而病加的特点，病情随着昼夜阴阳的变化出现昼轻夜重的变化。临床中哮喘的病情变化也遵循此规律。Philip等对 5 例夜间哮喘患者进行研究，发现其 PEF 在 16 时达到高峰，凌晨 4 时降到低谷，表明 PEF 具有昼夜节律变化。尹小文等在研究动态肺量测定在支气管哮喘中的应用时，随机选择 20 例支气管哮喘患者进行昼夜动态肺量测定，发现 12 例患者的 FEV_1 和 PEF 明显小于 80%，其中 83.3% 发生于夜间。白天肺功能检查正常的支气管哮喘患者，FEV_1 和 PEF 在夜间和凌晨可出现明显下降。现代生理学研究表明，夜间人体内儿茶酚胺、心钠素、促甲状腺激素释放激素等激素水平处于分泌低值期，导致其扩张支气管平滑肌的作用减弱，更易引起哮喘发作。同时，夜间迷走神经张力增高，β 受体兴奋性降低，气道阻力增加，呼吸道黏液分泌增加，机体对过敏介质释放的抑制作用降低，气道反应性增高，均能够使哮喘发作或加重。赵海燕等在夜间哮喘发病机制的研究中发现，哮喘患者的支气管在夜间吸入支气管收缩剂后，反应性较白天明显增高，提示在夜间气道平滑肌对支气管收缩剂的敏感性更高。

2. 哮喘与四时节律

人是自然界的产物，自然界天地阴阳之气是不断运动变化的，因此，人体的生理病理必然受到时令气候节律、地域环境变化的影响。《素问·厥论》云："春夏则阳气多而阴气少，秋冬则阴气盛而阳气衰。"自然界阴阳之气随四时的更替也有着升降、消长的变化。《灵枢·顺气一日分为四时》曰："春生、夏长、秋收、冬藏，是气之常也，人亦应之。"人体阴阳的变化与自然界四时阴阳的变化具有同步的节律性。《素问·六节脏象论》言："心者……通于夏气。肺者……通于秋气。肾者……通于冬气。肝者……通于春气。脾、胃、大肠、小肠、三焦、膀胱者……通于土气。"《素问·咳论》说:"五脏各以其时受病。"说明五脏系统与四季更替存在相应的节律性变化,五脏的疾病各自以其相应的四时而发病。支气管哮喘的发病亦具有冬春季节加重的趋势。刘骅漫通过随机抽取春、夏、秋、冬四季各50例支气管哮喘发病病例,发现支气管哮喘在四季的发病率分别是春季38.3%、夏季6.7%、秋季16.7%、冬季38.3%,可见支气管哮喘在冬春季多发,表明四时季节的更替与哮喘的发病有一定关联。现代研究发现,支气管哮喘是由多种细胞和细胞组分参与的慢性免疫炎症性疾病,多种诱发因素参与其发病,其中,空气中的花粉、尘螨、毛屑常见。殷少军等通过对40例季节性哮喘患者测定其sIgE水平发现,季节性哮喘患者的sIgE水平明显高于非季节组和健康组。庞亚敏等研究发现,不同地区的花粉授粉季节不同,诱发支气管哮喘发作的季节也不同,故有些患者的发作有一定的季节性。

3. 哮喘与营卫气血运行

哮喘与营气、卫气的昼夜运行变化有密切的关系。《灵枢·营卫生会》云:"营在脉中,卫在脉外,营周不休,五十而复大会。阴阳相贯,如环无端。"它指出营气行于脉中,卫气行于脉外,循环往复,分昼夜循行于周身,是机体适应昼夜阴阳消长节律的生理现象之一。《灵枢·卫气行》云:"故卫气之行,一日一夜五十周于身,昼日行于阳二十五周,夜行于阴二十五周,周于五脏。"卫气昼行于阳而夜行于阴,于机体循环往复五十周于身,卫气昼行于阳,白天卫气充盛,卫气护卫机体,避免外邪入侵,故哮喘白天发作较夜间少;卫气夜行于阴,循行于五脏之里,卫气虚弱,机体易于感受外邪而发病,且夜间寒邪较盛,易侵袭肺卫,引动伏痰,故哮喘易于发作。中医学认为,气血为构成人体和维持人体生命活动的最基本物质,气血充养全身,为人身之根本。《灵枢·举痛论》云:"百病皆生于气也。"而气血同源,互根互用,气病及血,可致气血失调,百病丛生。《素问·调经论》言:"气血不和,百病乃变化而生。"《素问·生气通天论》言"故阳气者,一日而主外,平旦人气生,日中而阳气隆,日西而阳气已虚,气门乃闭",指出人体气血运行与自然界阴阳二气的盛衰变化有关。《素问·四时刺逆从论》言"邪气者,常随四时之气血而入客也",指出了各种疾病的发生,与人体因四时季节交替的气血盛衰变化有关。哮喘的发生为痰伏于肺,遇诱因引动而触发,而痰饮的形成是人体气血失调,水谷精微不归正化,伏藏于肺,形成夙根。因此,当人体气血亏虚,正气不足,抗邪无力,外邪乘虚而入,引动伏痰,

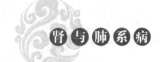

哮喘因此发作。所以，气血失调是哮喘反复发作的主要病理因素。十二经脉是气血运行的主要通道，人体十二经脉气血运行的盛衰随一日十二时辰的昼夜交替而变化。十二时辰的气血流注从肺经开始，肺系病症状在寅时（3:00~5:00）最重。刘学对 60 例哮病患者进行研究分析发现，哮病的常见症状"喘息"在酉时（17:00~19:00）至寅时出现的频次占十二时辰频次的 81.7%。

（二）辨时治疗哮喘的意义

《素问·六节脏象论》云"谨候其时，气可与期，失时反候，五治不分，邪僻内生"，指出自然界阴阳的变化都遵循着一定的规律，往往是可以预期的，医者应谨慎地顺应自然时令气候和阴阳的变化，辨时治疗，一般可获得较好的疗效，反之亦然。正如《灵枢·顺气一日分为四时》言："顺天之时，而病可与期。"由此可见，临床上准确辨明病因病机，确定证候，而后论治，必然是取得临床疗效的基础，但合理辨时治疗则是保障其取得最佳疗效的重要环节。

（三）辨时治疗哮喘的临床应用

支气管哮喘的辨时治疗应顺应自然界昼夜、四时人体阴阳的消长变化规律，顺应人体脏腑主时规律及人体营卫、气血的运行。《灵枢·百病始生》云："毋逆天时，是谓至治。"《素问·四时刺逆从论》云："故刺不知四时之经，病之所生，以从为逆，正气内乱，与精相薄。"强调对疾病进行施治时，应注意审察治法与四时经气的盛衰及病变之逆从，进而避免正气逆乱、邪气结聚的后果。笔者通过查阅文献发现，临床上辨时治疗哮喘，中医积累了相当多的经验。

1. 辨时服药

辨时服药是"因时制宜"治疗原则在临床上的具体应用，它是在机体阴阳消长的规律性变化与时令气候节律的变化同步性的基础上，根据不同的治疗目的、方药的性能、病位所在脏腑的节律特性，选择最恰当的用药时间，进而提高药物效应，增加治疗效果的一种服药方法。在中医理论的指导下辨时服药，不仅可以提高疗效，预防和减少药物的不良影响，而且根据药物的效能、毒性和代谢的时间节律，结合人体的生理活动和病理变化的节律来确定最佳的服药时间，已成为新兴的时间治疗学的主要研究课题。时间药理学研究认为，药物药效、药代动力学会根据机体活动节律的改变而变化，考虑到哮病"夕加、夜甚"的发作特点及药物的药性特点，合理地选择给药时间，在呼吸道阻力增加时，能够达到较高的有效血药浓度，更有效地发挥药效，达到事半功倍的效果。

2. 穴位贴敷

穴位贴敷是指在三伏天对穴位进行药物贴敷来预防和治疗支气管哮喘的一种方法，其所取得的良效是药物、腧穴和气候共同发挥作用的结果，是中医学的一种特色的治疗方法。穴位贴敷属于"冬病夏治"的范畴，即对冬季寒冷气候时好发及受寒易发的疾病，选择每年阳气旺盛的三伏即初伏、中伏、末伏第一天，运用中医传统的治疗手段进行施治，以达到扶助正气、减少疾病发作的目的。穴位贴敷疗法采用经皮给药的方式，常用白芥子以温肺化痰；细辛以散寒宣肺，温化寒饮，止咳平喘；甘遂善行经隧之水湿，延胡索活血行气止痛，二者共用以增强化痰行气止痛的作用。上药研细，以生姜汁调和，配合芳香走窜的冰片、麝香等药，通过刺激穴位，激发周身经气，共奏散寒化饮、利气止痛之效。李丽萍等在观察冬病夏治穴位贴敷治疗支气管哮喘临床疗效的研究中发现，在130例支气管哮喘患者中，无效26例，有效56例，显效33例，临床控制15例，总有效率80%。现代实验研究证实，冬病夏治能够改善机体血液循环，使β受体活性兴奋，促进和调整机体免疫功能，利于支气管哮喘的恢复。

3. 辨时针灸

子午流注针法是一种独特取穴针刺治疗方法，以四肢肘、膝关节以下的五输穴为基础，在"天人合一"思想指导下，根据自然界的周期现象及人体气血营卫的运行规律，结合阴阳消长、五行相克、天干地支理论创制的一种逐日按时取穴的针刺方法。研究表明，针刺时机与针刺效应具有相关性，辨时取穴治疗支气管哮喘，能够有效控制哮喘的症状，降低患者IL-4水平、提高PEF，与常规针法组比较效果显著。蔡彦等发现，依据哮喘发病的子午流注规律，对于哮喘患者气道重塑的改善情况而言，按时辰取穴治疗效果优于常规取穴。

（四）总结

对于哮喘的治疗，自朱丹溪提出"未发以扶正气为主，既发以攻邪气为急"的治疗原则，后代多遵从之。笔者认为，攻邪祛痰利气治疗哮喘急性发作，对初发、病程短、体质盛实的患者较宜，且疗效佳。若患者长期反复发作，寒痰伤及脾肾之阳，痰热耗灼肺肾之阴，可从实转虚，一旦哮喘大发作时，每易持续不解，虚实错综并见，肾阳不足常常是重症哮喘、老年哮喘发作的原因；病史长，不规律用药，特别是长期应用茶碱类、β2受体激动剂、糖皮质激素，停药即复发，并出现乏力、心悸、口干、烦热等气阴两虚证候，或畏寒肢冷、虚浮等肾阳虚证候；

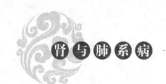

病程长合并肺气肿、肺间质纤维化等，患者肺功能下降，肺顺应性降低，病情缠绵难愈，哮喘反复发作难以缓解，多见气短、动则喘甚，证属肺肾亏虚。以上情况若以常法辨治，急性期治标、治痰，以攻邪为主常不效。因哮喘延绵，耗伤正气，早已肺肾虚衰，纯用祛痰之剂，徒劳无功，正如《景岳全书》所言"扶正气者，须辨阴阳……攻邪气者，须分微甚……然发久者，气无不虚……若攻之太过，未有不致日甚而危者"。需以补益肺肾为主，扶助正气，调整阴阳，酌加消散，所谓"不治痰之标而治痰之本"，可望渐愈。根据现代研究，补益肺肾药物可以提高和调节机体免疫及神经内分泌功能，特别是增强肾上腺皮质反应能力，从而与抗炎、平喘、化痰、止咳药起到协同作用，并能减轻其他药物的不良反应，提高临床疗效。故我们认为，对于哮喘发作期的患者，特别是重症发作和激素依赖性哮喘，当详辨虚实，不可忽视补益药物的治疗作用。

第三节　肾与慢性阻塞性肺疾病

慢性阻塞性肺疾病（COPD）是一种呼吸系统慢性疾病，其患病率和致死率逐年上升，严重影响患者疾病预后及生存质量。2015 年全球疾病负担研究估计，COPD 的全球患病约为 1.74 亿例。而我国最新数据显示，我国 COPD 患病率约为 8.6%，其中 60~69 岁患病率 21.2%，70 岁及以上患病率 35.5%。其临床主要表现为咳嗽、咳痰、气短，现代医学对 COPD 稳定期多给予平喘、化痰、解痉等治疗。中医学根据 COPD 咳喘、胀满等症状将其归于"咳嗽""喘证""哮病""痰饮"等范畴，病机主要责之痰、瘀、虚，母病及子，病位涉及肺、肾二脏。故遵循"急则治标，缓则之本"的原则，治疗时急性期以祛邪为主；缓解期以补虚扶正为主，调治肺肾，从肾论治 COPD。

一、现代医学对 COPD 的认识

（一）现代医学对 COPD 的基本认识

COPD 是一种以持续性气流受限为特征的炎症性疾病，气道阻塞不完全可逆，以肺功能表现为 $FEV_1/FVC < 0.7$ 为特征，可出现憋喘、咳嗽等临床症状，日久形

成肺大泡、肺气肿，胸廓呈桶状畸形。肺动脉高压以肺循环阻力增高为特征，定义为海平面静息状态下，右心漂浮导管测得肺动脉平均压 ≥ 25 mmHg，由于其检测手段为有创性检查，故很多肺动脉高压患者未能得到明确诊断。临床上，如果患者存在 COPD 的基础疾病，那么常常因通气不足致慢性缺氧，缺氧进而使肺血管收缩，一氧化氮和前列环素等血管舒张因子的合成与分泌减少，以及一系列炎症反应，导致肺血管内皮损伤，肺血管重塑，由 COPD 进展为 COPD 合并肺动脉高压，并最终导致肺心病右心功能不全的结局。近年来，由于空气污染、人口老龄化、吸烟人群并未真正有效控制等因素，我国 COPD 患病率持续走高，而由 COPD 引发的 COPD 相关性肺动脉高压逐渐成为健康的一大威胁，越来越引起人们的重视。

（二）COPD 形成的主要诱因

诱发 COPD 的因素主要有以下几种。①遗传因素：当遗传因素导致 α1- 抗胰蛋白酶缺乏时，患者易出现 COPD。②理化因素：长期吸烟、空气污染、接触粉尘、过敏等理化因素刺激，会导致慢性喘息性支气管炎、慢性阻塞性肺气肿。③呼吸道感染：反复呼吸道感染是导致 COPD 的常见原因。④支气管哮喘反复发作：哮喘患者一旦导致肺泡弹性纤维断裂，肺泡阻塞性的肺气肿无法得到逆转，也会导致 COPD。支气管哮喘初期，随着支气管痉挛的缓解，肺泡过度膨胀可以逆转，可能不会导致 COPD，倘若支气管哮喘反复发作，同样可以导致 COPD。⑤限制性通气功能障碍：由于肺叶切除及脊柱、胸廓畸形，导致有效肺泡面积减少，周围肺组织代偿性膨胀、牵拉，也可以导致阻塞性肺气肿和呼吸流速受限，出现 COPD 症状，这类患者既有限制性通气功能障碍，也有阻塞性通气功能障碍，通常是混合型呼吸功能不全。

（三）COPD 的现代医学机制研究

现代医学研究表明，COPD 常见发病机制有氧化应激反应、炎症介质和细胞因子、线粒体功能障碍、衰老和表观遗传学改变等方面。绝大多数 COPD 由吸入香烟烟雾和其他破坏性颗粒引起，这些颗粒可能损害肺组织，导致气道重塑，诱发与 COPD 相关的肺气肿和慢性支气管炎。COPD 具体发病机制如下。①吸入香烟烟雾时，体内发生过氧化反应，肺部因高含氧量，导致氧化应激损伤，产生大量活性氧（ROS）引起 COPD。②炎症反应是 COPD 发生发展的重要组成，当有损伤颗粒进入肺组织，会激活上皮细胞和常驻炎症细胞，这些因子在调节炎症反

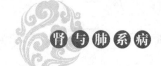

应中起着至关重要的作用。③线粒体能量主要来源于氧化磷酸化产生的三磷酸腺苷，线粒体在 COPD 进展中主要通过钙稳态、线粒体 ROS 的产生、促凋亡因子的释放、细胞代谢的改变、细胞死亡和炎症发挥作用。④衰老的许多特征与 COPD 完全符合，随着 COPD 的进展，通过磷脂酰肌醇 3 激酶信号通路，调控体内炎症介质和细胞衰老。

目前，COPD 合并肺动脉高压的发病机制尚未完全明确，但有相关研究表明，主要有缺氧机制、炎症机制等多个方面，其中缺氧是其病机的主要方面，在上述病机的基础上进而导致以肺血管收缩、原位血栓形成、肺血管重构及肺循环阻力增加等病理变化。缺氧在各类肺动脉高压的发病中都非常重要，COPD 患者气道长期阻塞，肺通气功能障碍，日久可导致低氧血症的发生。由于机体的低氧状态，一方面，代偿性引起红细胞生成增加，血液黏滞度增高，并且激活肾素 - 血管紧张素 - 醛固酮系统（RAAS），使血容量增加，肺动脉压随之增高；另一方面，缺氧可导致肺血管内皮细胞受损，肺血管收缩，以维持 V_A/Q 比值相对稳定。由上可知，缺氧是 COPD 合并肺动脉高压的关键病机之一。

（四）COPD 的现代医学治疗

1. 急性加重期的治疗

COPD 加重是多重因素造成的，但最常见的原因是细菌和病毒感染，其特点为肺部感染伴随症状急性恶化。在严重的病例中，一次急性加重可以是呼吸衰竭和死亡的原因。因此，COPD 急性加重期的治疗尤其重要。氧疗、吸入 β2 受体激动剂和抗胆碱药物、合理的全身使用抗生素及短程糖皮质激素的使用是治疗的重点。在急性加重期，常规的抗生素治疗用于下列 3 个症状出现任意 2 个时：呼吸困难加重，痰量增加，出现脓痰。但值得注意的是，许多 COPD 病例加重是病毒或非传染源原因，对此类病例而言，抗生素是不适用的。抗生素治疗对提高临床痊愈有确定的效果，对严重的患者尤其合适，选用抗生素相应的风险是治疗的失败和潜在的抗生素耐药。合理使用抗生素能控制大多数的常见病原体，如肺炎球菌、流感嗜血杆菌等。通常使用传统的广谱抗生素如多西环素、复方新诺明、阿莫西林等。第三代头孢菌素或氨基糖苷类可考虑用于严重的患者。支气管舒张剂是 COPD 治疗中的主要支柱之一，其作用主要为舒张支气管平滑肌，缓解气流阻塞的症状。正确使用这些药物可以使患者增加气流及减轻呼吸困难，患者常常体验到症状减少及生活质量得到改善。此类药物主要包括 β2 肾上腺素受体激动

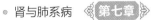

剂，抗胆碱药，以及甲基黄嘌呤类。β2 受体激动剂和抗胆碱药的联合应用是合理的，对肺功能和症状产生协同的有益作用。也有不同的意见认为速效的 β2 受体激动剂是有效的支气管舒张剂，异丙托溴铵可考虑用于中断或不能耐受 β2 受体激动剂的患者，抗胆碱药和 β2 激动剂不适合在急性加重期的情况下合用。吸入长效的 β2 受体激动剂比沙丁胺醇更好地改善症状。在急性加重期要提高支气管舒张剂的剂量。如果已使用有效支气管舒张剂或者患者的病情很严重或频繁加重，可以考虑使用抗氧化剂治疗，虽然目前尚有争论，但是可以减少加重的频率。COPD 患者应谨慎应用糖皮质激素，有人认为 COPD 的炎症是耐糖皮质激素的。糖皮质激素对大多数 COPD 患者无效或仅有少量作用，口服或短程全身使用糖皮质激素在急性加重期有效，对于改善缺氧及肺功能有益处，可减低加重的速度和改善健康状况，常用的治疗还有氧疗和无创通气支持治疗。氧疗对所有的低氧血症和呼吸衰竭患者都是适用的，对有肺动脉高压和右心衰竭的患者尤其有益，在急性加重期的患者，可考虑使用无创通气支持治疗，能让大部分患者避免气管内插管。

2. 稳定期的治疗与预防

COPD 是导致患者劳动力丧失及死亡的常见原因之一，因此，预防及阻止其发展变得尤为重要。预防及阻止 COPD 发展的措施总结起来有下述几个方面。①减少肺功能的下降及缓解疾病的发展，在任何阶段戒烟都是首要及重要的。②低氧血症患者使用家庭氧疗可减慢肺动脉高压的发展及降低死亡率。③康复锻炼及适当的运动干预是有价值的，可以减慢疾病的发展及改善肺功能，另外，营养疗法作为辅助治疗可改善患者体质。④肺切除术，个别患者可以做切除部分肺的手术。肺移植术也是一种有益的治疗，但仍不减轻疾病的自然病程。⑤在药物治疗中，支气管舒张剂能有效缓解 COPD 的气阻，减轻肺气肿，提高运动功能，增加气道纤毛的清除率，如患者保持依从性，肺功能将达到一个良好的水平，它们的不良反应相对较低，而且可以减少肺疾病加重的概率。常用的支气管舒张剂有 β2 受体激动剂、抗胆碱药及甲基黄嘌呤类，前二者吸入支气管舒张剂联合应用比单独使用其中一种提供更优良的支气管舒张效果，不良反应不增加且患者的依从性更好。茶碱通常用于更严重的患者，且对夜间加重者尤其有益。吸入皮质类固醇可减慢加重速度和改善健康状况，但不减轻疾病的进展。

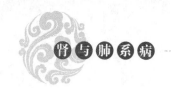

二、中医对 COPD 的认识

（一）COPD 的病因病机

COPD 病名源自现代医学，中医学根据 COPD 咳喘、胀满等症状将之归于"咳嗽""喘证""哮病""痰饮"等范畴。可追溯到《内经》"肺胀者，虚满而喘咳"，并提出病因病机为热邪犯肺、阴阳失衡和营卫失宣。

历代医家对 COPD 病因病机的认识各有不同。张仲景在《金匮要略》中提出肺胀由外邪犯肺，饮留上焦，痰热壅肺导致。《诸病源候论》中指出肺胀需根据虚实辨证，肺肾本虚则为虚证，气逆咳喘则为实证。朱丹溪首创活血化瘀治肺胀，认为其病机为肺气受阻，痰瘀于内。清代李用粹将之分为风寒犯肺、痰瘀互结、肺肾气虚等证，这种辨别虚实对证治疗的思路对现代临床仍具有重要的参考价值。

（二）COPD 的中医治疗

近现代医家对 COPD 发病理论的研究也多种多样，为治疗 COPD 提供了更丰富的诊疗经验，并将 COPD 根据不同时期和病因病机分为稳定期和急性加重期。急性加重期多以"痰、瘀、热"互结，并伴有外感邪气，应治以化痰、祛瘀、泻热、祛邪。薛汉荣提出其主要病机有肺气壅滞，胃肠郁热；风邪恋肺，湿热阻滞；痰热瘀滞，热克血络。孟景春认为，COPD 急性加重期以肺气虚为发病重点，肺气失司，外邪侵袭，肺失输布，则痰浊水饮内生，肺气虚则运血乏力，瘀血内结，故主要病机有邪热袭肺、痰热郁肺、瘀血内结。张元兵提出六经辨证的思路诊断 COPD 急性加重期，急性加重期多为合并病，发病初期病入太阳，若因失治误治，痰饮郁而化热，可见少阴、阳明合并病，若有气血亏虚可见太阴、太阳合并病，故急性加重期可见太阴与三阳合并病。COPD 稳定期多与气虚、血瘀、痰阻相关，本虚标实。魏成功认为 COPD 病位在肺、肾，与心、肝、脾胃有关，主要病机虚实结合，其中血瘀痰阻为实、肺肾气虚为虚。韩明向发现气、血、水为 COPD 的治疗关键，病因病机为外感六淫，气虚痰瘀于内。刘建秋提出其病位在肺，久病肺伤，子病及母，脾胃受损，故可见肺脾气虚；肺脾肾阳气虚弱，运化水湿无力，导致痰饮内停；病情缠绵，患者情志不畅，引起肝失疏泄，且肝主藏血，则肺气助心行血能力减弱，引起气虚血瘀。

COPD 合并肺动脉高压可分单纯 COPD 期、COPD 伴生肺动脉高压期、右心衰竭期三期论治，各期病变脏腑与防治原则不尽相同，现分而论之。

1. 单纯 COPD 期：肺气虚耗，气失所主

COPD 患者，内源性和（或）外源性的致病因素导致气道狭窄，气机运行不畅，肺通气功能受限，或素体肺虚，肺之开合无力，肺脏得不到外界清气的滋养而逐渐枯萎。此时以单纯性 COPD 为主，病变脏腑主要在肺。此时主要病机可概括为：肺气虚耗，气失所主。王肯堂《证治准绳·喘》记载："肺虚则少气而喘。"《景岳全书·喘促》云："凡虚喘之证，无非由气虚耳，气虚之喘，十居七八。"一些喘息较甚的患者，肺虚亦可累及肾虚，使气失其根。李官红等的临床研究亦显示，COPD 稳定期患者，前期多以肺气虚弱为主要病机。

虽然 COPD 的具体发病机制目前尚未完全明确，但一般认为与炎症细胞及炎症因子相关，而补益肺肾可有效改善人体的炎症情况，在 COPD 的治疗中具有重要意义。现代医家从肺肾相关的角度出发对 COPD 的治疗有着许多的见解，认为 COPD 以虚为主，主要病位在肺、肾，主要病机为肺气不足，治节无力，日久及肾，故在治法选择上，应溯根求源、治病求本，肺肾同治，调理肺肾气机，滋补肺肾虚损，扶助正气，驱邪外出，使体内气机畅达，气血阴阳调和。

2. COPD 伴生肺动脉高压期：母病及子，肺肾两虚

肺、肾二脏，母子相关，经脉相连，金水相生。在呼吸运动中，肺为气之主，主气，司呼吸，肾为气之根，主纳气，肺气不利则气无所主，肾气亏虚则气无以摄纳。肺气不利常母病及子，损及肾脏。肾主纳气，为封藏之本，《医宗必读》载"肾为脏腑之本，十二脉之根，呼吸之本"，肾之元精损耗，摄纳清气功能减退，自然界氧气无法正常进入组织细胞进行内呼吸，触发 COPD 的缺氧机制，引起肺血管收缩、内皮损伤，炎症因子的释放及血管重塑等一系列病理生理反应，诱发肺动脉高压，此为 COPD 合并肺动脉高压最具特征的临床时期。

肺、肾二脏是 COPD 病程中的关键病位，而肾精亏耗导致肾不纳气，又可诱发缺氧而致 COPD 相关性肺动脉高压。对于此期的证治多以温扶肾阳、纳气平喘为第一要务，且中医治疗疾病多以增强人体自身正气为先，正气立则邪气自除，正如《素问·刺法论》言"正气存内，邪不可干"。肺气、肾气、肾阳充足，则可以摄纳更多清气作为营养物质，缓解机体缺氧，从病因上控制肺循环的高压状态，临床可选用蛤蚧、人参、冬虫夏草等药物补肺温阳。然而，病变由肺及肾是一个缓慢的过程，有患者甚至可迁延长达数十年，故实际治疗中肺肾两虚可出现肺偏虚和肾偏虚两种情况。在 COPD 合并肺动脉高压的初始，肺肾两虚而

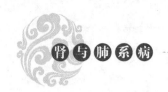

尤以肺偏虚较明显时，补肺药物可酌情加量，如黄芪、党参、蜜紫菀、蜜桑白皮等；而肾偏虚时，需重用温肾扶阳药物，如熟地黄、杜仲、淫羊藿等。邵长荣使用桑葚子、桑白皮、桑寄生等药物组成三桑活血汤，肺肾同治，可有效降低稳定期 COPD 合并肺动脉高压患者的肺动脉压，改善通气功能及全身炎症状况，提高运动耐力。

3. 右心衰竭期：相火失位，君火不明

《素问·天元纪大论》记载："天以六为节，地以五为制……君火以明，相火以位。"君火、相火是中医理论中的重要概念，对临床具有重要的指导意义。肾寓相火，为五脏阳气之根，心为君火，主宰生命活动，温煦并推动其他脏腑的气化功能。君火、相火既各司其职，又互根互用，若肾脏功能遭到破坏，或肾脏自身病变时，可令肾中相火失位，不能上济心之君火，君火不明，心阳不振，则温煦、气化作用减弱。在 COPD 合并肺动脉高压病程的后期，肺动脉高压的表现尤为突出，肾失封藏，相火失位，由肾及心，损及君火，心阳不振，肺动脉高压患者通过增大右心后负荷，使心脏功能逐渐趋于衰竭。

此期病情进一步发展，心阳得不到肾阳的温煦，相火失位，君火不明，故治疗当以温肾阳、助心阳为第一要务。临床上可辨证运用附子、桂枝、甘草、人参等药物振奋心阳，心阳得振，则可减轻心肺瘀血，使肺动脉压降低，但若一味温通心阳，则效果可能不甚理想，温心阳的同时应注意肾阳乃心阳之根本，相火以位，君火以明，故不应舍弃温补肾阳药物的应用，君火、相火上下交感，一身之阳气才得稳固。

（三）从宗气论治 COPD

近年来，宗气理论逐渐被中医界广泛应用于心血管、呼吸、泌尿、神经、消化等多种系统疾病中，取得了较好疗效，本节试从宗气角度论述 COPD 的病因病机、治则治法，以及从宗气论治 COPD 的积极意义，以期对 COPD 的临床诊治提供新思路。

1. 宗气理论的产生及其生理功能

宗气，又名大气，首见于《内经》，"宗气积于胸中，出于喉咙，以贯心肺，而行呼吸焉"，将其生理功能概括为"贯心脉""行呼吸"两方面。较早将宗气用于临床的是东汉医家张仲景，其在《金匮要略》中提出"阴阳相得，其气乃行，大气一转，其气乃散"，将宗气理论应用到治疗水肿病。明清时期宗气理论逐渐发展成熟，如明代医家孙一奎认为，人与天地皆有一气统率，生生不息，在人则为宗气，"肺得之而为呼，肾得之而为吸，营得之而营于中，卫得之而卫于外"。清代喻昌受《内经》启发提出了"大气论"，认为大气是周身之气的统领，营卫的运行、脏腑经络的联系、气机的通畅皆有赖于大气，但其所提大气并非宗气，这一时期对宗气的运用还停留在理论阶段，临床较少涉及。而后，著名医家张锡纯总结了前人经验，推动宗气理论走向成熟，认为宗气即大气，由自然界清气和水谷之气化生而成，主宰人体的生命活动，为周身气血之纲领，并提出了影响至今的大气下陷理论，在理、法、方、药等方面为宗气的临床应用作出了较大贡献。宗气最基本的生理功能是由《内经》确定的，即"贯心脉而行呼吸"，后世医家在此基础上多有发挥，笔者查阅诸多文献，将宗气的主要生理功能概括为以下几个方面。一是上走息道而行呼吸，肺具有主气、司呼吸的生理功能，宗气是其根本动力，张锡纯言"肺之所以能呼吸者，实赖胸中大气"。呼吸的频次、节律为宗气所主。二是贯注心脉以行血，宗气可贯通心脉助心运行气血，"胃之大络，名曰虚里……其动应衣，脉宗气也"，宗气充沛，则心脏搏动有力，宗气微弱，搏动无力甚至消失。心搏的频次与节律亦为宗气所主。三是下沉丹田以资元气，元气为人体最原始的物质，为诸气之源，宗气同样也是元气所化生，而宗气充沛又可不断充养元气，二者相互为用。四是统诸气而安脏腑，宗气为心肺之间复杂关系的高度概括，而全身的气血皆流向心肺，故宗气为众气之主，脾的升清作用与宗气的吸摄作用共同维持着脏腑的升举之态，二者相辅相成。五是抟胸中而分营卫，张景岳言"宗气盛则营卫和，宗气衰则营卫弱"，宗气与营卫之气密切相关，宗气统领营卫，其盛衰影响着营卫的强弱，喻昌云营卫之气"全赖胸中大气为之主持"。

2. 宗气在一身之气中的独特地位

现有将宗气应用到临床的文献中，多将宗气自身的沿革、来源及生理功能阐述得较为详尽，然而对于宗气与其他脏腑之气，如肺气、心气、脾气等的关系缺少直接的论述，笔者认为宗气在诸气之中有其独特地位，正因如此，强调宗气在诸多病证病机演变中的作用才有临床意义。肺主气司呼吸、朝百脉、主治节的功能通过肺气表达，心主血脉有心气作为其物质基础，从表面上看，与宗气"贯心脉而行呼吸"的作用有所重复，但宗气绝不是肺气，也不是心气与肺气功能的简单相加。宗气是对心肺功能协调一致的整体概括，是推动心肺正常运转的根本动

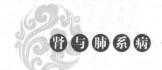

力，在气的层次上高于其他脏腑之气。"宗者，众也"，宗气由众气构成且为诸气之宗主，其以自然界清气与水谷之精气为物质基础，以心肺之气的正常运转为支撑，在胸中气海"抟而不行"，主持一身诸气。宗气与元气分布于一身之上下，按照中医传统认知，元气为生命的根本动力，宗气发于元气，元气亦需要宗气的补养，二者协调统一则一身气机周流无碍。综上，宗气的升提积养之性有赖于各脏腑之气的正常运行，而地位又高于诸气，是将一身之气在生理病理上有机串联的重要物质桥梁，宗气充沛是以五脏为核心的人体系统协调有序的体现。

3. 宗气虚衰贯穿 COPD 发生发展的全过程

（1）COPD 以气阳虚为本　COPD 患者咳喘日久，损伤正气，其气虚状态呈进行性加重，初期主要表现为肺卫气阳虚，进而宗气虚衰，终致元气虚则病情危笃。传统观点认为，COPD 早期以气虚为主，主要包括肺、脾、肾三脏，阳虚为气虚之极，至中后期可发展为脏腑阳虚。笔者认为气虚确可发展为阳虚，但并非阳虚尽由气虚而来，COPD 早期亦可出现形寒怕冷等阳虚症状，气阳虚衰贯穿 COPD 病程始终，与病情轻重及患者自身体质特点密切相关。"卫者，水谷之悍气也"，一般认为卫气来源于水谷精微中剽悍滑利的部分，具有抵御外邪的功能，其与宗气盛衰有着密切联系。张景岳言："营气卫气，无非资借于宗气，故宗气盛则营卫和，宗气衰则营卫弱矣。"营卫虽来自水谷精微，但其产生不只"入于胃"，还要"传于肺"，然后才分清浊营卫。肾气，或称元气，为先天之根本，宗气亦由其化生，而宗气充沛又可下资元气，二者相互影响，互根互用。肺卫气阳虚则温煦之力不足，临床表现为形寒肢冷，体温调节能力差，流清涕；宗气亏虚则少气乏力，喘促气急，神疲自汗，纳少腹胀；元气虚则小便清长，夜尿频多，腰膝酸冷。宗气为一身之气之宗主，肺之清气、脾之谷气、肾中精气皆蕴藏其中，其为气阳生发之根源，故宗气虚衰为 COPD 的核心病机。

（2）COPD 以痰瘀为标　COPD 患者痰瘀证候较为典型，早期以咳嗽、咳痰为主，中后期则表现为头面肢体浮肿、舌下络脉深紫等痰湿血瘀之象。"气有一息之不通，则血有一息之不行""善治痰者，不治痰而治气，气顺则一身之津液亦随气而顺矣"。宗气自上而下连通肺之清气、脾之谷气及肾中元气，对气阳升发、脏腑功能的联系有重要影响。宗气不足，则肺、脾、肾气阳亦虚，气虚则推动津液运行无力，气为血之帅，血亦运行不畅，故津聚为痰，血停为瘀；阳虚则寒，温化不足，津凝为痰，血得寒则凝而成寒凝血瘀。痰瘀互结，深伏肺络，壅滞不通，阻塞气道，成为 COPD 的重要病理基础。临床上 COPD 患者痰的征象较为明显，或痰多质稀，或黏稠成块，或咳吐泡沫，或仅有痰鸣，痰色或黄或白；苔厚腻，脉弦而滑。瘀则主要表现为面色晦暗，舌下络脉及爪甲有不同程度的暗紫色，或兼有刺痛感。痰瘀皆属阴邪，为 COPD 的重要病理产物，一旦形成，又会伤及人身之气阳，二者常相兼为病，因痰致瘀，因瘀生痰，循环往复，恶性循环，而使得本病迁延难愈。

（3）外感风寒是 COPD 急性加重的首要诱因　卫气是人体之气中起防御作用的部分，卫气不足，卫外力弱，腠理疏松，则邪气易从皮毛肌腠侵犯人体。宗气亏虚是 COPD 患者发病的重要因素，宗气虚影响卫气乃至一身之气，患者抵抗力不足，易触冒风寒外邪，成为 COPD 反复发作及急性加重的重要原因。

（4）宗气对 COPD 并发症的产生有重要影响　COPD 的较多并发症是其病死率增高的重要原因，现代医学尚不清楚其发生机制，笔者认为，宗气虚衰致各脏腑之气皆虚是产生多种并发症的原因，以心肺影响最大，肝、脾、肾之气也有涉及。COPD 患者病情迁延，宗气必然虚损失养，气血运行不畅，初起宗气尚能勉其力而行，久之亏虚太甚，各脏腑之气亦为其所累。宗气亏虚，其贯心脉、行呼吸功能失司，心主血脉与肺主呼吸的功能需要宗气的主导和鼓舞，故 COPD 患者常出现肺功能下降，且出现心血管疾病的风险远高于其他患者。宗气充沛方可下资元气，肾主骨生髓，宗气亏虚，肾气无以化生，髓减脑消，故患者易出现骨质疏松及认知功能障碍等并发症。若脾气受累，运化不足，纳少乏力，脏腑体窍无以滋养故形体渐消；四肢灵巧、肌肉瘟盛为脾所主，脾气不足则肌肉瘦削，肢体无力，出现骨骼肌功能障碍。宗气为气之宗主，肝气亦会受其影响。此外，COPD 患者长期遭受病痛折磨，易产生自我感受负担，抑郁、内疚等负面情绪严重影响疾病预后，增加患者再次住院的概率及死亡风险。

4. 从宗气论治 COPD 有重要意义

（1）增强机体免疫力　COPD 患者多为老年人，因宗气亏虚，卫外不固，免疫力较差而易感邪气，正气不足，勉其力以驱邪外出，损伤更甚，因而病情易反复，引起急性加重。急性加重期痰瘀证候较为突出，咳嗽、咳痰频次增多，痰瘀壅塞肺络，气道阻塞不通，肺主呼吸功能受损，喘促加重。因 COPD 患者本身宗气亏虚，而痰瘀结固难消，若一味采用化痰祛瘀等温燥走散之品，只恐更伤宗气，即使痰瘀消减大半，但正气难复，则会形成愈虚愈实、愈实愈虚的僵持局面，不

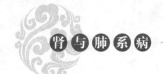

断耗伤精气血津液等精微物质，使病情出现恶化趋向。COPD 患者急性发作期虽以痰瘀标症为主要表现，但气虚之象贯穿始终，常伴有少气乏力、喘促气急、神疲倦怠、自汗恶风、纳少腹胀等症状。故应在补益宗气基础上涤痰祛瘀，补充因年老体衰、病程缠绵、治疗药物不可避免的"毒性"，抑或痰瘀阻络等带来的正气消耗，从而使患者的卫外功能保持一定水平，提高其免疫力，减少 COPD 急性发作的频次。

（2）恢复脾肺功能　肺功能下降和营养不良是 COPD 患者预后不良的重要因素，有研究指出，COPD 患者稳定期的肺功能水平与其自身的营养状况联系较为密切。肺功能水平越低的患者，其合并营养不良的可能性就越高，而营养不良又是导致肺功能下降的危险因素之一，恶性循环，患者病情不断恶化，病程延长，增加了致死风险。COPD 患者由于炎症、痰液等原因呼吸外周阻力增加，膈肌下移，呼吸做功增多，致使其消耗能量多而呼吸效率低下，本身营养摄入不足，造成体内能量失衡，最终使其肺功能和营养不良状况进行性加重。从中医气机角度来看，患者咳喘日久，肺气大伤，痰瘀胶结，更伤肺气，肺气耗伤则宗气必虚，脾气亦受其累，水谷精微化生不足难以充养宗气，二者相互影响，故 COPD 患者常有营养不良表现。宗气来源于清气与谷气，宗气充沛又可补充肺气与脾气，通过补益宗气，可有效减缓肺功能下降速度，增强脾运化之功，改善患者营养不良状态。

（3）改善呼吸肌疲劳　呼吸衰竭是 COPD 患者晚期死亡的重要原因，而呼吸肌疲劳的表现一般明显早于呼吸衰竭，二者联系较为密切。现代医学对呼吸肌疲劳的产生机制尚不明确，国内外对其生理病理及治疗方法进行了大量研究，尝试运用抗炎、抗氧化剂等方法进行治疗，效果均不理想，中医药治疗有其独特优势。COPD 患者最初为肺气虚损，宗气生成不足，宗气又与脾气相互影响，宗气虚衰，则中焦气化失司，脾气受累，则水谷精微化生不足，难以充养宗气。又脾主肌肉，主运化，呼吸肌的正常生理功能需要肺主呼吸与脾化生的精微物质共同维持。林琳认为 COPD 呼吸肌疲劳与肺、脾、肾虚损有关，与宗气亏虚、下陷关系最为密切。张元兵等指出，COPD 患者出现呼吸肌疲劳应从脾论治，方用补中益气汤培土生金，临床取得了较好效果。呼吸肌疲劳可引起多脏器的虚损，宗气的充沛情况决定着病情的发展，培土生金、补益宗气可有效缓解呼吸肌肌力的持续下降，减缓呼吸肌疲劳的进一步加重。

5.补益宗气，兼顾标本缓急

（1）补益脾肺　宗气来源于自然界清气与水谷精气，其产生有赖于肺气的宣发肃降及脾气的运化之能。肺气是否充盈直接关系到宗气的生成量，肺气虚弱，宗气亦不足，则会出现少气乏力、声低懒言、神疲易倦等气虚症状。肺主气，司呼吸，统领一身气机，肺失宣肃，宗气运行亦会受其影响，积郁胸中，无法"贯心脉""行血气"，而见胸膈满懑不舒、呼吸不利等症状。脾胃为气血生化之源，脏腑百骸都要接受水谷之精的滋养，宗气也需要水谷之气来补充，故脾胃运化之力为宗气提供物质基础，脾肺之气与宗气密切相关，脾肺虚极是宗气不足的重要原因。脾为后天之本，从五行角度来看，脾土为母，肺金为子，土生金，肺气是否充沛取决于脾的运化功能。从经络关系来看，手太阴肺经与足太阴脾经同属太阴，"同气相求，同声相应"，二者同走胸腹，气血相通。故补益脾肺以补脾为先，方用补中益气汤。COPD患者稳定期虽无宗气下陷之证候，其喘息无力之症状常以肾不纳气论治，然其确有宗气虚陷之势。补脾之方众多，如参苓白术散、四君子汤等，但补中寓升者以补中益气汤最为典型，该方以黄芪为君药，既能益气固表，也可升阳举陷，配以三君（人参、甘草、白术），佐以升麻、柴胡升举阳气，立意与升陷汤有相合之处，但补脾之力尤胜后者，可作为补益宗气的核心方剂。范良伟等用补中益气汤对98例稳定期重度COPD患者进行治疗，发现患者的肺功能显著提高，运动耐量得到了较大改善，提高了其生活质量。

（2）顾护阳气　COPD多由慢性支气管炎、肺气肿迁延而成，患者咳喘日久，又多是年老体虚，肺气消耗过多而补充不及，而气虚进一步发展就是阳虚，故COPD患者后期多表现为气阳两虚，应在补益脾肺、益气升陷基础上注意顾护肺肾阳气。肺阳是肺气中具有温煦、推动、兴奋等作用的部分，肺阳虚即是其作用衰退到一定程度的概括，历代医家虽未明确提出肺阳虚证，但对其证治早有论述，如"肺寒""肺中冷"等描述。近现代医家对肺阳已有一定认可并对其展开研究，COPD患者病情反复发作易导致肺阳虚，临床中温补肺阳法取得了一定成效。李笑等自拟补肺阳方（干姜、桂枝、生麻黄、细辛、五味子、半夏等）对60只COPD肺阳虚证大鼠进行灌服，发现其能调节大鼠的体液免疫与细胞免疫，从而改善肺阳虚症状。COPD患者末期常表现为元气亏虚，元气受后天水谷精气的滋养，临床应在补益宗气基础上温补肾阳，针对出现咳喘难平、形寒肢冷、腰膝酸软、小便清长等肾阳虚症状的患者，可以补中益气汤为基本方，酌加附子、肉

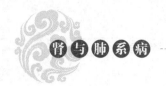

苁蓉、锁阳、补骨脂等温补肾阳之品，固本培元，以防元气散脱。

（3）涤痰祛瘀 《丹溪心法·咳嗽》云："肺胀而咳，或左或右不得眠，此痰挟瘀血碍气而病。"COPD患者皆有气虚、痰阻、血瘀的表现，且病理产物之间相互影响，往往相兼为病，病情较为复杂，但以宗气虚损为根结，气虚则气血津液输布失常，而化生痰浊瘀血。痰气郁结，极易化火，煎熬津液，脏腑经络失其濡养则正气愈虚，炼津为痰，痰郁更甚，终致痰瘀交阻，顽固难消。若治病一味求速，重用破血消癥之药以期松动郁结，又恐更伤肺气，故应在益气基础上徐徐图之，随证加减，祛除邪气，否则滥用辛散走窜之品更伤肺气，而正气难复，加重病情。若为COPD晚期，痰瘀阻塞严重，则又不可贸然峻补气阳，防止闭门留寇，阻碍邪气外出，可先解决标实，通畅肺络，待痰瘀症状减轻后再行补虚。若痰白质稀，兼有项背恶寒，手足不温者，可用苓桂术甘汤加减。若咳喘痰多，喘促难平者，可用礞石滚痰汤加减；痰黏难咳者，可酌加鹅管石、浮石、瓦楞子等；痰郁化热者，可加贝母、桔梗、前胡、鱼腥草、黄芩等；活血化瘀可以桃红四物汤为基础方，瘀滞较重者可加莪术、三棱、土鳖虫等破血消癥之品。

（4）益气升陷 虽然宗气一说由来已久，但历代医家对其理法方药均未有过详细论述，张锡纯是宗气理论的集大成者，通过大量的临床实践阐明了宗气下陷的病因病机，依据气机升降理论所创制的升陷汤完成了宗气理论从理论到临床的飞跃。《医学衷中参西录》记载升陷汤"治胸中大气下陷"，方药组成为"生箭芪六钱，知母三钱，柴胡一钱五分，桔梗一钱五分，升麻一钱"。方中黄芪补脾肺之气，既可补大气之虚损，又可宣发卫气，防御外邪，还可升举脾阳，寓培土生金之意，使气血生化有源；柴胡、升麻升提下陷之气机，柴胡入少阳，引大气左升，升麻入阳明，引大气右升；桔梗为药中舟楫，能引诸药之力直达胸中；知母清热泻火，滋肺肾之阴，所谓"气有余便是火"，既能清泻肺火，又能防止黄芪力大效猛而生火。诸药合用，升提之力尤著，使大气迅速复归气海，抟聚胸中，发挥其贯心脉、行血气及统摄三焦之职。COPD患者缓解期气阳虚损一般为渐进性发展，但也有患者病情较重，情况较危急，其气机下陷难平，急需升提以救急。张锡纯将其症状描述为："因大气下陷过甚，呼吸之机关将停，遂勉强鼓舞肺气，努力呼吸以自救。"升陷汤组方严谨，药简力宏，可迅速升提下陷之气机，但其补益脾肺之功稍弱，临床应根据患者具体情况，灵活加减，如兼有心肺阳虚者，可化裁为回阳升陷汤；兼有气分郁结者，可化裁为理郁升陷汤；兼有脾虚下陷小便失禁者，可化裁为醒脾升陷汤。

三、从肾论治 COPD

COPD 是一种具有气流受限特征的可以预防和治疗的疾病，气流受限不完全可逆、呈进行性发展，与肺部对有害气体或有害颗粒的异常炎症反应有关，是常见的重要慢性呼吸系统疾病。临床可分为急性发作期和稳定期。由于其患病人数多，死亡率高，社会经济负担重，已成为一个重要的公共卫生问题。COPD 目前居全球死亡原因的第四位，在我国，COPD 同样是严重危害群众身体健康的严重慢性呼吸系统疾病，其患病率占 40 岁以上人群的 8.2%，患病率之高十分惊人。

目前仍没有任何疗法可根治 COPD，COPD 的主要诱发因素为吸烟和吸入有害粉尘、烟雾及气体接触等。现代医学对本病急性期常以抗感染、止咳祛痰平喘治疗，以遏制病情恶化，COPD 稳定期患者的药物治疗包括支气管扩张剂、糖皮质激素、支气管扩张剂加糖皮质激素联合运用、黏痰稀释剂、镇咳剂、疫苗及必要时使用抗生素等；而非药物治疗包括康复治疗、氧疗及外科手术治疗。但大多是对症治疗延长生存时间，虽在一定程度上减缓了病情恶化，但对改善肺功能、提高生活质量方面的影响仍然有限。与现代医学的治疗相比，中医药对于 COPD 稳定期的治疗具有一定优势，在活血化瘀、健脾、补肺、补肾等诸多治法中，补肾法的运用较为广泛。我国 2002 年制定的 COPD 诊治指南，强调了稳定期治疗的重要性。

中医学认为，COPD 的发生发展与外感六淫、饮食失宜、劳倦过度、情志失调等因素有关，以肺的宣降、布散津液功能失调为主要病理特征，出现咳嗽、咳痰、喘息、气短等症状。COPD 关乎五脏，但与肺、脾、肾三脏气阳之衰有关。初期以肺气虚衰为主，而病程既久则损之脾、肾，疾病缠绵不愈进入缓解期则以肺肾两虚为主。肺肾两虚为大多数 COPD 缓解期患者的首要内因，由于正虚与外邪的共同作用，促使"痰""瘀"产生，从而形成虚实夹杂的病机。对于 COPD 的治疗原则，在急性发作期以邪实为主，治当祛邪；在缓解期以本虚为主，治宜补虚扶正，重在肺、肾二脏。由于 COPD 缓解期的病机为肺气虚耗，气失所主，故治疗时当以温肺补气为基本原则，肺痰的发生又与体内水液输布、运行障碍及三焦气化不利有很大关系。《金匮要略·痰饮咳嗽病脉证并治》言"病痰饮者，当以温药和之"，盖痰饮多为阳虚阴胜之属，故治疗当以温化为原则，临床可辨

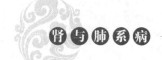

证选用半夏、白芥子、枳壳、瓜蒌仁等药物。证见肺虚喘促不足以息者，配合用补肺气的药物，如黄芪、党参、白术；瘀血之象较重，如舌紫暗，有瘀斑、瘀点者，可酌加川芎、丹参等药物活血行气；感受外邪致病而病初病情较轻者，可配伍辛温或辛凉解表剂，如荆芥、防风、升麻、葛根等透邪外出；而饮停胸膈、咳唾引痛、呼吸困难而体质尚可者，可选用椒目瓜蒌汤合十枣汤加减以峻下逐水。总之，COPD 病位在肺，病理产物为痰为瘀，病变较为单一，临床以补肺益气、保持气道通畅为第一要务。对于 COPD 的治疗遵循"急则治其标""缓则治其本"的原则，以扶正固本为主，祛邪为标，标本兼治，可以采用补肺益肾法来减少急性发作，延缓疾病的进展。

（一）补肾法在 COPD 中的应用

COPD 病初病变脏腑在肺，久及脾肾，后及于心。

初期病变在肺，因肺为娇脏，不耐寒热，主一身之气，属卫，外合皮毛，开窍于鼻，司呼吸，主宣发肃降。外邪由口鼻、皮毛入侵，首先犯肺，肺宣降失常，止逆作咳。再若饮食、情志或他脏传变，反复损伤肺气致肺气日虚，宣发卫气失常及输精于皮毛功能下降，招致外邪侵袭。如此往复，肺气日虚而成虚胀。

病变日久必累及脾肾，肺病日久，子耗母气，致脾失传输，脾胃生成的水谷精津不能上溉四旁周身，停痰留饮于中，上贮于肺。"肺为水之上源"，肺气久虚，水道不通，水精不布，津聚成痰，日久则痰饮伏于肺，肺脾日虚，"肺为气之主，肾为气之根"，母病及子，肺虚及肾，则清气之吸入者少降，浊气之呼出者受阻，气无所司，壅塞于肺叶，充张肺形，遂成肺胀。因此，从脏腑的角度而言，补益肺肾是本病的治疗要点。

肺主气，司呼吸，肺主皮毛，以清肃下降为顺，壅塞为逆。长期咳嗽、喘病等迁延失治，痰浊壅阻，肺失宣肃，日久而致肺虚，是为 COPD 反复发作的病理基础。肺虚日久，子盗母气，脾失健运，则可导致肺脾肾气虚。

以补肾为主的中医药治疗可以调整 COPD 患者的机体免疫力，因而可减少发病机会，为患者带来新的希望。根据"肺肾相关"和"久病入肾"的理论，可以采用补益肺肾的方法治疗稳定期 COPD。

中医药治疗 COPD 能够减轻患者临床症状，减少发作次数，防止病情进展，改善肺功能，增强机体免疫力，减轻气道炎症，改善气道高反应性和气道重塑，预防和治疗并发症等。

随着中医药学术的发展和临床经验的积累，中医药对 COPD 防治的疗效将不断提高。一方面，要深入研究辨证论治的准确性与有效性及疗效的评定与可重复性；另一方面，要利用现代科技研究补肾中药的有效成分和作用机制，开发研制新的药物剂型，以方便患者使用。

（二）从肾主纳气论益气温阳法治疗 COPD 合并肺动脉高压

1. 肾主纳气与金水相生

肾位于腰府，左右各一，五行中属水，为阴中之太阴，具有摄纳肺吸入的清气而维持正常呼吸的功能。肺之吸气作用需肾气的摄纳潜藏才可保持一定的呼吸深度，防止呼吸表浅。肾主纳气实质上是肾主蛰藏作用具体表现于呼吸运动当中，依赖于肾精的充足，正如《难经·四难》所云"呼出心与肺，吸入肾与肝"。肺与肾的关系，即为金水相生的关系，在呼吸运动的发起和维持方面相互为用。《类证治裁·喘证》云"肺为气之主，肾为气之根"，肺司呼吸，肾主纳气，若肾气无法发挥其摄纳作用，则肺之清气无法下纳于肾，气体交换的作用无法正常行使，则称为"肾不纳气"。霍光旭等认为，肾主纳气的实质与肾合成分泌的促红细胞生成素及与肾内存在的碳酸酐酶相关，前者促进氧气运载体的合成，后者促进二氧化碳的排出。王海等认为肾不纳气责之于肾精封藏失职，是哮喘病的重要发病机制，临床运用收敛固涩类药物，如五味子、蛤蚧、补骨脂等可加强哮喘病的治疗效果。笔者认为，肾不纳气是一种病理状态，表现为清气摄纳失常：清气虽被吸入，却徘徊于气道，游走于血脉，深入机体进行肺换气或内呼吸（细胞呼吸）的过程受到削弱，血液无法得到充足的清气滋养，导致机体的缺氧状态。

2. 缺氧与肾不纳气的关系

肾不纳气是肾精不足、封藏失司造成的一种病理状态，以肺之清气不能下纳于肾，呼吸表浅或呼多吸少，动辄气喘为主要特征。现代医学之 COPD 多参考中医"喘证"论治，该病初起在肺，久则延及肾脏，肾为气之根，与肺同司气体之出纳，故肾元不固，摄纳失常则气不归原，阴阳之气不相顺接，喘息症状日盛，此即体现了肾不纳气原理。正如赵献可《医贯·喘》云："真元损耗，喘出于肾气之上奔……乃气不归元也。"COPD 日久，痰瘀阻肺，气道狭窄，肺吸入清气受阻，机体得不到充足的氧气进行气体交换，易形成低氧血症，甚至可发展为呼吸

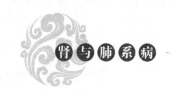

衰竭等危重症。可见，氧气缺乏与肾不纳气均为COPD后期的病理状态，基于此，缺氧与肾不纳气二者必然存在着某种内在联系。中西医结合的先驱张锡纯认为，氧气为"养物之生气"，吸入氧气，通过肺脏到达下腹肝、肾以充养周身。一方面，当外邪、饮食、劳逸等各种因素耗损肾之元精，或肾脏自病导致精气亏虚，无以封藏，摄纳清气失职，清气徘徊于气道，游走于血脉，无法深入机体进行气体交换，导致机体组织的缺氧状态；另一方面，组织缺氧导致自然界清气中的精微物质无法进入机体，故肾精更加亏虚，纳气功能更加羸弱。综上，肾不纳气与缺氧是COPD病程中相互耦联的两种病理状态，二者可相互影响，互为因果，形成恶性循环，并发肺动脉高压、右心失代偿。

3. COPD相关肺动脉高压的证治探讨

《证治汇补》有云"人之气道，贵乎清顺"，肺主气、司呼吸的功能有赖于气道之清顺，然而，COPD患者多出现痰瘀壅塞气道，自然界的清气于更为狭窄的气道之内运行，同时，肺气虚耗，气不足以维持呼吸，患者逐渐出现了喘促、憋闷、咳嗽等症状。随着病情的发展，母病及子，吸入清气不足，则肾精无以化生，肾气封藏失职，肾不纳气，缺氧日久，可伴生肺动脉高压之症，临床可见久咳久喘，或呼吸表浅，气喘痰鸣更甚，此为COPD伴生肺动脉高压症状最具代表性的阶段。COPD伴生肺动脉高压，则肺循环阻力增高，右心负荷增加，肾气本虚，肾不主水，相火无法上达心君，水气凌心，心阳不振，引起心力衰竭，临床可见右心或全心功能不全之症。

4. 加味补阳还五汤的应用

补阳还五汤来源于清代名医王清任的著作《医林改错》，该方由黄芪、桃仁、红花、赤芍、川芎、当归、地龙等七味药材组成。方中重用黄芪作为君药充分发挥其补气作用。加味补阳还五汤是在补阳还五汤原方的基础上，加用仙茅、淫羊藿两味药，二药均为补肾助阳之品，具有补肾阳、强筋骨、祛风湿之功效，当归、川芎、地龙等药物活血通经，俱为臣药，可化解肺内瘀血。加味补阳还五汤为补阳还五汤与二仙汤的合方，具有补气温阳活血等作用。肾阳虚衰、肾不纳气贯穿COPD相关性肺动脉高压的始终，且尤以中期肺肾两虚最具代表性，故应用加味补阳还五汤治疗COPD相关性肺动脉高压，补肺气之虚，温肾阳之弱，方证对应，切中病机，可收到良好的临床疗效。

第四节　肾与特发性肺间质纤维化

肺间质纤维化（pulmonary fibrosis，PF）是以弥漫性肺泡炎、肺间质炎症和间质纤维化为特点的一组疾病群，表现为早期的弥漫性肺泡炎，后期的成纤维细胞过度增殖和细胞外基质过度沉积，最终可引起呼吸衰竭，死亡率高达50%～70%。PF按发病原因可分为继发与特发两类，大部分特发性肺间质纤维化（idiopathic pulmonary fibrosis，IPF）患者确诊后，平均生存期仅2年，5年生存率仅30%～50%。近年来，PF患病率和死亡率呈不断增长趋势。其病理学机制尚未阐明，可由细菌感染、吸烟、化学物质和环绕污染等因素引起。涉及多种因素间的相互作用，是细胞、细胞因子、细胞外基质（extracellular matrix，ECM）等多个环节参与的过程。PF为世界性疑难疾病，预后不良。现代医学治疗缺乏有效药物，常用糖皮质激素、免疫抑制和细胞毒药物，疗效不能确定，由于近年来PF患病率和死亡率呈不断增长趋势，目前所用药物疗效又不甚理想，故防治PF的药物研究日益引起世界呼吸病学界的高度重视。根据PF的临床表现，中医学将其归属于"肺痿"和"肺痹"的范畴。中医学认为，肺与肾相互联系，生理上关系密切，病理上相互影响；近年来有关PF防治的中医实验及临床研究取得不少进展，但论述由肾论治PF的研究尚未见诸多报道。本节以IPF为重点，对肾与IPF的相关内容做出详细介绍。

一、现代医学对IPF的认识

（一）IPF的病因

IPF的病因不明，病毒、真菌、环境污染、毒性物质均可为其影响因素。尚未发现IPF有明确的遗传基础或倾向，遗传性或家族性IPF相当少见。家族性IPF的临床表现和非家族性IPF的临床表现相似。尽管遗传传递模式尚未阐明，但由变异的外显率可以相信IPF为常染色体显性遗传，位于14号染色体上的特殊基因可能与IPF的高危有关，位于6号染色体上的人白细胞抗原与IPF无关。

IPF的发病可能是炎症、组织损伤、修复持续叠加的结果。致病因素作用于肺内常驻免疫细胞，产生炎症或免疫反应，它们也可直接损伤上皮细胞或内皮细胞。

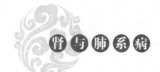

1. 免疫反应和炎症反应

肺实质内特异性免疫反应的产生对影响肺组织炎症细胞的集聚是很重要的。选择性黏附分子、黏附分子结合素和免疫球蛋白在炎症细胞和内皮细胞的相互作用中都起重要作用。许多细胞的牢固黏附有赖于细胞间黏附分子 -1 和淋巴细胞功能相关抗原 -1。TNF-α 在内皮细胞表面诱导细胞间黏附分子 -1 表达。血管外的白细胞包括淋巴细胞功能相关抗原 -1 和血小板内皮细胞黏附分子是在白细胞和内皮细胞的连接处表达的。尿激酶型纤溶酶激活物可能是炎症细胞从血管到肺泡腔运动过程中不同组织的蛋白水解酶的降解产物。IPF 的炎症细胞直接迁移依赖多种化学物质。趋化因子包括 IL-1、单核细胞趋化蛋白 -1（MCP-1）、巨噬细胞炎症蛋白 -1α（MIP-1α）、补体成分 C5a、细胞因子（MCP-1、MIP-1α），纤维连接素包括作用于巨噬细胞的 RGD 序列、白三烯 B4、IL-8 和作用于白细胞的 C5a。T 淋巴细胞、肺泡巨噬细胞、内皮细胞、上皮细胞、成纤维细胞是这些细胞因子的重要来源。

2. 上皮细胞损伤

上皮细胞损伤是 IPF 的标志。病毒感染和炎症细胞产物（氧自由基、蛋白水解酶）是损伤的中介物质。上皮细胞损伤使血浆蛋白渗出到肺泡腔。在损伤过程中，肺泡基底层也可破坏。激活的炎症细胞（淋巴细胞、巨噬细胞、多形核白细胞）的存在使肺泡壁损伤持续发展。

3. 肺泡修复，纤维化损伤

肺泡的成功修复要求清除进入肺泡腔的血浆蛋白、替代损伤的肺泡壁、重新储存损害的细胞外基质。在炎症反应时形成的肺泡渗出液包括许多细胞因子和介质如生长因子（血小板生长因子、转化生长因子 -β、胰岛素样生长因子 -1）、纤维连接素、血栓素、纤维肽等。肺泡上皮细胞和巨噬细胞调节肺泡内纤维素的形成和清除。由于尿激酶型纤溶酶激活物的存在，肺泡腔内有网状的纤维蛋白降解活动。然而，IPF 患者肺泡灌洗液中的纤维蛋白降解活动由于纤溶酶原激活物和纤溶酶如纤溶酶原激活物抑制物 -1 的水平增高而受到抑制。同样，肺泡腔内的纤维连接素也受到抑制。如果肺泡内的渗出液没有被清除，成纤维细胞就会侵入、增生，产生新的基质蛋白，使富含纤维素的渗出液变成瘢痕。

花生四烯酸代谢在 IPF 的纤维化反应中也起重要作用。白介素对成纤维细胞和其他间质细胞产生直接影响，刺激成纤维细胞释放趋化因子、促进细胞增殖和胶原合成。肺泡修复的一个重要特征为肺泡基底膜的上皮重新形成。为完成这一过程，Ⅱ型肺泡上皮细胞增生、最终基底膜表面修复、局部渗出液机化。这一过程无疑是在角化细胞生长因子和肝细胞生长因子的影响下发生的，这两种因子调节上皮细胞的增生和移行。

在 IPF 的形成过程中，上皮细胞缺失，肺泡塌陷，当累及大量肺泡时便形成团块状的瘢痕。

（二）IPF 的发病机制

肺活检标本的组织学对排除其他诊断及纤维化和炎症程度的定量是很重要的。IPF 的主要病理学特征包括肺泡间隔（间质）和肺泡不同程度的纤维化和炎症。因为许多炎症性肺疾病可有相似的表现，所以必须排除肉芽肿、血管炎、无机肺尘埃沉着病或有机肺尘埃沉着病。IPF 的病理改变是多种多样的，且呈片状分布，多位于肺外周（胸膜下）。即使在严重病变的肺叶，有些肺泡也可免于受累。在疾病早期，肺泡结构可保持完整，但肺泡壁水肿增厚、间质内炎症细胞聚集，如淋巴细胞、浆细胞、单核细胞、巨噬细胞，以单核细胞为主，但也可见散在的多核中性粒细胞和嗜酸性粒细胞。

疾病早期阶段，可见肺泡巨噬细胞呈灶性聚集，中度或进展期 IPF 的肺泡内巨噬细胞缺如。随着疾病进展，慢性炎症浸润越来越不明显，肺泡结构被致密的纤维组织代替，肺泡壁断裂破坏，导致气道囊性扩张（蜂窝肺）。疾病晚期，肺间质内大量肺胶原、细胞内基质、成纤维细胞、炎症细胞很少甚至缺如。病程较长者，可见肺泡上皮增生、鳞状化生。有些患者可发生平滑肌反应性增生，肺动脉扩张，继发性肺动脉高压等改变。气道可发生扭曲变形，导致"牵拉性支气管扩张"。如吸烟的 IPF 患者可见肺气肿改变。依据蜂窝囊腔周围是否存在纤维组织可区分肺气肿和蜂窝肺。

弥漫性肺泡损害不是早期 IPF 的特征，也可见于许多其他肺疾病，如成人急性呼吸窘迫综合征、吸入性肺损伤、放射性肺损伤、药物性肺损伤、胶原血管疾病、感染等。

以前曾主观地将 IPF 分为几个病理亚型，认为脱屑性间质性肺炎（desquamative interstitial pneumonia，DIP）和普通型间质性肺炎（usual interstitial pneumonia，UIP）是 IPF 不同病程阶段的病理类型。而根据美国胸科学会和欧洲呼吸学会对 IPF 的诊断提出了崭新的国际共识：将 UIP 归结为 IPF 的特异病理表现，而 DIP、

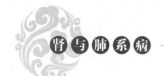

呼吸性细支气管炎相关间质性肺疾病、非特异性间质性肺炎、淋巴细胞性间质性肺炎、急性间质性肺炎、闭塞性细支气管炎伴机化性肺炎均不属于 IPF。

（三）IPF 的诊断

1. 临床表现

IPF 一般于 50 岁以上发病，起病隐匿，主要症状是干咳和劳力性气促，并进行性加重。一般不出现全身性表现，也可有乏力、体重减轻等不典型表现。

因长期缺氧，部分患者出现杵状指（趾），可闻及肺底部吸气性 velcro 啰音，疾病晚期因肺功能低下可出现发绀、右心功能不全等体征。

2. 实验室检查及其他检查

（1）胸部 X 线检查　胸片显示双肺弥漫的网格状或网络小结节状浸润影，以双下肺和外周胸膜下明显，通常伴有肺容积减小。个别早期患者胸片可基本正常或呈磨玻璃样变化，随着病情进展，可出现直径多在 3～15 mm 大小的多发性囊状透光影（蜂窝肺）。

（2）高分辨率 CT　高分辨率 CT（high resolution CT，HRCT）是诊断 IPF 的重要方法，有利于发现早期病变，表现为肺内不规则线条网格样改变，伴有囊性小气腔形成，较早在胸膜下出现，小气道互相连接可形成胸膜下线等。IPF 诊断的核心依据是 HRCT 检查的特征性表现和解释。如果 HRCT 检查不能明确诊断 IPF，而确诊 IPF 的获益又远大于活检的风险时，则临床可能需要进行肺活检。2022 年发布的成人 IPF 和进行性纤维化诊疗指南指出，IPF 的放射学和组织病理学都表现为特征性的 UIP，其 HRCT 的诊断标准主要是胸膜下网状结构异常，包括蜂窝样改变和（或）牵拉性支气管扩张。蜂窝影被定义为聚集的厚壁囊性空腔，直径一般在 3～10 mm 之间，囊腔的大小和数量往往随着疾病的进展而增加。蜂窝影在 HRCT 上与其他线状和网状病变能够较好区分，但必须与间隔旁型肺气肿和肺泡扩张伴纤维化进行鉴别。该指南强调，蜂窝影是在纤维性肺泡间隔塌陷和终末气道扩张后发展而来的，因此，牵拉性支气管扩张和蜂窝影是一个连续的过程，本质一样。如果 HRCT 表现为典型的蜂窝影和（或）牵拉性支气管扩张，就可以确定为 UIP。但是，UIP 并非 IPF 所特有，纤维化性过敏性肺炎、结缔组织病相关间质性肺疾病也会表现为 UIP，在放射学上难以与 IPF 所致的 UIP 区分，需要警惕。纤维化性过敏性肺炎在放射学上除了表现为 UIP 外，还可能出现过敏性肺炎相关的特征性表现，如马赛克征，同时出现蜂窝状改变和马赛克征时，应考虑过敏性肺炎相关 UIP。此外，不少 IPF 患者的影像学表现并不典型。为此，该指南根据 HRCT 表现定义了 4 种影像学表型，分别为 UIP 型、很可能 UIP 型、不确定 UIP 型和其他诊断。

（3）肺功能检测　表现为限制性通气功能障碍和弥散量减少，伴有低氧血症和 I 型呼吸衰竭。

（4）血沉、乳酸脱氢酶、免疫球蛋白、抗体　可有血沉加快、乳酸脱氢酶和免疫球蛋白增高；10% ～ 26% 的患者类风湿因子和抗核抗体阳性。

（5）外科肺活检　经 HRCT 诊断仍不确定者，没有手术禁忌证时应考虑外科肺活检。肺组织病理改变是 UIP，诊断标准是：明显纤维化或结构异常，伴或不伴有蜂窝肺，胸膜下、间质分布；斑片肺实质纤维化；成纤维细胞灶。

（四）鉴别诊断

1. 结缔组织疾病引起继发性肺间质纤维化

如硬皮病、类风湿性关节炎、系统性红斑狼疮、混合性结缔组织病、舍格伦综合征等可引起继发性肺间质纤维化。继发性肺间质纤维化的临床症状，X 线和肺功能与 IPF 完全相似，其不同点是病因不同，结缔组织疾病本身被控制后纤维化随之停止发展，呈稳定状态。各类结缔组织疾病都具有肺外各种不同脏器的损害，以及呈现不同的阳性生化和抗体反应。

2. 闭塞性细支气管炎伴机化性肺炎

闭塞性细支气管炎伴机化性肺炎的典型症状表现为亚急性呼吸困难、咳嗽、发热等，发病较缓慢，绝大多数肺部听到撕裂音。很少出现杵状指。血沉快，肺功能为限制性通气障碍。胸部 X 线片表现为 2 种类型：一种为两肺基底弥漫性网状阴影或为小结节间质阴影，且无蜂窝肺，肺容积正常；另一种为两肺多发性斑片状阴影，呈浸润性，也可呈大叶分布。毛玻璃状阴影在部分患者有游走性的特点。确诊需要肺活组织检查。其病理特点为肺泡，肺泡管存在颗粒样肉芽组织，肺泡壁伴慢性炎症浸润，以单核细胞为主，可有少至中等量纤维，但仍保留肺泡结构。该病临床症状可从轻度自限性到严重呼吸困难甚至呼吸衰竭。X 线阴影从轻度短暂阴影到肺间质改变，抗生素治疗无效，皮质激素疗效理想。

3. 肺泡蛋白沉积症

无发热的肺泡蛋白沉积症，临床上出现咳嗽和逐渐加重的呼吸困难，最后死于呼吸衰竭，其特点是咳大量泡沫样痰，日达数百毫升，通过痰检和肺组织活检

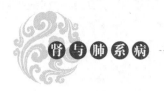

可鉴别。

4. 肺结节病

结节病的第三期，部分患者可有肺纤维化表现，但临床症状轻微，无进行性严重呼吸困难，无杵状指出现，临床预后良好，纤维支气管镜活检、X线特征有助于诊断与鉴别诊断。

5. 药物性肺纤维化

如降血压药、抗癌药、抗心律失常药物可导致肺纤维化。其临床症状较轻，停服药后肺纤维化停止发展。但博来霉素所致肺纤维化，病情可继续恶化，泼尼松治疗有效，停药可复发。

（五）现代医学治疗

IPF的最佳治疗尚存在争议。治疗的目的主要是消除或抑制炎症成分。少数研究认为纤维化过程可逆转，但尚缺乏足够的证据。

1. 皮质激素

激素用于IPF的治疗已30多年，不幸的是，仅10%～30%的患者对治疗有效，完全缓解很少见，大多数患者即使应用激素治疗，病情依然恶化。其剂量和方法多数学者的主张如下。

初始治疗时激素应用大剂量。泼尼松或泼尼松龙40～80 mg/d，2～4个月，然后逐渐减量。如果激素治疗有反应，一般在2～3个月显效。第四个月泼尼松减量至30 mg/d；第六个月减量至15～20 mg/d（或其他等效剂量的激素）。泼尼松用量及减量速度应由临床或生理学参数指导。

因为激素完全根除疾病是不可能的，所以，对治疗反应不一的患者均以最小剂量治疗1～2年是合理的。应用泼尼松15～20 mg/d作为长期小剂量维持治疗已经足够。应用大剂量甲泼尼龙（1～2 g，每周1次或2次）静脉"冲击"治疗，但效果并不优于口服激素。

对激素治疗失败的患者，加用硫唑嘌呤或环磷酰胺，并将激素减量，4～6周停用。当激素减量时，有些患者病情进展或恶化，对这些患者可隔天口服泼尼松（20～40 mg），另外加用免疫抑制剂或细胞毒药物。

2. 目前推荐的治疗方法

在尚未证明哪些治疗方法最好的情况下，建议用激素加硫唑嘌呤或环磷酰胺，用于预期可能效果较好的患者。

激素：起始的治疗方法，用泼尼松（或其他等效剂量的激素）0.5 mg/（kg·d），口服 4 周；然后 0.25 mg/（kg·d），口服 8 周；继之减量至 0.125 mg/（kg·d），或 0.25 mg/kg，隔日 1 次。

硫唑嘌呤：2～3 mg/（kg·d）（去脂体重），口服，起始剂量为 25～50 mg/d，每 7～14 日增加 25 mg，直至最大剂量 150 mg/d。或环磷酰胺：2 mg/（kg·d）（去脂体重），口服，起始剂量为 25～50 mg/d，每 7～14 日增加 25 mg，直至最大剂量 150 mg/d。

如没有不良反应或并发症出现，治疗应持续至少 6 个月。在此期间应观察治疗反应。应注意监测药物不良反应，尽可能以最小的剂量、最少的不良反应，达到最好的疗效。

3. 辅助治疗

吸氧可减轻运动所致的低氧血症，提高运动能力。口服可待因和其他镇咳药对有些患者可能有用，也可用于咳嗽复发的患者。同所有慢性肺疾病的患者一样，可定期口服肺炎疫苗和流感疫苗。

4. 肺移植

单肺移植对某些内科治疗复发的终末期肺纤维化是一项重要的治疗选择。内科治疗失败的患者，其预后很差。肺功能严重受损和低氧血症的患者，2 年死亡率超过 50%。严重功能受损、低氧和病情恶化的患者，应考虑肺移植。禁忌证为年龄大于 60 岁，一般情况不稳定，或有重要的肺外病变（肝、肾、心功能不全）。

5. 治疗展望

对肺纤维化的治疗，虽一致强调了现有治疗的好处，但存活方面的主要进展是等待发展新疗法。将来可能的治疗策略包括抑制细胞因子的药物、蛋白酶抑制剂和（或）抗氧化剂、抗纤维化制剂等。新制剂，如谷胱甘肽是一种氧自由基的有效清除剂，可抑制成纤维细胞对有丝分裂刺激引起的成纤维细胞增殖；牛磺酸烟酸可抑制动物模型中实验性肺纤维化的发生发展；N-乙酰半胱氨酸是谷胱甘肽的前体，在 IPF 患者的治疗中有辅助的免疫抑制作用；白细胞黏附分子抗体可以防止胶原沉积，抑制特异性成纤维细胞因子，可能有助于阻碍纤维化过程；血小板激活因子受体拮抗剂也有助于抗纤维化；其他抗纤维化制剂还有如甲苯吡啶酮等。新疗法策略的产生，尚有赖于更好地理解这一疑难病的发病机制。对以上所提及的药物还需要多中心的临床大量病例的前瞻性对照研究

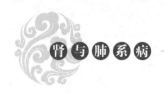

做出评价。

6. 预后

IPF 的自然病史特征是经数月或数年肺功能不可逆的进行性损害，极少数患者呈暴发性。有时，疾病经过最初的消退期后可稳定下来，但自发性缓解相当罕见（＜1%）。从出现症状到死亡，平均存活 3 ~ 5 年。IPF 的 5 年死亡率超过 40%，呼吸衰竭是其死亡的主要原因。支气管肺泡灌洗中淋巴细胞增多提示对糖皮质激素治疗有较高的反应率，若支气管肺泡灌洗淋巴细胞低则死亡率高。治疗的目的是最大限度地防止进行性纤维化和呼吸衰竭。IPF 的其他死亡原因有缺血性心脏病、脑血管意外、肺栓塞、恶性肿瘤和感染。9% ~ 10% 的 IPF 患者合并肺癌。

二、中医对 IPF 的认识

IPF 从中医角度探讨，当属"肺痹""喘证""肺痿"范畴。早期为肺痹，晚期则发展为肺痿，均有喘证的表现。

（一）对 IPF 中医病名及病因病机的认识

1. 肺痹

"肺痹"病名首见于《内经》。《素问·痹论》曰："风寒湿三气杂至，合而为痹也……以秋遇此者为皮痹……皮痹不已，复感于邪，内舍于肺。"指出痹证之病因为风、寒、湿侵袭肺脏，而肺痹的基本临床表现为喘。宋代医家基本沿袭《内经》的理论并使其体系更加的具体，如《三因极一病证方论》有云"夫风湿寒三气杂至，合而为痹……三气袭人经络，入于筋脉、皮肉、肌骨，入而不已，则入五脏。凡使人烦满，喘而吐者，是痹客于肺"。至明清时期，体系更加完善，龚信《古今医鉴》曰"其证皮肤无所知觉，气奔喘满"，陈士铎在《辨证录》中指出"肺痹之成于气虚……肺气受伤，而风寒湿之邪遂填塞肺窍而成痹矣"。综合历代医家的论述可以看出，肺痹即为风、寒、湿邪克于肺脏，日久而致肺气郁，肺气郁久则反生痰浊瘀血，而痰、瘀为肺痹的主要病理产物，最终临床表现为喘满。而 IPF 患者早期多有外感风、寒、湿之病史，表现出肺限制性通气功能障碍和弥散功能下降，临床特点以炎症渗出为主，是细胞炎症的阶段。也有医家指出，IPF 是由细胞介质分泌、免疫细胞释放的一系列炎症介质所引起的，临床表现多为咳痰喘，胸闷气短之气郁之象，这与肺痹所致肺气的痹阻，终生痰瘀的病理产物含义相通。

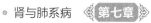

肺痹的病因存在内因及外因。内外相因，发为肺痹。对于痹证的发病，《内经》有最为完整的论述，其发病总纲，不外乎"风寒湿三气杂至，合而为痹也"，原文虽点明风、寒、湿等外因，然亦提及"至"字，意在强调痹证发病之内因，认为外邪入侵，客于皮肤而失于宣发，终舍于肺，发为肺痹。《圣济总录》云"治风寒湿之气，感于肺经，皮肤痹不仁"，强调了肺痹的外感因素。肺痹之发病，与内因也息息相关，正如《灵枢·百病始生》云"风雨寒热不得虚，邪不能独伤人"。肺有"温分肉，充皮肤，肥腠理，司开阖"之特点，肺气亏虚，则不能卫外，腠理失司，脉络痹阻，于外则见皮痹，于内则发肺痹，"皮痹不已，复感于邪，内舍于肺"。陈士铎《辨证录》云"肺痹之成于气虚"，提出肺痹之病因为气虚。《素问·五脏生成》曰："肺痹，寒热，得之醉而使内也。"张景岳《类经》注释曰："寒热者，金火相争，金胜则寒，火胜则热也。其因醉以入房，则火必更炽，水必更亏，肾虚盗及母气，故肺病若是矣。"强调热盛伤阴，肺肾亏虚致痹。《全生指迷方》记载："肺脉……不足，病肺痹寒湿。""肺为气之主，肾为气之根"，天癸将绝，肾气亏虚，无力摄纳，则喘促甚；金水同源，肺居水之上源，肾主一身之水，肺肾功能不足则水液不布，且肾阳不足，推动无力，故而痰多。同时，肺痹发生与气滞血瘀也有密不可分的关系，《临证指南医案》曰"痹者，闭而不通之谓也，正气为邪所阻，脏腑经络不能畅达，皆由气血亏损，腠理疏豁，风寒湿三气得以乘虚外袭，留滞于内以致湿痰、浊血流注凝涩而得之"，痹证发生的本质是经络的痹阻。《圣济总录》云"肺痹上气闭塞，胸中胁下支满"，《杂病源流犀烛》曰"痹既入肺，则脏气闭而不通，本气不能升举"，指出肺痹因气滞而起病。

2. 肺痿

"肺痿"病名首见于张仲景的《金匮要略》。《金匮要略·肺痿肺痈咳嗽上气病脉证治》曰："寸口脉数，其人咳，口中反有浊唾涎沫者何？师曰：为肺痿之病。"唐代王焘《外治秘要·咳嗽门》指出痿嗽久嗽，痿热熏肺，伤阴可进一步发展成肺痿。清代对其认识逐渐完善，《医门法律·肺痿肺痈门》言"肺痿者，其积渐已非一日，其寒热不止一端，总由胃中津液不输于肺，肺失所养，转枯转躁，然后成之"，尤在泾言"痿者，萎也……为津涸而肺焦也"。综合来看，肺痿前期由于患者重视程度较差而迁延不愈或失治、误治造成肺气耗伤、肺津亏损，使肺气亏虚、失于濡养，导致肺叶痿弱不用成为慢性虚损性疾病。肺气虚损日久

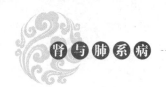
及肾，致肺肾两虚。大多数医家认为 IPF 缓解期属于肺痿，是由于 IPF 中晚期肺活量及肺通气功能急剧下降，后期多发展为蜂窝肺，咳喘少气，病情反复缠绵难愈，多表现为喘促和气短，气不足以吸，或烦热口干渴，面颧潮红，五心烦热的肺肾气虚阴虚之象，病情反复缠绵难愈，由此可见肺痿相当于 IPF 的中后缓解期。

《金匮要略·肺痿肺痈咳嗽上气病脉证治》详尽地论述了肺痿的基本病机，将其归纳为热在上焦和肺中虚冷，肺痿虽有寒热之分，从无实热之则。尤在泾言："肺为娇脏，热则气烁，故不用则痿；冷则气沮，故亦不用而痿也。""热在上焦者，因咳为肺痿"，指出了形成肺痿的中间环节是虚热熏灼于肺，肺失清肃而咳。沈明宗言："虚热熏蒸，故寸口脉数，其人咳嗽，气弱不振，津液不布，化为浊唾涎沫而成肺痿。"沈明宗已指出了虚热肺痿不仅伤津，亦耗气。徐忠有言："唯其因热所以寸口脉数，寸口虽当以右寸为主，然两手脉皆属肺，则数当不止于右寸而已。数脉为热，热宜口干，乃咳则浊唾涎沫，似乎相反，不知肺唯无病，故能输津于皮毛，毛脉合精，行气于腑，痿则痹而不用，饮食之水气上输者不能收摄而运化，则为浊沫而出诸口矣。故曰此为肺痿之病，因热而失其清肃不用也。"指出所以吐涎沫之理，在于肺热失于清肃。"肺痿吐涎沫而不咳者，其人不渴，必遗尿，小便数，所以然者，以上虚不能制下故也。此为肺中冷，必眩，多涎唾"，肺主气，司宣发，若"肺中虚冷"，气失宣发，则津液不能散于脏腑，反聚肺中，遂频吐涎沫，且口中唾液多，肺气虚通调失节，津液直趋下焦。《医门法律·肺痈肺痿门》言："肺热则膀胱气化亦热，小便必赤涩而不能多。若肺痿之候，但吐涎沫而不咳，复不渴，反遗尿而小便数者……必其人上虚不能制下，必故小便无所收摄耳，此为肺中冷。"

虚热、虚冷缘于何？"肺痿之病，从何得之？师曰：或从汗出，或从呕吐，或从消渴，小便利数，或从便难，又被快药下利，重亡津液，故得之。"张仲景把产生虚热的原因归结于"重亡津液"，津液亏耗，发展为阴虚，阴虚渐生内热。而耗津则可由四个方面导致：汗出过多，津从皮毛而泄；呕吐频作，津由上而耗；患消渴病，小便频数量多，津液经膀胱而渗；大便难解，不辨缘由，经用峻猛药泻下，津液从大肠而下。隋代巢元方《诸病源候论·脾胃病诸候》言："肺主气，为五脏上盖，气主皮毛，故易伤于风邪，风邪伤于腑脏，而气血虚弱，又因劳役大汗之后，或经大下而亡津液，津液竭绝，肺气壅塞，不能宣通诸脏之气，因成肺痿也。"魏念庭曰："肺痿为虚热之证矣，然又有肺痿而属之寒者，则不可不辨也。乃吐涎沫而不咳，其人既不渴，又遗尿，小便数者，以上虚不能制下故也。肺气既虚，而无收摄之力，但趋脱泄之势。膀胱之阳气下脱，而肺金益清冷，干燥以成痿也。"不难看出，虚寒肺痿之病机在于肺清冷干燥而成痿，因肺气虚收摄无力引起膀胱阳气下脱，而成上虚不能制下肺痿证。总之，"津亡"与"气竭"可概括为虚热、虚寒的根本病因。魏念庭把此作以比喻"肺叶如草木之花叶，有热之痿，如日炙之则枯；有冷之痿，如霜杀之则干矣，此肺冷所以成痿也"。肺痈日久，余邪不清，正气渐虚，热灼肺阴，可转为肺痿。《景岳全书》言："大抵劳伤血气，则腠理不密，风邪乘肺，风热相搏。蕴结不散，必致咳嗽，若误用汗下过度，则津液重亡，遂成斯证。"损害胃阴，胃津不能上输，则肺叶不濡，燥热内生而发肺痿。喻昌言："胃中津液不输于肺，肺失所养，转枯转燥，然后成之。"肺气虚冷者内伤久咳，虚喘日久，气阴暗耗，或虚热肺痿，经久不愈，阴损及阳，而致肺气虚冷，气不化津，为浊唾涎沫，终成肺痿。可见本病病位在肺，又及脾肾，病因与先天不足、禀赋薄弱、外邪侵袭、肺肾两虚有关。而慢性消耗致元气之不足、津液之亏乏是本病的最终结果，对治疗起着导向作用。

（二）IPF 从肺肾论治的机制

对于 IPF 与肺、肾密切相关的论述早在古代医籍中即有广泛的记载。《类证治裁·喘证》指出"肺为气之主，肾为气之根，肺主出气，肾主纳气，阴阳相交，呼吸乃和"，充分指出呼吸运动为肺、肾所主，若肺、肾二脏各自或二者同时出现问题，则可出现动则憋喘，气短，刺激性干咳，劳力性呼吸困难等临床表现。IPF 早期以标实为主，本虚证甚少，以风寒、风热等外淫侵袭诱发，多表现为痰热郁肺和痰瘀阻络，《景岳全书·喘促》中就有"实喘之证，以邪实在肺"。IPF 中晚期病久则为肺肾不交，多由久病迁延，正气亏虚，由肺及肾所致，表现为以肺肾两虚为主，临床尤以动则憋喘明显。明代赵献可《医贯》指出："真元耗损，喘出于肾气之上奔，其人平日若无病，但觉气喘，非气喘也，乃气不归元也。"《证治准绳》中亦云："肺虚则少气而喘，若久病仍迁延不愈，由肺及肾，则肺肾俱虚。或劳欲伤肾，精气内夺，根本不固，皆使气失摄纳，出多入少，逆气上奔而发喘。"《景岳全书》提出"故凡治劳损咳嗽，必当以壮水滋阴为主，庶肺气得充，嗽可渐愈"的治法，提示医家临床治疗要抓住肺、肾二脏。本病的病机较为复杂，在不同的病理阶段，病机特点也各有不同，但究其基本的病因特点为因虚致病、因虚致瘀、本虚标实、虚实夹杂，早期以肺气亏虚为主，中期则气阴两虚，

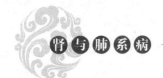

晚期肺肾受损、阴损及阳、气不摄纳、水湿渐停。无论是前期肺痹还是中后期肺痿均可出现肺肾亏虚之证。IPF 前期肺痹的发生主要在肺，外感热邪、寒邪使肺经痹阻，损伤肺络，或风、寒、湿邪留滞于肺腑，胸阳不振，肺络阻滞。后期肺痿多因肺肾的不足，肺为肾之母，肺虚可致肾虚，肾为先天之本，肾之阴阳气的虚衰可加重肺病。综合来看，肾先天不足，正气亏虚，外邪侵袭，久则损伤肺肾或病久耗伤气津，肺叶痿弱，宣降失司而致肺肾两虚。临床症状可见咳喘动则尤甚，肾精亏耗，舌红苔少，脉细或数，因此从肺肾治疗 IPF 有重要意义。

（三）IPF 的中医治疗

1. 从肾论治 IPF

IPF 的基本病机是气虚血瘀，痰浊郁结，痹阻肺络。病性属本虚标实，肺肾气阴亏虚为本，痰浊瘀血为标。痰、瘀、虚贯穿 IPF 的始终。越来越多的临床试验表明，本病的治疗应重视从肾论治。

张溪、张忠德等用调补肺肾法治疗 IPF 的临床研究表明，此法对于改善患者咳嗽、咳痰、喘息等症状效果明显，对肺功能、动脉血氧分压亦有显著改善。曹世宏认为 IPF 常见的证型为肺肾两虚、痰热蕴肺证和肺肾两虚、痰瘀互结证，治疗分别采用益气养阴、清热化痰法和益气养阴、活血化瘀法，临床上取得良好的效果。赵兰才、武维屏等根据病情的轻重及病程的长短将本病分早、中、晚三期，早期以肺脾气虚、痰瘀阻肺多见，治以宣肺化痰、益气活血，用麻黄连翘赤小豆汤合桂枝汤加减。中期分为两型，肺肾阴虚、痰热瘀阻，治以养阴清热、化痰活血，用百合固金汤合漏芦连翘散加减；肺肾气阴两虚、痰瘀阻络，治以补益肺肾、化痰通络，用保肺饮加丹参、地龙、漏芦等化瘀通络之品。晚期多见脾肾阳虚、瘀血水犯，治以温补脾肾、化瘀行水，用真武汤合桂枝茯苓丸加减。魏亚东等认为，肺肾双亏、痰瘀互结、肺络不通为本病病机，将其分为四期：初期肺气不足，风邪犯肺，治以祛风止咳，用止嗽散加减；急性期痰热郁肺，治以清肺化痰，用清金化痰汤加减；进展期痰瘀内阻，治以活血化瘀、通络散结，用血府逐瘀汤合六君子汤化裁；迁延期肺肾双亏可分为两型，虚热型治以滋阴润肺、补肾纳气，用养阴清肺汤或百合固金汤加七味都气汤化裁，虚寒型治以温阳散寒，用附子理中汤加减。

肾虚证候可出现在 IPF 病情发生发展的多个阶段，以补益肺肾立法治疗，取得了较好的临床效果，发挥了中医药优势。

2. 由肾虚血瘀导致的 IPF 的治疗

近年来，根据流行病学研究，IPF 发病年龄集中在 40 岁之后，男性高于女性。随着人口老龄化的进展，临床上肾气虚衰、气滞血瘀引发的肺纤维化患者日益增多。张学燕指出，肾肺皆虚，宜补肾补肺，纳虚逆之气；肾虚肺实，宜补肾镇肺，摄冲逆之气。肾阳虚者，宜温阳固本，行血而温养肺脏；肾阴虚者，宜滋阴降火，使肺津充盛；肾精虚者，宜填精益髓，以补先天精气之不足，佐心治节血脉运行。重视补肾活血在治疗 IPF 中的作用，顺应"治病求本"的原则，补肾固本，助肾纳气，祛瘀化痰，制下补上。

《中华人民共和国药典》记载冬虫夏草可以"补肺益肾，止血化痰。用于肾虚精亏……久咳虚喘，劳嗽咯血"，强调了冬虫夏草在保肺益肾方面的重要作用。冬虫夏草味甘，性平，归肺、肾经，始见于《本草从新》，有"甘平保肺，益肾，补精髓，止血化痰，已劳咳，治膈症皆良"之效。《药性考》记载冬虫夏草"味甘性温，秘精益气，专补命门"。研究证实，冬虫夏草有显著的免疫调节、抗氧化、抗衰老、抗病毒、抗感染等功效，具有补益肺肾的临床疗效。其有止咳化痰、纳肾平喘之功效，可增强患者机体免疫力，减少急性发作的次数和发作时的症状，控制疾病进程。中医学中金匮肾气丸、六味地黄丸在治疗肺肾亏虚型疾病中展现出卓越的功效，可补阴益肾、填精益髓，其加减方对 IPF 的治疗有积极作用。

3. IPF 的食疗方

（1）冰糖炖百合　百合、冰糖各 60 g，款冬花 15 g。将百合洗净后，一瓣瓣撕开，与款冬花一起放入瓦锅内，加水适量，文火炖，快熟时加入冰糖，炖至百合熟烂时即可服食。具有润燥清火、清心养肺的功效，对于肺纤维化有干咳、心烦口渴等症状的患者特别适合。

（2）百合煎剂　百合 30 g，麦冬 9 g，桑叶 12 g，杏仁 9 g，蜜炙枇杷叶 10 g，加水同煮。有养阴解表、润肺止咳的作用，能用来治疗肺纤维化患者因感冒而引起的咳嗽频作、干咳无痰、口干咽燥者。

（3）百合炖雪梨　雪梨 1 个，百合 100 g，冰糖 150 g。雪梨去核，连皮切片，冰糖加水 4 杯慢火煲滚，百合用清水浸 30 分钟，入滚水中煮 3 分钟，取出沥干水，把雪梨、百合、冰糖放入炖盅内，炖 1 个小时。可治燥热咳嗽，滋阴止咳。

（4）百合粥　百合 30 g，粳米 60 g，银耳 20 g。先将百合与粳米、银耳分别淘洗干净，放入锅内，加水，用小火煨煮。待百合与粳米、银耳熟烂时，加糖适

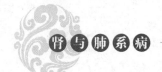

量，即可食用。有较强滋阴润肺的作用，对老年人及久病后身体虚弱而有心烦失眠、低热易怒者十分适宜。

（四）结语

综上所述，肺与肾关系密切，结合现代医学研究的结果，肺气的宣发肃降与肾气的摄纳相协调，呼吸均匀调和，宗气正常化生和运行，推动气血、津液的正常输布和代谢。IPF 中，在肺肾亏虚基础上痰浊、瘀血内生多见，注重从肾论治 IPF 取得了较好的临床疗效。应当进一步深入、系统地研究本病的病因病机，进行动物实验及临床研究，探讨中医药干预本病的可能机制，制定出中西医结合规范治疗方案，充分发挥中医学的优势，给患者带来福音。IPF 是一种患病率高，愈后效果差的慢性进行性疾病。中医中药治疗 IPF，既可益气养阴、补肺益肾，又可活血祛瘀、止咳化痰，所以，重视肾虚血瘀与 IPF 的相关性对于疾病的诊疗具有弥足珍贵的意义。

第五节　肾与肺结节

肺结节为直径 ≤ 3 cm 的局灶性、类圆形、密度增加的实性或亚实性肺部阴影。其发病率逐年上升，绝大多数都缺乏典型的临床症状。目前胸部 CT 是肺结节主要的筛查方式，外科切除是目前公认的恶性肺结节的第一治疗选择。传统中医学中没有"肺结节"病名，现代中医学家根据肺结节的特性将其归属于"肺积"等范畴，认为肺结节的发生涉及肺、脾、肾、肝等。其病机为本虚标实、虚实错杂，水液代谢障碍为肺结节发生的根本原因。由于肺为水之上源，肾为水之下源，肺肾之间密切相关，因此可探讨从肾论治肺结节。

一、现代医学对肺结节的认识

（一）肺结节的定义

肺结节是指影像学上表现为直径 ≤ 3 cm 的局灶性、类圆形、密度增高的实性或亚实性肺部阴影，可为孤立性或多发性，不伴肺不张、肺门淋巴结肿大和胸腔积液。肺部结节根据病灶大小可分为：微小结节（直径 < 5 mm），小结节（直径 5 ~ 10 mm），肺结节（直径 > 10 mm 且 < 30 mm）。根据密度将肺结节分为实性

和亚实性，其中亚实性结节包括纯磨玻璃结节、部分实性结节。针对肺结节的处理，首先是对结节评估，目前肺结节评估手段包括临床信息、影像学、肿瘤标志物、功能显影、非手术活检、手术活检，其中活检判断良恶性敏感性高，但属于有创操作，患者常有顾虑，接受度偏低，适用于恶性程度概率大的肺结节。根据临床信息与影像学特征评估恶性肿瘤概率有重要意义，依据肺结节直径不同，选择不同的随访模式与随访时间。近年来，随着低剂量螺旋 HRCT 在常规体检中的普及，以及人工智能在影像阅片中的辅助运用，肺结节的人群检出率越来越高。现代医学主要采取随访观察，暂无针对性的药物治疗，必要时行穿刺、手术。

（二）肺结节的临床流行病学及分类

肺部结节尤其是孤立性肺结节（solitary pulmonary nodule，SPN）通常在体检或诊治其他疾病时被偶然发现，绝大多数都缺乏典型的临床症状，其发病率在不同地区有所不同。对有肺癌高风险且无症状的人群进行筛查研究发现，在北美、欧洲及东亚地区，肺结节的发病率分别为 23%、29%、35.5%，其中，诊断为肺癌的肺结节分别占 1.7%、1.2%、0.54%。在一项最大的包括 53 439 例人群的筛查研究中发现，年吸烟超过 30 包的人群肺结节的发病率为 25.9%，诊断为肺癌的占 1.1%。恶性结节的概率随年龄增长明显增高，30 岁以下患者 SPN 恶性率为 1%~5%，70 岁以上患者恶性率可达 80% 以上。另外，在临床上特别要重视肺磨玻璃样结节（ground-glass nodule，GGN），单纯性 GGN 的恶性比例可达 59%~73%，伴有实性成分的 GGN 恶性比例可高达 80% 以上。

目前胸部 CT 仍是肺结节主要的筛查方式，其中，低剂量计算机体层摄影（low-dose computed tomography，LDCT）的普及和在肺部体检筛查中的广泛运用，是近年来肺结节检出率增高的主要原因之一。相比于传统的 X 线检查，LDCT 可明显提高 I 期肺癌检出率，同时降低肺癌相关的死亡率。此外，在人工智能（artificial intelligence，AI）发展迅速的背景下，通过深度学习，不断完善自身的资料库，AI 展现出了独特的优势。AI 辅助下的肺结节评估方式有望为肺结节良恶性的判别、假阳性的过滤及提高阅片效率提供新方法，提高了肺结节分类的准确性。

依据病灶的数目，肺部结节可分为 SPN、多发性肺结节及弥漫性肺结节。依据结节密度均匀与否又可分为实质性结节和 GGN，其中 GGN 是指肺内模糊的结

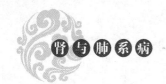

节影，结节密度较周围肺实质略增加，但其内血管及支气管的轮廓尚可见。GGN又可细分为纯磨玻璃结节（pure ground-glass nodule，pGGN）和混合磨玻璃结节（mixed ground-glass nodule，mGGN）。其中，pGGN指病灶内无实性成分，不掩盖血管及支气管影像；mGGN指病灶内既包含磨玻璃密度影，又包含实性软组织密度影，密度不均匀，部分掩盖血管及支气管影像。根据结节直径大小，结节直径 ≤ 3 cm者称为肺结节，直径 < 8 mm者称为亚厘米结节，直径 < 4 mm者称为微结节或粟粒样结节。亚厘米级结节恶性发生率非常低。

（三）肺结节的影像学表现

肺结节的CT影像学表现是判别结节良恶性最关键的依据，一般从以下几个方面进行评估。

1. 部位

结节的部位与结节良恶性相关，肺上叶是结节的恶性风险因素，而位于叶间裂或胸膜下的小实性结节多为良性表现，代表肺内淋巴结。

2. 密度

肺结节的恶性概率、常见病理类型都与密度相关，根据《中国肺部结节分类、诊断与治疗指南（2016年版）》，肺结节的恶性概率由高到低依次是部分实性结节、非实性结节、实性结节；密度均匀且较小（直径 < 5 mm）的非实性结节常提示不典型腺瘤样增生；实性成分超过50%的部分实性结节常提示恶性可能性大，但也有存在表现为非实性结节的微浸润腺癌或浸润性腺癌；持续存在的亚实性肺结节大多数为肿瘤性结节，有恶性可能，或有向恶性发展的倾向；与亚实性肺结节密度相关的平均CT值在鉴别诊断时具有重要参考价值，并结合结节大小及其形态变化综合判断。腺癌是最常见的恶性肺结节病理类型，目前临床上公认肺腺癌的发展趋势为不典型腺瘤样增生 - 原位癌 - 微浸润腺癌 - 浸润性腺癌，其典型临床影像学表现多呈非实性结节 - 部分实性结节 - 实性结节的变化。

3. 实性成分占比

实性成分占比（consolidation-totumor ratio，CTR）是指肺窗上实性成分最大径与结节最大径的比值（取值范围为0～1），是衡量亚实性结节中实性部分占比的指标，其中实性结节CTR值为1，非实性结节CTR值为0。CTR与结节的恶性程度有着密切关系，对患者的预后有着重要影响，总体来说，CTR越小，术后复发概率越低，5年生存率也越高，静态与动态相结合地对CTR进行监测也是评判结节良恶性的重要方法。

4. 大小

肺结节的恶性概率与大小密切相关，但更多时候需要关注其动态的变化。亚实性结节的恶性程度判断比较特殊，目前学界越来越倾向于将这类含有磨玻璃成分的亚实性结节作为一类特殊疾病对待，关注其大小动态变化的同时还要结合密度的改变及实性成分的变化进行综合评估。根据《中国肺癌筛查与早诊早治指南（2021 版）》，在对结节进行分析与记录时，建议使用平均直径，测量方法是最大长径和垂直于最大长径的最长短径（最大短径）之和除以 2，对于部分实性结节还应测量其实性成分的大小。结节大小的变化可以反映其生长速度，恶性结节生长速度普遍较良性结节快，如恶性实性结节体积倍增时间多少于 400 天。

5. 形态

结节的形态对良恶性的判别具有重要意义。大多数恶性肺结节的形态为圆形或类圆形，恶性亚实性结节比恶性实性结节出现不规则形态的比例更高。分叶征、胸膜凹陷、毛刺征、血管集束征、空泡征、包埋的支气管管腔不规则或伴局部管壁增厚等都是恶性结节的常见征象，而良性肺结节多表现为无分叶，边缘可有尖角或纤维条索等，若周围出现纤维条索、胸膜增厚等征象则常提示结节为良性。

6. 结节 – 肺界面

恶性肺结节的结节 – 肺界面多表现为清楚但不光整、毛糙甚至有毛刺。磨玻璃病变相比实性结节的浸润性相对较低，出现毛刺征的概率也相对较低；炎性肺结节的结节 – 肺界面多模糊，而良性非炎性肺结节边缘多清楚整齐甚至光整。

（四）肺结节的实验室检查

肺结节最常见的类型包括肿瘤性结节和炎性结节，可基于生物标志物辅助结节良恶性判别。

Pro-GRP、NSE、CEA、CYFRA21-1、SCC 等肿瘤标志物对于鉴别良恶性肺结节有一定参考依据。Pro-GRP 可作为小细胞肺癌的诊断和鉴别诊断的首选标志物；NSE 多用于小细胞肺癌的诊断及治疗监测；CEA 对恶性肺结节特异性较高但敏感性低；CYFRA21-1 主要对鳞癌诊断有参考意义；SCC 是一种非特异性的肿瘤标志物，对肺鳞癌疗效检测及预后判断具有一定意义。单项肿瘤标志物的检测对判定良恶性的价值有限，多项联合检测则能一定程度提高特异性和敏感度，从而

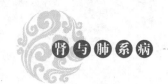

为结节定性诊断提供一定依据。

血清自身七项抗体（p53、PGP9.5、SOX2、GAGE7、GBU4-5、MAGE A1 和 CAGE 抗体）的联合检测对鉴别结节良恶性具有重要意义，相较于传统的肿瘤标志物，其灵敏性明显提高，达到 54.70%，特异性达到为 87.90%，若联合肿瘤标志物检测灵敏度能提高至 70%。

液体活检，循环肿瘤细胞、循环肿瘤 DNA、miRNA、DNA 甲基化等多种生物标志物作为诊断依据已多有研究，其中循环肿瘤 DNA 对癌症早期阶段特异性高，但敏感性有限，约为 59%；miRNA 敏感性和特异性相当，能达到 80% 左右；DNA 甲基化则灵敏度较高，可达到 90% 以上。对于癌症的早期识别具有一定意义，作为非侵袭性的检查方法，展现出了一定的应用前景。

（五）肺结节的症状

肺结节的症状和体征视其起病的缓急和累及器官的多少而不同。胸内结节病早期常无明显症状和体征。有时有咳嗽，咳少量痰液，偶见少量咯血；可有乏力、发热、盗汗、食欲减退、体重减轻等。病变广泛时可出现胸闷、气急，甚至发绀。可因合并感染、肺气肿、支气管扩张、肺源性心脏病等加重病情。

如结节病累及其他器官，可发生相应的症状和体征。如皮肤最常见者为结节性红斑，多见于面颈部、肩部或四肢；也有冻疮样狼疮、斑疹、丘疹等；有时发现皮下结节。侵犯头皮可引起脱发，大约有 30% 的患者可出现皮肤损害。眼部受损者约有 15% 的病例，可有虹膜睫状体炎、急性色素层炎、角膜 - 结膜炎等，可出现眼痛、视力模糊、睫状体充血等表现。有部分患者有肝和（或）脾肿大，可见胆红素轻度增高和碱性磷酸酶升高，或有肝功能损害；纵隔及浅表淋巴结常受侵犯而肿大。如累及关节、骨骼、肌肉等，可有多发性关节炎，X 线检查可见四肢、手足的短骨多发性小囊性骨缺损（骨囊肿）。肌肉肉芽肿可引起局部肿胀、疼痛等。约有 50% 的病例累及神经系统，其症状变化多端。可有脑神经瘫痪、神经肌病、脑内占位性病变、脑膜炎等临床表现。结节病累及心肌时，可有心律失常，甚至心力衰竭表现，约有 5% 的病例累及心脏，亦可出现心包积液。结节病可干扰钙的代谢，导致血钙、尿钙增高，引起肾钙盐沉积和肾结石。累及脑垂体时可引起尿崩症，下视丘受累时可发生乳汁过多和血清乳泌素升高。腮腺、扁桃体、喉、甲状腺、肾上腺、胰、胃、生殖系统等受累时，可引起相关的症状和体征，但较少见。结节病可以累及一个脏器，也可以同时侵犯多个脏器。

（六）肺结节的现代医学治疗

1. 手术治疗

10 ～ 30 mm 的肺结节恶性可能性大，要立即明确诊断，可采用形态病理结合分子甲基化的检测手段明确结节的良恶性，形态病理和分子病理任一检测阳性，可实施手术切除，治疗效果最好，部分可以达到根治。手术切除是这部分结节的首选治疗方法。7 ～ 10 mm 的肺结节，通常医生会建议先观察 3 个月，主要是因为有部分肺结节经过服药或观察后确实可以消失，一般情况下 3 个月的观察期也不会延误治疗。7 ～ 10 mm 的结节，若发生长大、实性成分增加、体积或重量增加，均应考虑手术，一方面是恶性的可能性大，另一方面恶性的程度可能高（增长快或易发生转移）。4 ～ 6 mm 的肺结节不急于手术，需要随访观察，是良性的可能性大；从另一方面说，即使是恶性的，其对身体的危害程度也小。1 ～ 3 mm 的肺结节没必要手术。

外科切除目前仍是公认的恶性肺结节的第一治疗选择，手术方式可分为肺叶切除术、肺段切除术和肺楔形切除术，原则上尽可能保留正常肺功能。电视胸腔镜外科手术（video-assisted thoracic surgery，VATS）已基本取代开胸手术，相比传统的开胸手术，VATS 有着愈合时间更短、疼痛更轻、外观更美观的优势，同时二者远期疗效基本相同。手术切除方式根据结节的位置不同有所区分，病灶位于周边，先行肺楔形切除；病灶位置较深时，可先行亚肺段、肺段或肺叶切除。若术中冰冻病理提示浸润性腺癌，需要联合肺门淋巴结及纵隔淋巴结的采样或清扫；而对于磨玻璃成分为主的亚实性肺结节，其病理多见不典型腺瘤样增生、原位腺癌或微浸润腺癌，可以不清扫淋巴结或仅行纵隔淋巴结采样。对于同侧多发甚至双侧多发结节，治疗原则为主病灶优先，兼顾次要病灶，肺的总切除范围不宜超过 10 个肺段。对于次要亚实性结节病灶，如在同侧且位于优势部位，可考虑同期手术切除，如在对侧且考虑为不典型腺瘤样增生或原位腺癌，可密切随访。

另外，热消融、冷冻消融及立体定向放射治疗也可作为外科手术治疗的补充手段。

2. 其他治疗

能够治疗肺结节的西药大致分为 3 类，即各种不同类型的抗生素、抗肿瘤药物、免疫抑制剂。①各种不同类型的抗生素，用于治疗各种不同病原体感染导致的肺结节，如抗结核药可以治疗结核导致的肺结节，抗真菌的西药可以治疗真菌

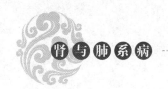

感染导致的肺结节，而头孢、阿莫西林、喹诺酮类的莫西沙星与左氧氟沙星可以治疗普通细菌感染导致的肺结节。②各种不同类型的抗肿瘤药物，肺结节有各种不同病理类型，支气管肺癌导致的肺结节通常依据病理分类选择相应的化疗西药、靶向治疗的西药、临床对症处理的西药等。③针对自身免疫系统疾病导致的肺结节，需要选择不同的免疫抑制药物，如各种不同类型的糖皮质激素、环磷酰胺等。

有一部分肺炎会表现为肺结节或肺磨玻璃影。对于怀疑为肺炎或不能排除是肺炎的肺结节，医生通常会用抗生素治疗2周左右，然后再复查胸部CT。如果肺结节缩小或消失，就可以排除恶性可能。对于这种以肺炎为病因的肺结节，抗生素确实能够起到治疗作用。

如果肺结节的形成原因是由吸烟、空气污染等所致的炭末沉着，或是以前感染及结核痊愈后遗留的纤维组织增生，或是钙化灶等陈旧性改变，那么任何药物或保健品都是无法使这类结节吸收缩小的。这类结节既不需要药物治疗，也不需要手术干预，通常会保持稳定。

（七）肺结节临床分级管理路径

根据结节危险程度的差异，建议采取不同的管理方式。对于综合评估恶性程度较高的结节，建议进行外科手术治疗，部分不能耐受手术创伤或不愿意进行手术的患者，可选择消融、立体定向放射治疗等手段。对于恶性程度较低的患者，建议进入随访观察。老年肺结节人群管理需结合具体情况进行选择，如老年患者合并其他基础疾病、预期寿命短于结节的进展时间，建议随访；对于多发结节，存在1个占主导地位的结节和（或）多个小结节者，建议单独对每个结节进行评估。

二、中医对肺结节的认识

（一）肺结节的中医命名

传统中医学中没有"肺结节"病名，亦无对肺结节的论述，现代大多数中医学家根据肺结节的特性，将其归属于"肺积"等范畴，亦有少数医家按照"积聚""痰核""瘿病"等进行辨治。也有个别医家根据现代医学肺结节不同分期而采用不同的病名。《内经》无"肺积"的病名，但有关于"积"的论述，首次提出了"积"的病名，认为积的发生与寒邪关系密切。《素问·举痛论》云："寒气客于小肠膜原之间，络血之中，血泣不得注于大经，血气稽留不得行，故宿昔而成积矣。"《灵枢·百病始生》云："积之始生，得寒乃生。"《内经》认为积乃为邪气侵及胃肠，客于血脉，阻碍气血正常运行，气血瘀滞于腹部而成。从现代医学角度来看，内经所言"积"主要指的各种腹部包块。《难经》提出"五脏之积"之说，首次明确提出了"肺积"的病名。《难经·五十六难》云："五脏之积，各有名乎……肺之积，名曰息贲，在右胁下，覆大如杯。久不已，令人洒淅寒热，喘咳，发肺壅。"《难经》所论肺积指气血积聚于右胁部，主要包括现代医学中右胁肋部的肿块性疾病。同时，《难经》沿袭了《内经》的观点，认为积为阴邪，乃阴寒邪气凝结而成，《难经·五十五难》云"积者，阴气也"。在《内经》与《难经》认识的基础上，我们进一步提出肺结节的发生乃为肺、脾、肾三脏阳气亏虚，水液代谢功能障碍，阳虚生寒，水停聚痰，寒痰胶着，上伏肺络所致，而气机升降，痰随气动，流窜周身，则导致了肺外结节的发生。《脉经·平五脏积聚脉证》云："诊得肺积，脉浮而毛，按之辟易，胁下气逆，背相引痛，少气，善忘，目瞑，皮肤寒，秋瘥夏剧。"《脉经》扩大了肺积的范围，将气血积聚于胁部均称为肺积，不限左右。《诸病源候论》云："诸脏受邪，初未能为积聚，留滞不去，乃成积聚。"《寓意草》云："窠囊之中，痰不易除。"根据中医古籍的论述，肺积的发生当归因于脏腑功能失调，病理产物滞留肺脏。肺结节的成因在于机体与局部的阴阳失衡，机体阳气不足，不能发挥推动作用，气血津液代谢失司，结聚于局部而成积。结节病的病因病机主要是正虚邪实，正虚即肺肾气虚，邪实即气滞血瘀痰凝成块，从而导致结节的产生。治疗上以消痰化瘀、软坚散结、补肺益肾为主。

《类经·阴阳类》云："阳动而散，故化气；阴静而凝，故成形。"《素问·生气通天论》云："阳气者，若天与日，失其所则折寿而不彰。"阳气为一身之主宰，其对于人体的生长、发育和生殖，各腑脏、经络、组织、器官的生理功能，以及饮食物的消化吸收，糟粕的排泄，血液的生成和运行，津液的生成、输布和排泄，均起着推动作用。肾阳是一身元阳之根本。在诸阳中居于主导地位，又称为命门之火，对人体各脏腑组织的功能起推动、温煦作用。只有在肾中阳气的温煦和蒸化作用下，脏腑才能各司其职，协调一致，维持水液代谢的平衡。津液通过肾阳的温煦、脾的转输、肺的宣发布散，化为无形的精微物质营养全身，其中肾阳的温煦是起始环节，也是最重要的环节；反之，阳气亏虚，水液的输布、排

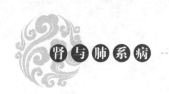

泄障碍，水、湿、痰、瘀等病理产物形成，滞留不去，日久形成肺结节，如《灵枢经·百病始生》所云"积之始生，得寒乃生"。

现代中医临床所诉肺积已很少采用传统中医肺积的概念，更多地将肺积基本等同于西医的肺部结节。

（二）肺结节的病因病机及治疗

现代中医学者多参考古籍中关于肿块类疾病如积聚等的论述，以此类比肺结节。清代医家沈金鳌在《杂病源流犀烛·积聚癥瘕痃癖痞源流》中论述："邪积胸中，阻塞气道，气不宣通，为痰，为食，为血，皆得与正相搏，邪既胜，正不得而制之，遂结成形而有块。"沈金鳌认为，肺部肿块发病主要为邪胜正虚，正不胜邪，邪气积聚。李中梓在《医宗必读·积聚》中指出："积之成者，正气不足，而后邪气踞之。"李中梓认为，积聚之病，正虚为本，邪犯为标。古代医家对肿块类疾病的认识较为笼统，多从中医理论角度进行单一分析，缺乏系统的理论辨析及临证经验。

辨病论治以肺结节发生发展的自然规律为基础，针对病因采取最佳治疗原则以达到延缓或阻碍肺结节发展并降低其癌变风险的目的。肺结节的病因病机目前尚未形成共识，可将其病理因素归纳为痰、瘀、虚、气滞，累及肺、脾、肝、肾等，病机为本虚标实，虚实错杂。

首先是痰，肺结节逐渐蓄积，可积聚成瘤，符合痰病特征。气化失常往往导致水液代谢障碍，久则凝聚成痰。内痰由气机阻滞、水液代谢失调而化生。依据临床经验与中医文献研究，花金宝等提出"痰瘀窠囊"理论，指出肺结节的发病为内痰夹瘀闭阻于肺脏窠囊，痰瘀凝结胶着于肺络，久则影响肺脏气机，使气血津液的功能失常，加重痰瘀胶结而形成肺结节。崔晋伟等依据肺脏的宣发肃降、主治节、朝百脉等生理功能，认为肺脏的病变最易引起气机失常生成痰、瘀，二者皆为阴邪，"阳化气，阴成形"，痰瘀互结日久易生成有形之邪，即肺结节。治疗多选用燥湿化痰之类药物，如制白附子配伍细辛温阳化浊，化橘红配伍白芥子祛除顽痰，丝瓜络配伍浙贝母通络散结。

然后是瘀，瘀血在机体病理状态下化生，又可阻滞气血继发他病。气机失调、阳虚、寒凝血脉、血液浓缩壅聚等皆可生成瘀血，瘀血又加重气机郁滞，影响血行及新血生成。周平安等认为，肺结节属本虚标实，痰、瘀为标，肺、脾、肾气虚为本，且以标实为主。痰聚血瘀，胶结痹阻于肺络，病久缠绵，渐成癥积，形成肺结节。因此，治疗原则为活血化瘀，散结通络，软坚消癥。常选用的药物有鸡血藤、赤芍、当归等活血化瘀，并佐以三棱、莪术等破血消癥。久病入肺络者，配伍通络药物，如水蛭、地龙等通络，同时可加浙贝母、制鳖甲、夏枯草等散结。

接下来是虚，窦永起等认为肺结节形成关键是本虚。《素问·评热病论》言"邪之所凑，其气必虚"，表明肺结节的发生虽关系到正气和邪气两个方面，但正气起主导作用，正气亏虚导致的脏腑失调是体内气血津液代谢紊乱的内在因素。气虚在肺结节演变为肺癌的过程中尤为重要，在肿瘤形成、局部浸润与远端转移中起着关键作用。李全认为，肺气虚是肺结节的核心病机，因肺为娇脏，易被邪侵，故寒热燥湿诸邪皆易侵袭伤肺。疾病初期外邪侵入，或素体亏虚，均可耗伤正气，以肺气虚为主。脾生肺，子及于母，致脾失健运，气虚不能助心行血、升清化湿，瘀血阻络，湿聚痰浊内生，久而痰瘀凝结形成"痰核"为肺结节。且痰瘀互阻加重肺的气机失调，进而加重正虚。应予祛痰为标，补虚固本治疗。肺气亏虚型予当归补血汤合补肺汤加减以益肺、行气、活血；肺肾亏虚型予党参、蛤蚧、熟地黄等补肺益肾，养阴益气；气虚痰瘀型予黄芪、当归尾、川芎、地龙等以益气、散瘀、化痰。

然后是气滞，肺失宣肃或肝失疏泄可致气的运行不畅甚至郁滞不通，引起血瘀、津停，形成瘀血、痰饮水湿，痰瘀互结日久则化生结节。姜良铎等认为若外邪或内伤损耗肺气形成肺气虚，肺气机升降不利，气滞则津液失于布散，血液的运行失常，形成气滞湿阻痰浊于肺而导致瘀血阻肺，日久形成痰瘀胶结凝滞痹阻肺络，病理产物又反过来影响肺的宣发肃降等功能而形成恶性循环，使得肺结节不断进展。同时发现肺结节患者多有焦虑等情绪因素累及肝脏，影响肝的疏泄功能，肝肺共同调节全身气机，加重气机郁滞，化生痰瘀阻滞肺络。因此，治疗上当调气为先，再化痰、祛瘀、散结。一方面应重视对患者的情绪疏导及生活习惯指导，如推荐进行八段锦、太极拳等有益运动以调畅全身气血，并且劝导患者调整不良习惯；另一方面，要强调疏肝理气、调畅气机类中药在治疗中的应用。

三、从肺肾相关论治肺结节

（一）肾与肺结节的关系

1. 阳气充足，水津四布，五经并行

关于水液的代谢，《内经》中即有详细的论述。《素问·经脉别论》云"饮

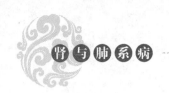

入于胃，游溢精气，上输于脾。脾气散精，上归于肺，通调水道，下输膀胱"，《素问·逆调论》言"肾者水脏，主津液"，指出人体水液代谢主与肺、脾、肾、膀胱有关。胃受纳、暂贮饮食摄入的水液，脾转化、吸收、布散胃中津液为人体所需的精微物质，再上输于肺，在肺宣降作用下布散全身，同时肺的肃降功能亦使全身水液下归于肾，在肾的蒸腾气化作用下留清去浊，清者重归于肺布散全身，浊者则下输膀胱。胃主受纳、暂存人体从外界摄入的水液，膀胱则纳受、暂存人体产生的浊液。脾的吸收转化为人体水液的主要来源，肾的蒸腾气化主管水液的排泄，而脾之散精、肾之蒸化、肺之宣发肃降则主导着水液的运行。因此，水液代谢主要依靠肺、脾、肾三脏完成，而水液代谢中的关键环节——水液的排泄则主要依靠肾脏完成。

《素问·阴阳应象大论》言："阳在外，阴之使也。"脏腑的外在功能主要由脏腑阳气行使，人体水液的代谢则主要由肺、脾、肾三脏阳气完成。而水性属阴，《景岳全书》云"盖水为至阴"，推动和制约水液的运行亦需消耗肺、脾、肾三脏阳气，故机体水液的正常运行主要依靠肺、脾、肾三脏阳气的充足。肺、脾、肾阳气为人体之气的重要组成部分，而人体之气则由肾中先天之精所化生的先天之气、脾胃所运化的水谷之气和肺吸入的自然界清气转化而来，即人体之气主要来源于肺、脾、肾三脏。

综上可知，肺、脾、肾中的阳气推动和制约着水液运行，水液的正常代谢亦消耗肺、脾、肾的阳气，而阳气亦来源于肺、脾、肾三脏。肺、脾、肾三脏主导着人体水液的运行，而阳气则是水液代谢的关键。因此，肺、脾、肾阳气充足，则水液代谢正常，水精四布，五经并行。

2. 阳虚水停，痰饮贮肺，为结节之源

痰饮为人体水液代谢障碍所形成的病理产物，《证治汇补·痰证》云"痰属湿，津液所化，行则为液，聚则为痰"，可知机体水液运行障碍，水液停聚，必然化生痰饮。关于痰与饮，《医阶辨证》指出"稠浊为痰，津液凝聚；清稀为饮，水饮留积"，痰之与饮，证本一源，清者为饮，稠者为痰。《临证指南医案·痰饮》言："总之痰饮之作，必由元气亏乏，及阴盛阳衰而起，以致津液凝滞，不能输布。"肺、脾、肾三脏阳气主使机体水液运行，阳气亏虚必然导致水液运行障碍，化生痰饮之邪。

"三焦者，决渎之官，水道出焉"（《素问·灵兰秘典论》），三焦为人体水液运行的通道，而水液的运行依靠气的推动，《难经·六十六难》云"三焦者，原气之别使也"，《难经·三十八难》又指出三焦"有原气之别焉，主持诸气"，故三焦亦为人体气运行的通道。综上，肺、脾、肾阳气推动着津液在三焦通路中运行，阳气亏虚，津液运行障碍，化生的痰饮邪气常常出于三焦。

水的出路在肾，而痰的出路在肺。肺通调水道，全身津液经三焦出于肺，亦经三焦回归于肺，脾转输津液上输于肺，通过肺之宣降布散全身，经机体代谢后下输于肾，肾留清去浊，清者上传于肺再次分布全身。肺运行三焦之水液，亦过滤、贮存三焦痰饮之邪，三焦水液代谢失常所生之痰饮经三焦流经于肺，而贮存肺中，故《证治汇补·痰证》云"肺为贮痰之器"。肺司呼吸，与外界相通，吸入清气，排出浊气，肺中之痰亦多经此排出，即为有形之痰，然亦有顽痰、老痰者，机体不易运化，只能继续留贮肺中，化生结节，结节即无形之痰，在现代影像学下变得可视化。

3.寒痰胶着，深伏肺络，为结节之本

《医碥·痰》言："气失其温和而过于寒，则津液因寒积滞，渐致凝结，斯痰成矣。"肺、脾、肾阳气亏虚，水液凝结，必生痰饮邪气。《素问·疟论》言"阳虚则寒矣"，肺、脾、肾阳气亏虚必将导致虚寒内生。寒与痰皆为阴邪，同气相求，寒痰胶结，化生寒痰之邪，寒性收引，痰性稠厚，寒痰之性则更加稠厚。寒痰之邪，机体阳气本不易运化，加之阳气本虚，人体自身更是难以祛除，故寒痰致病多病情缠绵顽固，诸家所诉之顽痰、老痰多属此类。寒痰之邪经三焦贮留于肺，化生结节。若寒痰之邪病位尚浅，病势不盛，弱阳勉强与争，正胜邪退，寒痰之邪可经气道排出体外，或在阳气作用下逐渐运化消散；正邪势均，则长期相持不下，结节经久不散；若病位深伏，邪盛正弱，病邪久贮肺中，积蓄生长，则表现为肺结节逐渐增大；邪长正衰，亦可化毒蕴热，滋生癌变。

（二）从肺肾论治肺结节

1.温阳化痰为肺结节的基本治法

肺、脾、肾三脏阳气亏虚，水液代谢障碍为肺结节发生的根本原因，内生寒痰之邪则是化生肺结节的关键因素。肺结节的产生，本质在于阳虚，故治疗必予扶阳，扶阳之要在于肺、脾、肾三脏，此三脏阳气本虚，当以甘温之品温补。寒痰之治亦不离温阳，然寒痰胶结为有形实邪，当以辛温之品温化实邪，同时配合化痰散结之药。《金匮要略·痰饮咳嗽病脉证并治》云"病痰饮者，当以温药和

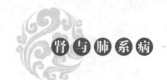

之",并制苓桂剂温化痰饮。苓桂剂温以桂枝,桂枝为辛甘温之品,以桂枝之甘温配甘草以温补阳气,以桂枝之辛温配茯苓以温化寒饮,共奏扶正祛邪、温阳化饮之效。温补三阳、温化寒痰,辛甘温之剂在于苓桂系,而化痰之方主以二陈汤,正如《丹溪治法心要·痰》所言"寒痰,二陈类"。《太平惠民和剂局方》所载二陈汤乃化痰之祖方,君药半夏为治痰之要药。因此,温阳化痰法应贯穿肺结节治疗始终,方药主以苓桂剂合二陈汤。肺结节为本虚标实之证,阳虚为本,痰实为标。然此为虚实夹杂之证,又当标本兼顾,非纯以温补,需辛甘温并用,甘温补益,辛温发散,温补阳气,温散结节。肺结节诊治,必须整体审查,洞悉阳虚本质,切不可囿于结节,仅以行气化痰、活血软坚,一时痰虽可去,但阳虚本质仍在,生痰之源未断,疾病难愈。

寒痰伏肺,蕴郁局部,日久亦可化热,此里有寒痰之实邪兼郁热,外有阳气亏虚,治疗上仍应以温阳化痰为基本法则,于辛温之剂中少佐黄芩、浙贝母、夏枯草等微清郁热兼以化痰散结,郁热一去即撤去寒药,切不可多用,亦不可见热象即投大苦大寒之剂,以防更伤阳气,冰伏寒痰。寒痰之邪性质缠绵顽固,治疗周期长,久用辛温之品恐耗津液,长期治疗可少佐五味子、玄参等以护气阴,五味子补五脏气阴,玄参滋阴散结,不可予过寒过腻之品以碍祛邪。

2. 配伍引经药,引药达邪

引经药为引导方中诸药进入特定脏腑经络的药,尤在泾《医学读书记》云"药无引使,则不通病所"。中药引经之说滥觞于《内经》,形成于金元,成熟于明清。金代张元素首次明确提出"引经报使"理论,明代李时珍在《本草纲目》中提到"十二经各有引药,在脏在腹,在气在血,为火为热,亦有引矣"。现代研究亦发现,引经药物能够促进其他药物在靶器官组织的吸收或分布,进而提高药物的生物利用度。肺结节病邪在肺,故治疗当配伍引肺经之药以求药力直达病所。肺之引经药,常用桔梗、紫苏叶、杏仁、麻黄等,引药达肺,并兼可宣肺调水以助祛邪。若合并肺外结节,则应据相应病位选择引经药,如瘿瘤、乳癖、癥瘕等为痰窜肝脉,可配伍柴胡、香附、青皮、夏枯草等引肝经之药;脂瘤、痰核、瘰疬为痰聚皮肉筋骨,可配伍麻黄、白芥子、干姜、肉桂等,引药达表兼以温阳化痰,亦可配用阳和汤加减。

3. 补虚扶正以治其本

有学者认为,肺结节的发生与机体元气虚弱、三焦气化失常密切相关,治疗

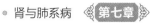

上主张时时顾护正气，虽提倡分期分证而治，然补虚护正之法当贯穿始终。魏华民更提出用药方面当遵"补上治上制以缓"的原则，剂型上提倡应用丸药缓服，以缓消坚。

大凡补益之法，无外补先天之肾与后天之脾二法。肺之补益，有培土生金以补脾肺之气、滋肺肾之阴、温脾肺之阳，有金水相生以补肺肾之气、滋肺肾之阴、温肺肾之阳。故补肺之气多兼补脾肾之气，补肺之阴多兼补脾肾之阴，补肺之阳多兼补脾肾之阳，补肺之法亦不离肾。

4. 中医外治法

（1）穴位贴敷　如肺结节穴位贴敷，药物组成主要有白芥子、细辛、甘遂、延胡索、生姜等。以温阳通络，活血行气，攻逐瘀滞结聚。

（2）艾灸　可灸阴陵泉以健脾运化水液，灸丰隆穴以祛痰，灸合谷、太冲、期门、章门、膈俞、血海以疏导气机、化瘀生新。

四、结语

现代医学目前对肺结节的发病机制认识尚不清楚，对其良恶性的判断也有待提高，存在一定过度诊断和治疗的情况，随访观察期缺乏确切有效的内科治疗手段，这为中医药干预肺结节提供了契机。中医药在针对局部病灶、改善患者症状及体质和缓解患者焦虑抑郁的情绪方面都有独特的优势，但尚缺乏高级别循证医学证据的支持，希望此共识能为中西医结合治疗肺结节的临床与科研相关问题提出规范和借鉴，为广大临床工作者在实践过程中遇到类似问题时提供决策和管理参考。《素问·四气调神大论》有言"是故圣人不治已病治未病，不治已乱治未乱"，《内经》倡导"治未乱"，中医药则可在肺结节随访期及结节切除后发挥积极作用，结合辨病论治与辨体论治，并依据肺结节疾病发展和体质的不同选择最佳的治疗管理策略，以截断甚至逆转疾病的发展，为肺结节的诊治提供新思路。

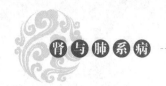

第六节 肾与肺癌

肺癌作为全球高发病率和高死亡率的恶性肿瘤，严重威胁着人类的生命健康。目前临床治疗肺癌主要以手术联合放疗、化疗等综合疗法为主，可在一定程度上控制肺癌的进展，但仍存在患者存活率低、生活质量差等问题。中医学认为，肺癌应归属于"咳嗽""咯血""胸痛""肺积""肺岩"等范畴，其主要病因是毒邪，毒邪蕴结于肺，使气机升降失调，痰、热、瘀、郁、毒交阻而致病。肺癌病位主要涉及肺、脾、肾等脏。根据中医的整体观念，安周身以治肺癌，肺、脾、肾三脏同治能够使肺癌得到有效控制。

一、现代医学对肺癌的认识

（一）肺癌概述

肺癌为当前世界各地最常见的恶性肿瘤之一，是一种严重威胁人民健康和生命的疾病，肺癌现已成为各种癌症死亡的首要原因，目前发病率仍呈上升趋势。肺癌的生物学行为相差颇大，在病理形态上大体可划分为小细胞肺癌（占 15%~20%）和非小细胞肺癌（占 80%~85%）两大类。小细胞肺癌的特点是恶性度高，早期远处广泛转移，但其对放疗、化疗较敏感；非小细胞肺癌一般分腺癌、鳞癌、大细胞癌、肺泡细胞癌、鳞腺癌等，其转移方式有直接蔓延、淋巴转移、血行转移，对放疗、化疗敏感度欠佳。现代医学治疗非小细胞肺癌的手段，仍然以手术、放疗、化疗为主，对于早期患者应尽早采取手术治疗，但大约有 50% 的患者在确诊时已经失去手术机会，因此，化疗和姑息性治疗在肺癌中晚期的综合治疗中占重要地位。抗癌的化疗药物在 20 世纪 50 年代开始应用于临床，但是仅少数被证明有效。20 世纪 90 年代，不断有新药涌现出来，研究者制定出了更为有效的一线方案，以长春瑞滨或紫杉醇或吉西他滨＋顺铂或卡铂为代表。然而，虽然有部分病例取得了近期疗效，但化疗的细胞毒作用在杀死肿瘤细胞的同时也损伤正常细胞，引起消化道反应、骨髓抑制及倦怠等不良反应，使患者生活质量下降。有学者研究证明，肺癌患者化疗后的存活率并没有得到显著改善，远期生存率仍然比较低，5 年生存率只有 5%~10%。此外，非小细胞肺癌常存

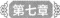

在原发或继发耐药，这又给治疗增加了许多困难。近几十年，已有多种生物制剂包括多种免疫调节剂、基因治疗和分子靶向药物问世，但这类药物在总体生存率方面无明显优势。由此可见，现代医学针对中晚期非小细胞肺癌的各种化疗方案及药物，虽然可以提高近期疗效，但患者的生活质量及远期生存率并未见明显改善。

综合诸多因素考虑，采用单一手段治疗肺癌疗效较差。随着恶性肿瘤多学科综合治疗新概念的提出，目前，学术界主张多学科综合治疗的原则。对于中晚期患者，治疗的目标应主要侧重于提高生存质量，延长生存期，而不能仅局限于局部肿瘤的缩小及癌细胞的杀灭。

（二）肺癌的现代医学研究

机体在抗肿瘤过程中，T 淋巴细胞介导的细胞免疫占主导地位。其中，细胞毒性 T 细胞起主要作用，具有杀伤靶细胞的功能。人的细胞毒性 T 细胞是 $CD3^+$、$CD8^+$ 细胞，还有一类是调节性 T 细胞 $CD4^+$、$CD25^+$。越来越多的研究表明，调节性 T 细胞参与肿瘤的免疫逃逸，抑制肿瘤特异性 T 效应细胞不能扩增到一定水平以清除肿瘤细胞，一旦失去免疫监视，肿瘤细胞就可大量繁殖，形成肿瘤或造成肿瘤的复发及转移。NK 细胞有广谱的抗肿瘤作用，主要表达 CD16 和 $CD56^+$，能杀伤同系、同种及异种的肿瘤细胞，NK 细胞不需要预先接触抗原，其效应无 MHC 限制性，不依赖抗体或补体即可直接杀伤 MHC I 类分子表达低或缺如的肿瘤细胞，承担了先天免疫任务，作为免疫监视的第一道防线。

P 选择素（P-selectin，又称 CD62P），即血小板 α 颗粒膜蛋白（GMP-140），或血小板活化依赖的颗粒膜外显蛋白等。P 选择素是新发现的细胞黏附分子选择素族中的成员，是一个富含半胱氨酸且高度糖化的整合蛋白质，定位于血小板的 α 颗粒和内皮细胞棒管状小体内，能介导血小板、内皮细胞与肿瘤细胞之间的相互作用，促进肿瘤细胞的血行转移和扩散。在肿瘤细胞的侵袭转移过程中发挥重要作用。

血管内皮生长因子（vascular endothelial growth factor，VEGF）在肿瘤的血管生成中起重要作用。肿瘤血管生成是肿瘤生长和转移的形态学基础，它不仅为肿瘤提供充足的营养，而且为转移的肿瘤细胞提供通道，增加肿瘤细胞进入血液循环的概率。近年来研究表明，VEGF 的高表达不仅与肿瘤发生发展有关，而且与预后密切相关。

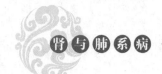
（三）现代医学对肺癌临床治疗的认识

近 20 年来，肺癌是导致全球癌症患者死亡的最主要原因，患者早期普遍无明显症状。现代医学按照解剖学部位及组织病理学将肺癌分为不同类型。根据解剖学部位分为两类：中央型肺癌，发生在段及段以上支气管的肺癌，以鳞状上皮细胞癌较多见；周围型肺癌，发生在段支气管以下的肺癌，以腺癌较多见。根据组织病理学分为两类：非小细胞肺癌，包括鳞癌、腺癌（最常见的类型）、腺鳞癌、肉瘤样癌、神经内分泌癌、淋巴上皮瘤样癌、唾液腺型癌（腺样囊性癌、黏液表皮样癌）等，这类患者约占 80%；小细胞肺癌，以老年男性、发生于肺门附近者多见，恶性程度高，侵袭力强，远处转移早，较早出现淋巴转移和血行转移，预后较差，这类患者约占 20%。少数患者肺内可生长不同组织类型的肺癌（多中心发生），如腺癌和鳞癌并存，非小细胞癌与小细胞癌并存。

随着肺癌分期的恶化，患者生存率进行性下降，直到 IV 期肺癌患者，5 年生存率只有约 10%，总生存时间也降到约 4 个月。据统计，肺癌是转移复发率较高的肿瘤之一，即使采取根治性切除手术，大部分患者死亡原因也是术后转移复发。肺癌 5 年生存率的影响因素较多，一旦出现远处转移，5 年生存率明显降低，表明肺癌转移部位具有广泛性。肺癌血行转移发生的频率依次为肺、骨、肝、皮下及肾上腺，另外还有一些少见部位如鼻腔、扁桃体、肾上腺、脾脏、腹膜的转移。肺癌淋巴转移发生频率依次为锁骨上淋巴结、纵隔淋巴结、腋窝淋巴结和腹股沟淋巴结，一般报道周围型和中央型肺癌均以小细胞肺癌的转移发生率最高，其次为腺癌及大细胞肺癌，最低的是鳞癌。

当前，现代医学界对于肺癌的诊疗主要采取"精准医疗"和"个性化诊疗"等方法，其突出的表现主要有围手术期的"精准治疗"，局部性突破，晚期治疗经验总结，大量靶向药物和免疫药物的临床使用，以及中成药的积极使用（尤其是康复期的使用），同时侧重于"培元固本"的理念，为肺癌患者带来希望与期待，逐渐实现肺癌"慢性化"。

（四）肺癌的现代医学治疗

现代医学将手术、放疗、化疗作为肺癌的三大治疗手段，但总的治愈率低。近年来，随着医疗科技的快速发展，肺癌治疗趋向于多元化，增加了靶向药物治疗、免疫治疗和中西医结合治疗（主要是中医药参与康复期的治疗效果明显）。

外科手术治疗是肺癌的临床首选和最主要的治疗方法之一。但是，其适应证主要为肺癌的早中期（主要是Ⅰ～Ⅱ期）。目前，国际上通行的手术切除原则是彻底切除原发病灶及胸腔内有可能转移的淋巴结或癌细胞，尽最大可能保留正常的肺部组织（器官）。

国内外研究表明，在众多治疗肺癌的临床病例中，放疗对小细胞肺癌效果最佳，鳞癌次之，腺癌最差，放疗结束后必须辅以药物治疗，国内学者比较推崇放疗后辅以中医药进行康复期治疗。鳞癌对放疗主要是中度的敏感性，病变以局部侵犯为主，转移速度相对缓慢（没有小细胞肺癌转移速度快），故临床主要采取根治治疗。腺癌对放疗的敏感性较差，且很容易经血道进行转移，故临床上较少采用单纯放疗进行治疗。

当前，临床上肺癌普遍采取化疗，90%以上的肺癌患者需要接受化疗。从国内外的临床数据和文献来分析，化疗对小细胞肺癌的治疗全程（早、中、晚期）均有效，部分研究报道约有1%的早期小细胞肺癌通过化疗得到治愈。化疗治疗非小细胞肺癌的缓解率较高，临床也普遍采用该法，但是化疗一般不能治愈非小细胞肺癌，只能延长患者生存和提高生活质量。

靶向治疗是针对肺癌形成过程中的一些特殊的关键节点来进行精准治疗。如针对表皮生长因子受体基因敏感突变的各种酪氨酸激酶抑制剂。针对肿瘤微环境的靶向治疗，通过阻断肿瘤血管的形成，减少肿瘤的营养供应，达到控制肿瘤的效果，比如针对VEGF的抗体贝伐珠单抗。

免疫治疗能有效削弱肺癌细胞抑制人体免疫系统从而逃离其监控的作用，可以唤醒人体自身的免疫系统重新对肿瘤展开攻击。目前主要的治疗靶点集中在程序性死亡因子1及其配体的阻断方面，已取得了令人瞩目的治疗效果。

随着现代医学的进步，近年来，分子靶向治疗广泛用于肺癌并具有良好的疗效，免疫治疗也一直是科学家研究的课题，试验发现有效的免疫治疗使患者的生存期明显延长。

二、中医对肺癌的认识

（一）肺癌的中医病名

肺癌是最常见的恶性肿瘤。中医学认为，肺癌应归属于"咳嗽""咯血""胸痛""肺积""肺岩""息贲"等范畴，对肺癌病因病机的认识应坚持内因与外因相统一的原则。外因多为六淫邪气、烟毒等有害物质侵袭，内因则为饮食失节、劳逸失调、情志不畅，内外因相互作用，直接或间接损害脏器，导致脏腑功能障碍，气血阴阳失调，寒热虚实夹杂，湿痰瘀毒胶结，酿生癌毒聚于胸中，日久则形成肿块。因此，肺癌的主要发病机制不外乎虚、毒、痰、瘀。肺癌晚期可以发生多脏器、多组织的转移，引起一系列临床表现，给患者的生理和心理带来极大的痛苦，严重者威胁患者生命及财产安全，给社会带来巨大的压力。

《素问·奇病论》曰："病胁下满，气逆，二三岁不已……病名曰息积，此不妨于食。"《难经·五十六难》谓："肺之积，名曰息贲，在右胁下，覆大如杯，久不已，令人洒淅寒热，喘咳，发肺壅。"杨玄操曰："息，长也。贲，鬲也。言肺在膈上，其气不行，渐长而通于膈，故曰息贲。一曰贲，聚也，言其渐长而聚蓄。"《济生方》亦云"息贲之状，在右胁下，覆大如杯，喘息奔溢，是为肺积，诊其脉浮而毛，其色白，其病气逆，背痛少气，喜忘目瞑，肤寒，皮肿时痛，或如虱缘，或如针刺"，描述较贴近于肺癌淋巴转移引起腋下、锁骨上淋巴结肿大。明代张景岳说"劳嗽，声哑，声不能出或喘息气促者，此肺脏败也，必死"，这同晚期肺癌纵隔淋巴结转移压迫喉返神经以致声哑相同，并指出预后不良。所有这类文献记载充分说明，中医学对肺部肿瘤的认识在当时是比较深刻的。

（二）肺癌的病因病机

中医从整体观念出发看待肺癌，目前对其病因病机的认识虽未形成统一，但多数学者认为本病的发生与正气虚损、邪毒入侵关系密切，是一种全身性慢性疾病，肺部癌肿只是全身性疾病在肺脏的局部表现，即肺癌是因虚得病，因虚致实，是一种全身属虚、局部属实的疾病。机体在气血阴阳等物质匮乏的基础上，或因禀赋，或因六淫，或因饮食，或因邪毒，导致阴阳失衡，脏腑经络功能失调，肺失宣降，气机不利，血行瘀滞，津液不布，生成瘀血、痰浊等病理产物，通过邪正斗争的矛盾运动，邪胜正衰而成。早在《灵枢·刺节真邪》中即有言"虚邪之入于身也深，寒与热相搏，久留而内著……邪气居其间而不反，发为筋瘤"。后世医学典籍中也有论述，如《活法机要》言"壮人无积，虚人则有之"，《医宗必读》亦云"按积之成也，正气不足而后邪气踞之"。现代有人统计分析，肺癌患者90%以上均有肺气虚、肺阴虚及气阴两虚等虚证表现，而中晚期患者尤为明显，可达100%。可见，肺癌的发生、发展、扩散、转移及结局与正气亏虚息息相关。"肾为先天之本，脾为后天之本"，正虚之本则责之脾与肾。肾为先天之本，内存真阴真阳，是各脏阴阳之根本。肺肾母子关系，二者相生相用，即为金水相生。肾气充盛，吸入之清气才能经肺之肃降而纳于肾。若肾精不足，则摄纳无权，或肺气久虚，久病及肾，均可致肾不纳气，呼吸表浅，出现动则气喘等症。肾藏先天之精，统一身之气化，有赖脾之运化水谷精微而藏于肾，故若脾气不足，则后天精微难以供肾，肾精亏虚见肾不纳气，可见先天、后天互为根本。现代医学研究发现，肾脏对人体的生殖与免疫起着稳定调节作用，是免疫之本；脾脏则是免疫活动的物质基础，具有促进免疫功能的作用。

（三）癌毒

1. 癌毒与癌毒产生的机制

《说文解字》言："毒，厚也，害人之草，往往而生，从屮从毒。""毒，厚也"，形容作用剧烈；"害人之草"，则说明其是一种致病物质；"往往"，形容生长茂盛；"从屮从毒"，指有剧烈致病作用。中医学中的毒邪包含多种意义，一般认为任何能造成机体气血阴阳失调的内因及外因均可称为毒。

对癌症发生发展规律的研究，近代部分医家提出了"癌毒"一说。癌毒概念起源于中国古代的毒邪理论。《素问·五常政大论》中王冰曾注言："夫毒者，皆五行标盛暴烈之气所为也。"《金匮要略心典》言："毒者，邪气蕴结不解之谓。"癌毒的产生过程复杂多变，但据历代医家记载，大致可归结为三个方面。一是邪毒外客。张士舜认为，癌毒具有内生性，其指出癌毒为内生之病邪，非外感之邪，是患者机体内正常组织在特定条件下经某些因素诱发而成。《灵枢·百病始生》言："积之始生，得寒乃生，厥乃成积也。"《灵枢·九针论》言："四时八风之客于经络之中，为瘤病者也。"客观阐明了四时八风之气，寒、热、风邪之毒等致病因素作用于机体，从而致癌的病机。二是气滞郁毒。《明医指掌》言："膈病多起于忧郁，忧郁则气结于胸臆而生痰，久则痰结成块，胶于上焦，道路窄狭，不能宽畅，饮则可入，食则难入，而病已成矣。"《格致余论》中有言："忧怒抑郁，朝夕积累，脾气消阻，肝气积滞，遂成隐核……又名乳岩。"历代医家认为"噎膈""乳岩"等肿瘤的发生发展与七情郁毒关系密切。三是饮食酿毒。《济生方》言："过餐五味，鱼腥乳酪，强食生冷果菜，停蓄胃脘……久则积结为癥瘕。"《妇人大全良方》言："妇人癥痞，由饮食失节，脾胃亏损，邪正相搏，积于腹中，牢固不动，故名曰癥。"饮食不节及多食膏粱厚味等均可致脾胃损伤，酿毒于体内，导致肿瘤的发生。

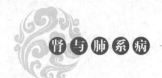

2. 癌毒与恶性肿瘤

毒邪在癌症的发生发展中有重要作用。因其在癌症疾病过程中具有特殊性，临床上称之为癌毒。癌毒是恶性肿瘤发病中的特异性因子，常与风、火、痰、瘀、寒、湿等致病邪气错杂而生，毒因邪而异性，邪因毒而鸱张，二者相生相长，构成肿瘤的复合病机。顾伯康言："肿物赘生于人体，坚硬如石，形状不规则的称为岩（癌）。"在致病因素的影响下，阴阳失调，气血失常，经络阻塞，脏腑功能障碍，出现气滞血瘀，痰凝邪毒等相互交结，直接或间接导致肿瘤的发生。癌毒是体内的致癌物，当患者机体内癌毒出现并进一步聚积，加之外界七情、六淫、劳伤等诸多因素的交杂、影响，便为机体发生癌变的直接动机。周仲瑛指出，癌毒的产生大致有三个途径：一为经六淫邪气过甚转化而形成；二为外邪内侵，酝久生毒而成；三为脏腑功能紊乱，气血、阴阳失常而成，机体生理功能紊乱或病理产物不能及时排出体外，就会酿生癌毒，进一步造成癌变。关于恶性肿瘤的病理过程，有"总由癌毒留著某处为先"的说法。孙桂芝指出，疫疠之气、六淫、七情等各种致病因素相互错杂、和合，会导致机体代谢功能紊乱，机体气血运行失常，痰瘀毒聚，酿生癌毒。李忠、程海波等指出，癌毒的基础是机体正气不足，加之多种致病邪气如六淫、七情、饮食失节等侵袭并相互作用，造成机体气血阴阳失调，经络及脏腑功能障碍，病理产物不断积聚，日久酿生而成。

3. 癌毒的致病特点

对于毒邪的致病特点，有"邪之凶险者谓之毒"一说。《金匮要略心典》言"毒者，邪气蕴结不解之谓"，说明了毒邪的致病特性。周仲瑛指出，癌毒一经形成，就会蕴结体内，因其性乖张跋扈，不仅掠夺机体精微物质以自养，而且会耗伤人体正气，造成"邪更盛，正愈虚"的局面，最终结果是五脏六腑功能障碍、经络气血阻塞不通，进一步诱生痰浊、瘀血、热毒、湿浊等诸多病理产物，耗伤机体气阴。程海波等指出，癌毒性乖戾，阻碍经络气血运行，津血留结，化生痰瘀。痰瘀与癌毒相搏结，日久形成肿块，瘤体一经形成，则疯狂夺食气血津液等精微物质以自养，大量耗伤机体正气。朴炳奎指出，肿瘤的特性为侵袭性、进展性、消耗性、转移性、致命性，充分表现了毒的特性。黄学武认为癌毒的致病特点为经久潜伏、黏附胶结、猛烈伤正、顽固难愈。李忠等认为，癌毒与单纯的六淫邪气、内生五邪有所不同，是各种内外因素长期共同作用于机体产生的一种特殊毒邪，癌毒的主要特性为耗伤正气与扩散邪气。恶性肿瘤的病理产物以痰瘀为

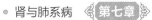

主，癌毒致病必然依附痰瘀而形成，耗伤精血以自养，并随患者体质、病位、病势而发生改变，临床上证类表现多端，最终导致邪毒伤正，因病致虚。另外，癌毒也可以与痰、瘀搏结、凝聚，于至虚之处停留滋生，亲和相关脏腑，不断促进肿瘤的增长、复发与转移。

张士舜认为，每个机体内均有癌毒存在的可能，癌毒是否致病与机体正气的强弱有着密切关系。凡是能引发癌症的因素中一定含有癌毒，正气亏虚是癌症发生与发展的重要病理基础，癌毒则是癌症发生发展的关键因素。

4. 癌毒传舍理论

转移是恶性肿瘤的本质之一。《内经》将转移称作"传舍"。"传"指癌毒在原发部位外发生传播、扩散；"舍"则有居留的含义，是指癌毒扩散于相应部位，并形成转移瘤。"邪气淫，不可胜论"，转移瘤也可继续发生传舍，恶性肿瘤的传舍是一个连续的过程。传舍性为癌毒的重要特性，是导致癌症患者病情加重甚至死亡的重要原因。癌毒的传舍只作用于患者本人，不会传舍给其他人。

癌毒的产生与转移均本于正虚。在肿瘤早期，正气旺盛，毒邪虚衰，癌毒蕴结，气机升降出入受到阻碍，癌毒与痰瘀相互搏结，形成肿块；肿瘤中期，毒邪旺盛，正气亏耗，气血经络阻塞不用，五脏六腑功能失调，表现为各脏腑的病变，如脾失健运、胃失和降等；肿瘤晚期则以正虚为主，机体正气不足，气血化生乏源，精、气、血等精微物质耗伤严重，机体失去濡养，癌毒流窜，病灶广泛，步入损途。肿瘤的转移分为淋巴转移、血行转移及直接蔓延，淋巴管、血管本身是人体的正常的通道系统，在病理状态下才会成为癌细胞转移的通道。中医学认为，经络系统为癌毒传舍的主要途径。《灵枢·百病始生》言："虚邪之中人也……留而不去，则传舍于络脉……留而不去，传舍于经……留而不去，传舍于输……留而不去，传舍于伏冲之脉……留而不去，传舍于肠胃……留而不去，传舍于肠胃之外、募原之间，留著于脉，稽留而不去，息而成积。或著孙脉，或著络脉，或著经脉，或著输脉，或著于伏冲之脉，或著于膂筋，或著于肠胃之募原，上连于缓筋，邪气淫泆，不可胜论。""虚邪"可经由腠理、络脉、经、输、伏冲之脉、肠胃、募原之间、脉，最后形成"积"。

（四）肺癌的中医治疗

中医认为肺癌的产生主要是机体正气不足，气、痰、瘀、毒等邪气留滞于机体导致，病位主要涉及肺、脾、肾等脏，其辨证最主要的虚证表现为气虚和阴虚，

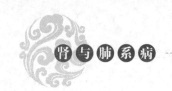

以气阴两虚为主，其次是痰浊、热邪和癌毒。肺癌是因虚而得病，因虚而致实；若病程初起，脾运化失司，痰湿凝聚，则多见脾虚痰湿证；肺为娇脏，喜润恶燥，若痰湿病邪郁久化热耗伤气阴可导致阴虚内热证，进而可致气阴两虚证；若病久深入血分，则痰瘀互结而见气滞血瘀证；素体不足或病程迁延日久可致气血生化乏源、元气亏虚，以气虚证多见。因此，中医临床主要采取扶正祛邪、培元固本的治疗原则。

研究者通过对有关肺癌中医辨证分型类的文献进行统计分析后，认为早中期肺癌常见的证型分别是气阴两虚、肺郁痰热、气虚痰湿、阴虚痰热。

现代研究证实，中医药长于调控肿瘤微环境和促进带瘤生存，防治肿瘤转移复发，还能重塑肿瘤微环境中的免疫抑制类细胞及增强肿瘤免疫应答。大量的肺癌临床研究和基础实验结果均证实，中药通过调控固有免疫和适应性免疫发挥培元固本、扶正祛邪的抗肿瘤作用，能够减毒增效、提高晚期肺癌患者 1 年生存率、改善生活质量、延长生存期。

阴虚痰热型肺癌的主要症状是咳嗽少痰，或干咳，咽干不适，或咳痰带血丝，胸满气急，潮热盗汗，头晕耳鸣，心烦口干，小便黄，大便干结；舌质红绛，苔光剥或舌光无苔，脉弦无力。气虚痰湿型肺癌的主要症状是咳嗽咳痰，胸闷短气，少气懒言，纳呆消瘦，腹胀便溏；舌质淡暗或淡红、边有齿痕，苔白腻，脉滑。气阴两虚型肺癌的主要症状有干咳少痰，咳声低微，或痰少带血，消瘦神倦，口干短气，目眩失寐，烦躁心悸，纳差体乏；舌红干或嫩红，苔白干或无苔，脉沉细。肺郁痰热型肺癌的主要症状有咳嗽不畅，痰中带血，胸肋痛或胸闷气促，唇燥口干，大便秘结；舌质红或暗红，苔黄，脉弦或弦细。

肺癌的发生发展机制主要在于两个方面。一是肺阴不足，肺气虚。肺为娇脏，为华盖，朝百脉，喜润而恶燥，主输布精微至四肢百骸，主卫外。六气太过、五志过极皆可化火灼阴，损伤肺阴，肺阴不足则肺气虚，肺气虚则精微不布，痰浊内生，脉络壅滞，聚而成积。二是痰毒流窜。肺癌毒以痰毒为主，可夹瘀、夹热、夹湿等。临床上，癌毒为块，早中期多无红肿热痛，癌毒转移可广泛播散至肝、脑、锁骨上淋巴结、骨、肾上腺、皮下等，这也与痰邪为患的特点相符。

痰湿凝聚、痰湿流窜也是肺癌复发转移的主要病机之一，故防复发原则之一是健脾化痰，使痰湿不聚，肺络通畅，可用二陈汤、三子养亲汤或苓甘五味姜辛汤等健脾化痰，使痰湿不聚，肺络通畅。其中，半夏选用生半夏，既化痰又抗肿瘤，还可用僵蚕化痰通络，生薏苡仁、猪苓、茯苓健脾利湿，藿香、佩兰、豆蔻芳香化浊。

复方是中药治疗疾病的主要形式，也是中医药精华的主要载体。中药复方通过针对患病机体复杂的病理生理学机制进行辨证论治，使用多味中药组合，能够对肿瘤患者免疫系统产生多方面的立体调控作用。以上复方虽药味有异，但都紧密契合肺癌"气阴虚为本，痰瘀实为标"的主要病机。因此，均采用党参、黄精、黄芪、沙参、麦冬等益气养阴之品为君药，以宣肺化痰、祛瘀散结之品为臣药，对肺癌具有综合性治疗作用。

1. 固摄培本法

元气是人体最根本、最原始、源于先天而根于肾的气，是人体生命活动的原动力。元气亏损无以鼓动正气，则难以护正以抗邪。元气亏损无以振奋卫气，则难以驱贼风邪气。元气亏损而致气血郁滞，壅塞经络，营阴失于滋养之职，卫气失其温养之权，故见麻木。

肺主气，主治节，调节着气的升降出入运动；脾为后天之本，主肌肉、四肢，运化水谷精微。血虚由经脉虚空，肌肉皮肤失养而致。血为气之母，血气相互依附，相互影响，据《素问·调经论》载："人之所有者，血与气耳。"《景岳全书·血证》载："人有阴阳，即为血气……人生所赖，唯斯而已。"《难经·二十二难》载："气主呴之，血主濡之。"即可见气与血关系密切，临床常以气血俱虚者多见，而气血的生成及运行无不与元气相关。

萧京《轩岐救正论》载"六气之入，未有不先于元气虚弱，以致卫气不能卫外，而任邪气侵卫，营气不能营内，而任邪气攻内也"，认为元气亏虚，无以防御外邪护卫肌表，是六淫入侵的关键因素。而元气与精、血、津液在生理上相互为用。正如王清任在《医林改错》中言"元气既虚，必不能达于血管，血管无气，必停留而瘀"，瘀血既是病理产物也是致病因素。

元气亏虚者，治从培元。《金匮要略》中认为血痹乃阴阳俱虚所致，而肾为人身元阴元阳秘藏之所，一身阴阳生化之根，肾的盛衰影响着元气的盛衰和生化功能，故培元补气离不开补肾，元气由先天所生，在生命活动中不断发挥着推动和温煦的功能，根据"女子七七""丈夫八八"的论述，元气亦需要后天之精源源不断地滋养才可充盛，即李东垣所言"人以脾胃中元气为本"。

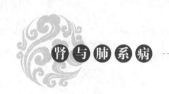

邪实为主者，治从调元。《万病回春》曰："木是湿痰死血也。"本条揭示了实邪痹阻经络亦可致麻。而六淫既可单独中人，亦可两种以上同时伤人为病，风寒湿邪侵犯人体可致元气输布运行失调，从而影响元气正常生理功能，日久易内生痰瘀；此时单独补元气不足以通络开痹，当注意培补元气同时舒筋通络，即"调元"，使营卫通畅，濡养周身。在临床上，偏寒湿邪者，以祛寒通络兼益气温阳为主；偏湿热邪者，以清热利湿通络为主；偏痰瘀阻络者，以行气豁痰通络为主。

在肺癌转移中，正气亏虚，毒邪内伏，日久则易发生气滞、血瘀、痰凝、毒聚等，造成癌毒发生扩散，转移至他处。若癌毒内伏于肺脏，发为肺癌，毒邪旺盛而肺之精气失于固摄，癌毒伴随气血经络达他脏，即为肺癌发生转移。肾主纳一身之气，若机体肾气不固则会使五脏之气失去摄纳；脾主统血，若脾气虚则血失其所统。因此，脾、肾二脏气虚最容易使癌毒随经络或血脉发生流窜。气虚则气机失调，癌毒停留发生郁结，日久在本脏气失其固摄的状态下，经络气血发生流窜并停留于他脏，最终形成他脏转移。

肿瘤类疾病病程存在"散"与"失固"的矛盾，一方面，正气的耗散贯穿肿瘤发生发展的始终；另一方面，正虚更致正气失于固摄，这是其重要的特殊性。《内经》言"散者收之"，针对性地采用收敛、固摄的方法治疗恶性肿瘤，即为固摄法。"固"为使之巩固、坚固之意；"摄"，一方面为摄纳离散脱失物质，另一方面为摄护、摄养之意。简言之，固摄法就是在治疗上采用具有收摄、收敛、固涩等作用的药物来治疗正气有形或者无形的消耗、散失以及邪气（主要指癌毒）侵袭、扩散证候的一种方法。《内经》言"有故无殒，亦无殒也"，采用固摄法符合肿瘤性疾病正气耗散及癌毒扩散的根本病机，也就是所说的"关门杀贼"，这与"闭门留寇"相异。固摄法在治疗恶性肿瘤转移中发挥重要作用，其机制主要涵盖两个方面：一是通过固摄机体正气，减少机体正气的消耗；二是固摄癌毒，防止或减少癌毒的扩散或转移。临床上固摄法常用的药物包括：五味子、酸枣仁、白芍、乌梅等酸味药；牡蛎、文蛤等咸味药；乌贼骨、赤石脂、龙骨、椿根皮、芡实等涩味药；小茴香炭、杜仲炭、芍药炭、醋大黄等烧炭存性或醋制药；其他补益药，如冬虫夏草补益肺肾之气，黄芪补中固摄中气和卫气，桑螵蛸补益固摄肾精，白果、蛤蚧收敛固摄肺肾之气。在具体临床应用中，还应根据患者的身体条件、病变脏腑部位、病情轻重而辨证用药。

2. 以肺、脾、肾为中轴论治肺癌

（1）培土生金以治肺癌

①健脾益肺，止咳平喘　众所周知，咳嗽是肺癌最常见的症状，早期肺癌咳嗽以实证为主，即肺部发生病变，则肺脏宣降功能失司，故在治疗上以宣肺止咳为主。随着肺癌进一步发展，肺癌患者身体受累严重，体质日渐虚弱，正如《素问·举痛论》言"百病皆生于气"，即诸病的发生均与气虚有所关联，肺癌亦是如此。根据五行相生原理，脾居中焦属土，肺居于上焦属金，脾为肺之母，二脏在人体生理活动中具有互相联系的特点，共同发挥作用，这也说明了其在病理上必定会相互影响。肺癌病久便会发生气虚，最早以肺气亏虚为主，子虚即盗母气，子病必会及母，最终肺脾俱虚。晚期肺癌咳嗽渐重，进而发为喘证，喘证的发生以肺脾气虚为主，治疗当以培土生金、健脾益肺为主。在肺癌的治疗上应虚则补其母，培土生金，土旺则金自生，脾盛则肺自宁。此外，培补脾土才能保证宗气生成充足以维持全身气机通畅，使肺气充盛，则肺癌咳嗽的症状得以减轻。李东垣在《脾胃论》中提及"脾始虚，肺气先绝"，提示后代医家治疗时当先补益脾胃，脾胃气盛，肺气自强。《张氏医通·虚损》亦云"脾有生肺之机，肺无扶脾之力，故曰土旺而生金，勿拘拘于保肺"，说明治疗肺癌不应仅仅治疗肺脏，治病当求于本，从补脾入手，培土生金，补脾以益肺，更能速奏补益之功，脾脏健运，则肺气能随之恢复。现代医家对于运用培土生金法治疗肺癌颇有心得。如王艳威等证明麦门冬汤在改善肺癌晚期气阴两虚型患者咳嗽症状方面效果明显。尤建良认为培土生金法联合靶向治疗协同抗癌，可以达到更好的效果。王祥麒主张运用培土生金法中甘凉、温、平之法治疗中晚期肺癌，取得不错疗效。朱桂英等在探讨解建国教授以培土生金八法作为指导思想治疗肺部癌肿的临床经验时发现，培土生金八法可有效治疗肺癌。孙艾琳等总结刘松江教授治疗肺癌的临床经验，认为在治疗肺癌中将益气养阴、培土生金等扶正治法与清热解毒、化痰活血等祛邪治法并举，可以得到较好的治疗效果。李欣等认为培土生金法是治疗肺癌的一种有效方法。张恩欣总结周岱翰教授治疗肺癌的经验提出，基于"培土生金法"的"益气除痰法"是肺癌的重要治法。王院春等运用培土生金核心方加减治疗Ⅲ/Ⅳ期非小细胞肺癌患者，得出培土生金核心方治疗肺癌可提高近期疗效的结论。亦有医家运用培土生金法代表方剂治疗肺癌，如陈记财等通过补中益气汤联合化疗治疗中晚期非小细胞肺癌的效果良好，能够显著缓解患者疾病进展。

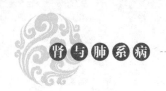

②补肺健脾，燥湿化痰　脾为生痰之源，肺为储痰之器。痰既为肺癌的主要病理产物，又是肺癌的主要病理因素，其生成也与脾脏紧密相连。《素问·经脉别论》云"饮入于胃，游溢精气，上输于脾，脾气散精，上归于肺，通调水道，下输膀胱，水精四布，五经并行"，说明全身津液运行与肺脏和脾脏有着紧密联系。肺主行水，又被称为水上之源，能够通调水道，脾居中央灌四旁，主运化水液，输布津液，二者共主水液运行。肺癌患者肺脏的行水功能减退，进而会影响脾脏运化，脾失健运则会导致水液异常停聚，进一步凝结为痰湿，最终痰湿储于肺脏，影响气机升降。又因肺朝百脉而主治节，能够助心行血，痰湿停聚肺中阻遏气机升降，从而导致肺气无法推动血液运行，聚于脉道而成瘀血，于原有之痰阻相互胶结，使肺癌进一步加重。治疗时应立足中焦，采用培土生金之法，健脾益肺，使气血津液正常输布。此外，脾胃为气机升降之枢纽，脾气盛则痰瘀清。"培土"不仅有"补益"之意，更有"调理"之功，在补益之中加以通利、运行之法使脾胃运化有常，推动肺气运行，使痰、瘀等有形之邪离散，遏制肺癌进一步发展，治疗肺癌事半功倍。付焕萍等总结庞德湘教授的经验得出，肺癌后期咳嗽伴痰多的患者需健脾祛湿，温肺化饮。相关研究均使用沙参麦冬汤合补中益气汤联合化疗治疗肺癌，对于改善患者的临床症状有良好效果。有研究观察麦门冬汤合百合固金汤辅助化疗对老年晚期非小细胞肺癌的治疗效果良好，可提高患者生活质量。

（2）益火补土以治肺癌

①补肾健脾，利水化湿　脾肾具有共主水液的生理功能，所以肺癌咳痰的发生亦可由脾肾失常导致。一方面，脾主运化，有运行水液之功，肾属水，《素问·逆调论》言"肾者水脏，主津液"，可见肾脏对水的代谢有调控作用。另一方面，体内津液运行依赖肾阳的温煦及肾的气化功能推动，痰湿的形成与肾虚水泛、脾土不能制水关系密切，益火补土法除了有"补益"的含义外，还可译为"燥湿"。在治疗时，应补肾阳以生脾阳，脾阳充盛则水液不得停聚，肾阳蒸腾，脾运化水液遍布全身，不致炼液成痰，则肺、脾二脏各司其职，不为痰瘀所累，对于治疗肺癌有事半功倍的效果。根据《难经·六十九难》中"虚者补其母，实者泻其子"的理论可以得出"益火补土法"的治法。故大多数医家根据五行相生理论，认为益火补土法是通过补心阳以益脾土，随着命门火理论的兴起，医家王冰提出君火不主令，当以相火代之，故益火补土法演变为通过温补肾阳来达到温

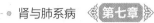

补脾阳的目的。此观点亦在文献中多有提及。如《景岳全书》指出："命门为精血之海，脾胃为水谷之海，均为五脏六腑之本。然命门为元气之根，为水火之宅。五脏之阴气非此不能滋，五脏之阳气非此不能发。而脾胃以中州之土，非火不能生，然必春气始于下，则三阳从地起，而后万物得以化生。岂非命门之阳气在下，正为脾胃之母乎？"又如陈士铎在《外经微言·脾土》中言："命门盛衰即脾土盛衰，命门生绝即脾土生绝也。盖命门为脾土之父母，实关死生。"表明通过温肾阳以温脾阳，补肾健脾，才可在治疗疾病时使机体快速恢复，故在治疗肺癌时运用益火补土法可快速获效。

陈新立等运用健脾益肾化痰方联合化疗治疗中晚期肺鳞癌，有效控制了病情的进展，并改善了机体的免疫功能。安书芬等证明健脾益肾汤联合化疗治疗晚期肺癌能够改善患者的生存质量，也可以减轻化疗带来的不良反应。对于益火补土法代表方剂的应用，张妮等运用金匮肾气丸合赞育丹加减辅助化疗治疗晚期非小细胞肺癌肾阳亏虚证，近期临床证候总有效率观察组均明显高于对照组，证明金匮肾气丸合赞育丹加减辅助化疗治疗晚期肺癌可明显改善症状，提高临床疗效。

②健脾益肾，滋阴潜阳　发热作为肺癌典型症状之一，其发生与阴阳失调密切相关，其中脾肾阴阳两虚为最主要原因之一。肾阳主导一身阳气，如果肾阳不足，则周身之阳不得生，阴无以化。肾与脾在生理上先后天互资互制，肾是先天之本，人在出生之时就秉承着父母的先天之精，肾精主导人体发育，决定人之禀赋，肾精转化为元阴元阳，滋养五脏。脾乃后天之本，能够将水谷精微运送至全身，其中部分精微物质转化为气血，气血充盛则肾精有养，体现了先后天互相依存，互为转化。所以在治疗肺癌补益脾脏的同时当温补肾阳，培补先天之本以养后天，肾阳有所化生，命门之火上暖脾土，则脾土有所温煦，脾肾健运有常，则肺宣降得舒，肺气调达，驱邪外出。

对于益火补土代表方剂的应用，各医家有不同见解。荣震等通过四逆汤加减治疗低卡氏评分晚期非小细胞肺癌，近期疾病控制率观察组优于对照组，具有较好的近期疗效，可改善患者症状。臧传龙等探讨真武汤联合分子靶向药物治疗脾肾阳虚型肺腺癌，证明真武汤联合分子靶向药物治疗肺腺癌疗效显著，能够有效延长生存期。

（3）金水相生以治肺癌

①益肾补肺，纳气平喘　肺肾两虚会导致肺癌气促的发生。肺、肾二脏最重

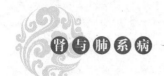

要的联系无外乎共同主导呼吸运动，在古籍中的体现包括《类证治裁·喘证》云"肺为气之主，肾为气之根，肺主出气，肾主纳气，阴阳相交，呼吸乃和"，《医宗必读》曰"肾为脏腑之本，十二脉之根，呼吸之本"，体现了肺主吸入气体，肾主摄纳气体，要想保持呼吸达到的一定的深度，必须保证肾气充足。当肺部出现病变时，肺的宣发和肃降功能会受到影响，肺吸收的清气无法进入肾脏，会影响全身出现相应的临床表现。所以在治疗时通过补益肾脏来缓解肺癌的情况显得尤为重要，若肾已病，肺肾俱虚，则肺肾同补；若肾脏还未被波及，则先安未受邪之地，两种情况均讲求补益肾气，肾居下焦，其气充足则升腾于上，上济于肺，金水相生，协同作用。在肺癌的治疗方面，中医虽然讲求虚则先补其母，但当母病时也可先补其子以益其母，子壮则母安。如《杂症会心录》曰："而肾与肺，又属子母之脏，呼吸相应，金水相生。"《时病论》曰："金能生水，水能润金。"即在治疗肺癌时肺脏与肾脏应同时治疗，金水相生，肺肾相生，相互滋润。《医医偶录》又云："肺气之衰旺，关于寿命之短长，全恃肾水充足，不使虚火烁金，则长保清宁之体。"肾水充盛，肺金受益，强调了肺癌时治疗肾脏的重要性。

张力等总结徐振晔教授治疗肺癌的用药经验，发现在治疗上注重金水相生、肺肾同治。师林等表明金水相生法可减轻化疗不良反应，增强化疗效果，具有良好的应用前景。陈雨等认为，温阳固本补肾应为治疗肺癌的根本大法。王中奇等认为，肺癌从肾论治是治疗肺癌的基本原则之一，临床上温肾益肺抗癌，兼顾脾胃可取得较好疗效。

②补肺益肾，止咳化痰　肺、肾二脏在生理上互根互用还体现在同主水液代谢，所以肺肾同治可有效治疗肺癌咳痰的症状。肺癌后期恶病质出现身体浮肿亦与肺肾失司有关。《医方集解》云："肺为水之上源，肾为水之下源。"津液的输布在肺，肺通调水道，有赖于肾之蒸腾气化作用；水液排泄在肾，肾代谢水液有依赖于肺气肃降，肺、肾二脏在津液输布中共同协作。肺癌患者久病可致肺气不降，则水道不通，肾气不升，易关门留寇，阻于肺中，最终导致肺癌更加严重，在治疗时实则泻其子，然肾脏多虚，故肾多不用泻法，常以补为泻，此外，若肾气过虚而不能正常发挥气化功能，同样会导致水湿不化，内生痰湿，痰湿停留于肺中则加重肺癌的症状。补益肾气，使肾气升降有常，肺气即可运行如衡，全身枢机得利，则肺癌治疗效果显著。

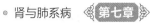

金水相生法的代表方剂百合固金汤也被广泛应用于临床。宋凤丽等总结李佩文教授使用百合固金汤及清燥救肺汤加减联合自拟方治疗肺癌经验，发现该方可以改善患者晚期恶病质，延长患者带瘤生存无症状存活时间。桂颖探寻百合固金汤联合西医治疗晚期非小细胞肺癌，在放化疗过程中加用百合固金汤对于疗效的提高有正向作用。何思敏等亦通过试验证明百合固金汤联合化疗治疗晚期肺肾阴虚型非小细胞肺癌患者，治疗组有效率明显高于对照组，可得出结论，百合固金汤联合化疗可提高肺癌患者临床疗效及免疫功能。

3. 现代中医对于肺癌的辨证论治

在肺癌的中医诊疗方面，目前普遍采取的做法是：经过现代医学仪器设备对肺癌患者进行精准的检测和详细的分析（包括肺癌的分期分型），同时以中医辨证论治为依据，根据肺癌患者的个体差异，以科学规范、安全有效的系统分型诊断治疗的目的诊治肿瘤。临床上许多医家根据自身多年经验及对肺癌病因病机的认识，在辨证论治肺癌时亦取得不错的疗效。

针对肺癌患者的体质证型不同，可在辨证施治的基础上加用辨病治肺癌的中药，常用的有白花蛇舌草、龙葵、重楼、蛇莓、半枝莲、山豆根、夏枯草、天南星、半夏、石见穿、山慈菇等。肺癌证候复杂，随病情发展的不同阶段，辨证也相互错杂，在出现某些特殊症状时应选用相应的中药对症加减。如咳甚痰黏可加川贝母、天南星、杏仁、桔梗、前胡、紫菀等；若胸闷喘甚宜加莱菔子、紫苏子、白芥子、全瓜蒌等；胸背疼痛可加用延胡索、三七、乳香、没药等；咯血加白及、紫草、茜草、藕节、白茅根等。

三、从肾论治肺癌骨转移

肺癌骨转移的发生率为 10% ~ 15%，研究显示，甚至有 50% 的肺癌患者死后尸解发现有骨转移。肺癌骨转移后患者的中位生存时间仅为 6 ~ 10 个月，经过治疗后 1 年生存率也仅为 40% ~ 50%。肺癌骨转移的好发部位在脊柱和躯干骨近端。发生于脊柱者占 50%，股骨占 25%，肋骨和胸骨占 12%。

肺癌骨转移属继发性骨肿瘤，在中国古代医籍中并无明确的病名记载，多将其归属于"骨岩""骨瘤"等范畴。肺金与肾水母子相生，肾主骨生髓，肺 - 肾 - 骨轴以肾为枢，提示肾在肺癌骨转移的发生发展中可能扮演着重要角色，临床实践中采用补肾法防治肺癌骨转移显示出一定疗效。《外科枢要·论瘤赘》云：

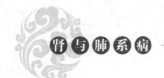

"若劳伤肾水，不能荣骨而为肿者，其自骨肿起，按之坚硬，名曰骨瘤，用地黄丸，及补中益气汤主之。夫瘤者，留也，随气凝滞，皆因脏腑受伤，气血乖违。当求其属，而治其本。"郑玉玲认为，肾精亏虚、癌毒凝骨为恶性肿瘤骨转移的基本病机。肺癌骨转移属疾病晚期，病程绵长，久病及肾或母病及子致肾中精气亏耗，骨失所养，"至虚之处，便是容邪之所"，癌毒乘虚滞留，日久结聚，而发为骨瘤。故肺癌骨转移中肾虚证尤为突出。国医大师刘嘉湘认为，肺癌为全身属虚、局部属实的疾病，提出"肿瘤治要，扶正为先"的学术观点，推崇"养正则积自消"的治疗理念。如今中医"扶正治癌"学术思想已被广泛应用于肺癌的临床实践中，尤其强调"补肾固本"的重要性。国医大师朱良春认为，肾虚精亏乃骨转移发生的根本。刘伟胜亦主张肺癌骨转移必先考虑肾虚，当从益肾论治。由此可见，肺－肾－骨可被看作一个在功能上各司其职而又相互影响的系统，肾作为联系肺与骨的枢纽，在肺癌骨转移的发生发展中发挥着重要作用。

肺癌骨转移属疾病晚期，正虚为本，肾中精气亏耗，骨失所养，补肾固本以补水养金、生髓强骨，可在防治肺癌骨转移的发生发展、缓解患者病痛方面发挥积极作用。然补肾有补肾气、肾精、肾阴、肾阳之不同，如何辨证用药，值得进一步深入探讨。

（一）补肾固本，预防肺癌骨转移

晚期肺癌属本虚标实，肾为先天之本，久病及肾或母病及子，均可致肾中精气亏虚，而肾主骨，肾精亏虚，骨失所养则易被癌毒入侵、滞留发生骨转移。中医学素来有"未病先防，既病防变"的"治未病"思想，在肺癌患者发生骨转移前即采取补肾固本治法以"先安未受邪之地"，有望在一定程度上降低肺癌骨转移的发生率，改善患者预后。

肺属金，肾属水，金生水，水润金。补水能养金，使得肿瘤不易向肾水传变，同时，肾气充足可益髓壮骨，未受邪之地得以巩固，则癌毒不易传变至骨。故多数中医医家在治疗肺癌时尤其注重肺肾同治，甚至将"补肾固本"理念贯穿肺癌治疗的始终。刘伟胜治疗晚期肺癌，重视"先天之本"，强调"补肾培元"，尤其重视补肾温阳，善用女贞子、五味子、补骨脂、菟丝子、淫羊藿、续断、黄精、锁阳、肉苁蓉、巴戟天、枸杞子、桑椹、炮附片、肉桂、细辛、骨碎补、鹿茸等，资先天之本，同时，补而不耗伤津液，滋而不妨碍脾胃，又可达到肾气、肾阴、肾阳同补之功。田建辉治疗肺癌转移患者亦注重补肾固本扶正，善用补肾固本扶

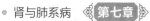

正药物，如淫羊藿、补骨脂、菟丝子、枸杞子、女贞子等，以实现"养正则积自消"。补肾培元可增强机体免疫功能，提高机体抗病能力，而达到抑制癌细胞生长、防止肺癌转移的目的。

临床上可将补肾固本法作为晚期肺癌治疗的常用方法，以补水养金，扶正固本，抑制肺癌进展趋势，同时，补肾强骨，骨壮则不易为癌毒入侵，从而预防肺癌骨转移的发生。当然，晚期肺癌整体为虚，局部属实，治疗上在肺肾同治的同时，应兼顾化痰散结、解毒逐瘀等治法以攻邪毒。

（二）补肾壮骨，减少病理性骨折

病理性骨折是肺癌骨转移患者常见的严重并发症，直接增加晚期肺癌患者的治疗难度，严重降低患者的生活质量。肺癌骨转移中脊柱转移者占比高达50%，作为重要的承重骨，脊柱骨折风险极大，可导致脊髓损伤、截瘫，甚至休克，危及生命。

《四圣心源·形体结聚》云："髓骨者，肾水之所生也，肾气盛则髓骨坚凝而轻利。"肾虚髓亏则骨不坚，补肾以强骨可降低病理性骨折发生率。肺癌晚期发生骨转移而致骨质破坏时，首先要考虑肾虚之故，治疗当以"补肾壮骨"之法为主，可予以补骨脂、淫羊藿、菟丝子、杜仲、续断、巴戟天、狗脊等。

（三）补肾荣骨，缓解骨转移性疼痛

疼痛是骨转移患者的最常见症状，严重影响患者的生活质量及行为能力，增加患者的负面情绪，进而导致患者治疗的积极性及依从性不足而影响治疗效果。目前，针对骨转移疼痛主要以规范使用止痛药物治疗为主，临床中使用最广泛的是世界卫生组织三阶梯癌痛药物治疗方法，长期应用阿片类药物的患者常会出现便秘、呕吐、尿潴留等不良反应，甚至出现意识障碍等神经系统毒性，轻则降低生活质量，重则危及生命。

中医理论认为，骨转移性疼痛不外乎"不荣则痛""不通则痛"两种病机，肾精亏虚，骨髓化源不足，骨髓枯减，骨质失于濡养，不荣则痛，故见骨转移瘤处反复疼痛，缠绵难愈。刘伟胜认为，治疗骨转移性疼痛，若单从止痛论治而投行气止痛之品，只可获短效，需知骨转移疼痛的根源为肾精不足，癌毒侵蚀，骨失所养，在补肾壮骨的同时辅以莪术、乳香、没药、三七、五灵脂等行气活血之品，并适当佐以全蝎、蜈蚣、水蛭、地龙等虫类药以通行经络，则可常获奇效。

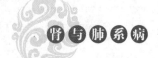

四、结语

　　癌毒病机理论是近年来中医药治疗恶性肿瘤的重要理论创新，创造性地提出了癌毒是恶性肿瘤发病中的特异性因子，其与痰、瘀相互搏结形成肿瘤。因此，肿瘤的核心病机为痰瘀郁毒。同时，癌毒作为致病因素，在疯狂夺食机体精微物质的同时，大量消耗机体正气，进一步加重对机体的损伤。因此，在临床治疗上应更注重解决癌毒这一重要的致病因素，同时结合临床经验，中医辨证与辨病相结合，扶正祛邪，固本培元。肺癌的转移是一个由多因素、多方式、多机制共同参与的十分复杂的过程，固摄培本法仅仅是抑制肺癌发生转移的一种治疗方法，在具体的临床应用中，可采用多种治法相结合的方式，在活血化瘀、化痰散结、理气解郁的同时，配合扶正培本、抗癌祛毒，以便更全面地发挥固摄培本法的作用。

　　根据中医的整体观念，安周身以治肺癌，治疗肺癌时肺、脾、肾三脏同治能够使肺癌得到有效控制，正如《万病回春》指出"大抵久嗽者，多属肾气亏损，火炎水涸，或津液涌而为痰者，乃真脏为患也。须用六味地黄丸壮肾水滋化源为主，以补中益气汤养脾土生肺肾为佐，久之自愈"。五脏在人体中不是单独发挥作用的，而是既相互联系又相互影响，共同作用于生理活动，构成了人体生命活动的基础。肺、脾、肾三脏在五行上分别对应金、土、水，土生金，土为金之母，金生水，水为金之子，益火（肾）补土，通过补益肺脏的母及子，治疗肺脏疾病，相生相化，生化不绝。治疗肺癌时应注重共同调控脾肾，益火补土，脾肾同补。只有脾胃与肾脏皆强，正气方能充足，正气充盛才可驱邪外出，肺癌得缓则肺脏得舒。肺、脾、肾三脏调和则气血化生有源，气血阴阳平衡，机体自我康复能力再现，治疗肺癌会取得更好的疗效。

　　肺居上焦，脾居中焦，肾居下焦，肺、脾、肾对应三焦，各司其职，生理上相互协调，通调周身。《灵枢·营卫生会》中记载"上焦如雾，中焦如沤，下焦如渎"，即反映脏腑之间的气化功能，只有中焦脾土厚沃，下焦肾阳充足，命门之火蒸腾而上，脾土温和，肺金才能得养，治疗肺癌方可功效显著。肺、脾、肾三脏共司水液输布，若水液输布障碍，会导致肺癌进一步恶化。肺为华盖，亦为水上之源，脾主运化，主导水液运行，肾主水，又称为水脏，肺癌会影响肺气肃降，进而影响脾肾，故除治疗肺脏外，更应该通过补脾肾使水液正常运行。由肺而入的自然界清气与脾胃运化而来的水谷之气聚于胸中，从而生成宗气，宗气亦

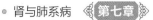

需肾气的摄纳，沿三焦下行，方可运行周身，发挥作用。而宗气在肺癌的治疗中也有重要意义，宗气充足可上助后天，下资先天，一身之气方顺。脾肾皆受宗气所养，则气血调和，同时能够帮助肺脏抗邪。治疗时肺、脾、肾三者相辅相成，采用培土生金、益火补土、金水相生等治法，统筹兼顾，则肺癌的临床疗效及患者的生命、生活质量将有所提升。

第七节　肾与呼吸衰竭

呼吸衰竭是由各种原因引起的肺通气和（或）换气功能障碍，导致静息状态下不能维持足够的气体交换，致低氧血症，或伴高碳酸血症。中医学中并无明确的"呼吸衰竭"记载，但根据其表现及发病机制，可将呼吸衰竭归为"肺胀""肺厥""肺衰""喘证"范畴。其病位初在肺，可涉及肝、脾、肾，引起一系列肾脏损害。

一、现代医学对呼吸衰竭的认识

呼吸衰竭是指各种原因引起的肺通气和（或）换气功能严重障碍，以致在静息状态下亦不能够维持足够的气体交换，导致低氧血症伴（或不伴）高碳酸血症，进而引起一系列病理生理改变和相应临床表现的综合征。呼吸衰竭时可以引起肾的损害，轻者尿中出现蛋白、红细胞、白细胞及管型等，严重时可发生急性肾功能衰竭，出现少尿、氮质血症和代谢性酸中毒。此时肾结构往往无明显改变，为功能性肾功能衰竭，若及时治疗，随着呼吸功能的好转，肾功能可以恢复。肾功能衰竭的发生是由缺氧与高碳酸血症反射性地通过交感神经使肾血管收缩，肾血流严重减少所致。若患者合并有心力衰竭、弥散性血管内凝血或休克，则肾的血液循环和肾功能障碍更加严重。

大量证据显示，肺肾交互作用既体现在由急性肾损伤（AKI）导致的急性肺损伤（ALI），又表现在急性呼吸衰竭对肾脏的影响。有关于此研究的一项最新荟萃分析显示，急性呼吸窘迫综合征（acute respiratory distress syndrome，ARDS）和机械通气均可导致 AKI 发生风险增加 3 倍。但在此荟萃分析中的研究大多是观察性研究，集中在特殊人群，研究中 AKI 的标准不同，并且与 AKI 相关的机械通

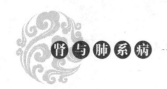

气的开始时间不清楚。但是，我们的一些大型研究证实机械通气和 ARDS 均是后续 AKI 发生的独立因素。与之相反，AKI 已经证实可以增加烧伤患者 ARDS 的风险。虽然这些研究证实机械通气或 ARDS 与 AKI 之间具有独立关联性，但从这些观察性研究未能得出因果关系。但是，一些动物的实验研究已经探索了肺肾交互作用的病理生理机制。

（一）呼吸衰竭时的肾脏

1. 正压通气和心肾交互作用

正压通气可以改变静脉回流，心脏后负荷，又可减少心排血量，随之导致肾血流量、肾小球滤过率（GFR）、渗透和水清除减少。呼气末正压通气（positive end expiratory pressure，PEEP）和潮气量已被证明均可参与心排血量的变化。正压通气也被证实能够激活交感神经系统和肾素 – 血管紧张素系统，抑制心房钠尿肽释放，但抗利尿激素（ADH）似乎作用有限。最后，缺氧和 ARDS 都已报道可增加右心室负荷，导致急性肺源性心脏病和右心衰竭。在这种情况下，静脉充血和肾灌注降低会影响肾功能。一些临床前和临床数据表明，增加静脉压力可改变肾功能和诱导肾损害。在脓毒症和 ARDS 中，中心静脉压增高与 AKI 风险增加密切相关。

2. PaO_2 和 $PaCO_2$ 的变化

PaO_2 与 $PaCO_2$ 的变化都影响肾灌注或钠和水的清除。低张性缺氧和正常张力低氧血症对肾功能的影响在几十年前就被确认，包括利尿增加，尿钠排泄增加和健存的 GFR 增加。这涉及几个机制。首先，低氧通气反应包括增加分钟通气量，呼吸性碱中毒，因此产生碳酸钠排泄。此外，增加的分钟通气量可导致吸气负压增加，这本身可增加利尿和尿钠排泄。然而，肾脏对低氧血症的反应并不局限于此，因为在接受神经肌肉阻滞剂的动物中也可观察到同样的反应。此外，除了缺氧通气反应之外，还包括几种体液因子，如肾素 – 血管紧张素 – 醛固酮系统（RAAS）的活性降低，心房利尿钠肽的作用和内皮素的影响。除了低氧血症的利尿作用，即使在中等程度的低氧血症重症患者中，低氧血症和高碳酸血症均可增加肾脏阻力。

3. 炎症反应

最终，生物伤和全身炎症反应均可涉及危重患者远程器官功能和肾损伤。一些研究显示，全身炎症反应不仅影响肺，也可通过全身炎症和免疫反应导致进一步全身炎症和器官功能障碍。在一项实验研究中，大潮气量和低 PEEP 通气与肾脏与小肠绒毛上皮细胞高凋亡率密切相关。在这项研究中，通过 Fas 配体变化和血清肌酐变化之间的相关性以及通过体外使用融合蛋白阻断可溶性 Fas 配体减轻了凋亡，可提示 Fas 配体在此观察结果中的重要作用。此外，几种促炎性细胞因子增加是有害的机械通气的结果。

4. 肾脏反馈和 AKI 远隔肺脏的反应后果

肾损伤也被证明可导致远隔的肺脏损伤。有趣的是，动物研究表明，与双侧肾切除动物比较，肾缺血再灌注产生较高的肺泡内出血和白细胞浸润率，增加毛细血管的通透性，增加肺支气管肺泡灌洗液蛋白水平。最后，少尿可促进液体正平衡和导致肺功能进一步发生改变。

5. 不确定性、未解决的问题和结论

尽管有证据显示机械通气、呼吸机的设置或肺损伤与肾功能之间存在临床和生理性相互作用，仍然存在一些不确定性。可用的数据凸显了 AKI 导致的远隔肺脏、心脏的后果，结果显示，多器官损伤可能促进或增强远隔器官功能障碍，并导致恶性循环。但临床负担和这些研究结果在临床上的意义仍然未知。更具体地说，呼吸机设置或高驱动压对肾功能的影响，虽然有一些实验研究，但研究依然不充分。对于在 ARDS 时推荐的中度低氧血症对肾脏生理变化的长期后果依然不清楚。同样，在生理研究中俯卧位与腹内压增加和随后的肾灌注减少有关，但临床的长期效应依然未知。尽管进行了广泛的研究，使用较低的潮气量或 PEEP 的设置似乎没有影响随后的肾功能，但在这一领域的特定数据是有限的。

为了充分了解临床肺肾交互作用的后果，机械通气、ARDS 或肾损伤这些直接或间接指标应有针对性地应用在随后即将开展的研究中。

（二）呼吸衰竭时的肾功能

呼吸衰竭时肾功能损害异体发生率报告不一，有学者发现慢性肺源性心脏病在肾功能异常者中达 41.7%。一组 686 例呼吸衰竭患者中有 74 例（10.8%）发生肾功能衰竭。呼吸衰竭并发肾功能衰竭者预后不佳，Kraman 报告了在 Oueens 医院呼吸监控病室的 1 500 多例患者的总死亡率为 19%～20%，而单独呼吸衰竭的死亡率为 14% 左右，呼吸衰竭合并肾功能衰竭的死亡率为 60%～80%，也有报告高达 90%。呼吸衰竭时肾功能的损害主要表现为肾血流量、肾有效血浆流量和 GFR 的下降，滤过分数（FF）的上升，尿钠排泄量和尿量减少。临床主要表现为少尿、

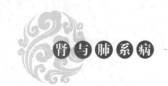

无尿及氮质血症，常有浮肿、厌食、恶心、呕吐和低钠血症，可并发代谢性酸中毒及高钾血症，严重者血压升高而并发左心衰竭。

呼吸衰竭时影响肾功能的因素很多，一些国外学者提出以下三方面因素：①异常 PaO_2 和 $PaCO_2$ 直接作用于肾脏；②机械辅助通气引起的并发症；③呼吸衰竭抢救中其他并发症所造成的败血症、出血性或心源性休克、氨基糖苷类药物对肾的毒性等。由于呼吸衰竭时的关键是缺氧和高碳酸血症，因此重点讲述低氧血症和高碳酸血症对肾功能的影响。

1. 低氧血症对肾功能的影响

Fishman 首先证实吸入不同浓度的氧对肾脏有"矛盾反应"，发现呼吸衰竭患者吸 30% 浓度氧时肾血浆流量和尿量减少，而吸 16% 浓度氧时肾血浆流量和尿量增加，故认为 PaO_2 降低使肾血浆流量和尿量上升，PaO_2 上升反而使肾血浆流量和尿量下降。但后来发现，吸 10% 浓度氧时尿量反而减少，经直接测定犬的肾血浆流量发现，当吸入 1 个大气压氧时，肾血浆流量降低 17%，吸入 2 个大气压氧时，肾血浆流量降低 33%。Kilburn 和 Dowell 在总结以前实验的基础上进一步研究发现，呼吸衰竭时当 PaO_2 在 40 ~ 125 mmHg 时，肾脏能通过自调节使其维持在比较恒定的氧合状态，低于或高于这个范围，即超出了肾脏自身调节的限度时即可造成下降，使肾功能受损。由于当时没有同时测定心排血量，早已证实，这些患者吸氧后心排血量将下降，因此，Aber 研究了患者吸氧浓度急速改变对心、肾功能的影响，发现当吸入 100% 或 32% 浓度氧时，患者心率减慢、心搏量下降，从而使心排血量、肾血浆流量和尿渗透压下降，自由水清除率上升。一旦改用吸空气后上述各项指标即恢复原来的水平，还发现肾血浆流量的下降与 PaO_2 上升的程度相一致，但下降大于减少的比例，提示肾血浆流量减少是由吸氧后引起肾血管收缩及心排血量改变时体内脏器血流量重新分配所造成的。Reihman 用吸入氮氧混合气体的方法，使晚期 COPD 患者的 PaO_2 下降到 38 mmHg，证实低氧血症使尿钠排泄量明显降低，但对水的排泄无影响。在清醒的犬急性缺氧实验中，PaO_2 和动脉血保持在正常范围内，并发现单纯的低氧血症对肾功能并无明显影响。Darrett 对慢性支气管炎患者的肾功能研究发现，单纯缺氧对 GFR 和肾对水的处理影响不大，从而推测患者的肾功能改变主要由高碳酸血症引起，因此大多数学者认为，在慢性肺源性心脏病患者中，单纯中度低氧血症而无明显的高碳酸血症时，对肾功能影响不大，一旦有严重的低氧血症时，即可使肾功能受损，主要表现为尿钠排泄量下降，而尿量并不减少。

2.高碳酸血症对肾功能的影响

早期的实验发现，人体吸入 5% CO_2 时有利尿作用，推测是由过度通气刺激引起的。麻醉犬吸入 10% CO_2，尿量即减少；吸入 30% CO_2 后，肾血浆流量也减少。因此，有人认为体内 CO_2 低水平时扩张肾血管，增加肾血浆流量和促进利尿；CO_2 高水平时，尤其动脉血 pH 低于 7.20 时使肾血管收缩，肾血浆流量和 GFR 下降，尿量减少。吸入 CO_2 使 $PaCO_2$ 逐渐升高，而随 $PaCO_2$ 的上升，先有利尿作用，当 $PaCO_2$ 超过 65 mmHg 时，肾血浆流量、尿钠排泄量和尿量即明显下降。Kilburn 和 Dowell 提出 CO_2 对肾脏影响的临界阈为 65 mmHg，当 $PaCO_2$ 低于 65 mmHg 时，CO_2 直接刺激血管中枢，再经颈动脉体、主动脉体感受器反射，使心率加快，心收缩力增强，心排血量增加或保持正常；同时，CO_2 直接作用于体循环小动脉使其扩张，从而使肾血管扩张，肾血浆流量和 GFR 增加，促进利尿作用。$PaCO_2$ 高于 65 mmHg 可使肾血管收缩，肾血浆流量减少，钠排泄率和尿量明显下降。

Farber 等在 25 例 COPD 并发呼吸衰竭的患者中发现 $PaCO_2$ 升高，使肾有效血浆流量和 GFR 下降，FF 上升，尿钠排泄量和尿量减少。有学者证实，$PaCO_2$ 与 GFR 之间明显呈负相关。Rosen 指出，COPD 患者有中度缺氧而无高碳酸血症者对水钠的处理正常；当 $PaCO_2$ 超过 50 mmHg 时，肾对水负荷排泄能力相对减少，尿钠排泄量也降低，认为肾对水排泄的不足与异常的 ADH 分泌或代谢有关。尿钠排泄量的改变可能由高碳酸血症诱导肾小管对重碳酸盐重吸收增强和肾血流动力学异常所引起。动物实验也证实单纯的高碳酸血症使 GFR、肾有效血浆流量明显下降，FF 上升，推测这主要由肾输出小动脉收缩引起肾血管阻力增加所致。

1983 年，Rose 等发现以往文献上有关急性低氧血症或高碳酸血症酸中毒时对肾功能影响的结论不一，有的甚至结论相反，推测是由于动物实验时大多采用麻醉药物、肌肉松弛剂和机械通气，从而直接影响实验结果。他们用清醒的犬实验发现，无论是单纯的低氧血症还是高碳酸血症，除了对动脉血压、心率和 CO_2 有影响外，对肾脏的血流动力学和尿钠排泄量影响较小；而低氧血症伴高碳酸血症（PaO_2 36 mmHg，$PaCO_2$ 52 mmHg）时，肾血流量、GFR 均下降，尿钠排泄量也减少。他们认为缺氧和高碳酸血症主要是通过影响肾素 – 血管紧张素系统使肾血

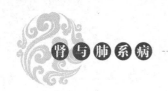

流动力学改变，从而使肾脏近曲小管对水和钠的传递减少。

（三）现代医学对呼吸衰竭的研究进展

1. 定义及发病机制

呼吸衰竭是ICU最常收治的急危重症之一，呼吸衰竭主要是由肺通气和（或）灌注改变，不能维持适当的气体交换及正常细胞代谢所致。

呼吸衰竭是由各种原因引起的患者肺通气换气功能严重损害的状态。由于引起呼吸衰竭的病因各不相同，其发病机制亦不相同，关于呼吸衰竭具体的发病机制目前尚不清楚，现代的研究从氧化应激作用、细胞因子和炎症介质的介导作用、细胞机制、血管机制等层面对其发病机制进行了初步解释。其中，急性呼吸衰竭多与细胞的氧化应激作用以及细胞因子和炎症介质的介导作用等有关。当各种致病因素作用于肺泡－毛细血管膜，使其受到损伤，会造成细胞氧化应激反应的增强，激活的氧化物通过多种途径可以影响肺的正常生理，当氧化与抗氧化过程失衡时，就会对肺造成实质性的损伤。当一些急性致病因素如创伤、溺水、电击等作用于肺时，炎症细胞将在炎症因子的作用下被激活，同时释放相关炎症介质诱发机体出现严重的炎症反应，由此加重患者的ALI。当肺部发生急性损伤时，局部有大量促炎症介质形成，而抗炎症介质相对减弱，导致局部炎症失控，从而导致呼吸衰竭，控制不及时甚至可能引起全身炎症反应综合征。而细胞机制及血管机制可以用来解释慢性呼吸衰竭的发生。在我国，引起慢性呼吸衰竭的最常见原因是COPD。细胞机制学说认为，在COPD的炎症过程中，中性粒细胞、CD8淋巴细胞、上皮细胞等都起着重要的作用。如Van Beurden等研究发现，中性粒细胞释放的弹性蛋白酶对于肺实质有一定的破坏作用，并且会加重COPD的炎症进展，进而导致呼吸衰竭的发生。血管机制可解释为，在COPD时，患者肺部出现的慢性缺氧现象将导致血管收缩，由此诱发肺动脉高压，而肺动脉高压会引起肺循环的重塑。

2. 诱因及临床表现

诱发急性呼吸衰竭的原因有很多，多为一些理化因素直接作用于肺，如长时间溺水、胸外创伤等；诱发慢性呼吸衰竭的原因多为呼吸系统疾病迁延不愈，如COPD、严重的肺部感染等。

呼吸衰竭的临床表现缺乏特异性，呼吸系统表现较为常见，也可伴有循环系统等其他各系统的表现。缺氧引起的呼吸困难是大部分呼吸衰竭患者的首发症状，缺氧进一步加重，二氧化碳潴留时会出现烦躁、嗜睡等神经精神症状。慢性呼吸衰竭患者由于常常并发肺部感染，因此多见咳嗽、咳痰、发热等症状。

3. 诊断

在临床中，呼吸衰竭诊断的主要依据为动脉血气分析结果。当前国际上对于呼吸衰竭的临床诊断标准是患者在海平面环境中，处于平静状态呼吸时 $PaO_2 < 60\ mmHg$，伴或不伴 CO_2 潴留，即 $PaCO_2 > 50\ mmHg$，满足上述条件即可将患者诊断为呼吸衰竭。

4. 呼吸衰竭的治疗

呼吸衰竭的总体治疗原则包括对呼吸及其他脏器的支持治疗以及针对病因及诱因的治疗。当前临床中呼吸衰竭的治疗手段以机械通气和抗生素治疗为主，具体要针对患者病因和病程综合确立诊疗方案，其中机械通气是核心治疗方法之一。肺部感染既可以是引起呼吸衰竭的主要因素，又是肺部感染急性加重的关键所在，并且在气管插管接呼吸机辅助通气治疗时更容易加重肺部感染，因此积极控制感染是成功治疗呼吸衰竭的关键。

二、中医对呼吸衰竭的认识

（一）呼吸衰竭的定义及病机

在中医学中并没有与"呼吸衰竭"明确对应的疾病名，但根据其临床表现和发病机制，可将其归为"肺胀""肺衰""肺厥""喘证"等范畴。肺胀表现为多种慢性肺系疾患反复发作，迁延不愈，导致肺管不利，气道不畅，肺气壅滞，不能敛降。临床表现可见咳嗽咳痰，喘促气急，活动后加重，甚则鼻煽气促，张口抬肩，目胀如脱，烦躁不安，严重者甚至可见喘脱等病危之象。有关"肺胀"病名的明确描述，最早记载于《内经》。《灵枢·胀论》曰："肺胀者，虚满而喘咳。"此处"虚满"是指因肺气虚，无力运行导致气滞，使患者出现胀满，指出了本病本虚的基本性质和胀满喘咳的典型症状。《金匮要略·肺痿肺痈咳嗽上气病脉证治》言"上气喘而躁者，属肺胀""咳而上气……脉浮大""肺胀……脉浮者，心下有水"，指出了肺胀的主要表现为咳嗽气逆，喘促气急及肺部胀满。"肺衰"病名首见于《脉经·诊五脏六腑气绝证候》，称为"肺绝"，曰"病人肺绝……但气出而不还"，指肺衰患者呼吸困难，气但出不进，气短难续。肺厥是患者肺气衰竭，导致原有的肺病症状进一步加重，并出现神识昏迷等脑病的表

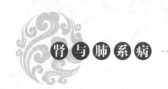

现。《内经》中有最早关于喘证的明确记载，《灵枢·五阅五使》云"肺病者，喘息鼻张"，《灵枢·本脏》云"肺高则上气肩息"。《金匮要略》中所言"上气"是指患者表现为鼻翼煽动，咳嗽气逆，喘促气急，呼吸抬肩，甚至不能平卧。由古代文献研究中相关描述可知，肺胀、肺衰、肺厥、喘证的主要临床表现为喘促气急，胸部胀满，呼吸困难，张口抬肩，神识昏迷，与现代医学中呼吸衰竭的临床表现是相符的。"肺主于气……诊其肺脉滑甚，为息奔上气"，指出呼吸衰竭的主要病因为肺气虚，外邪乘虚而入，从而引起咳嗽气逆。

纵览古今中医大家对于呼吸衰竭病机的认识，概括之，可认为呼吸衰竭初期病变主要在肺，随着病情的发展，肝、脾、肾等脏都会受到影响，病变后期甚至可以影响到心，属本虚标实之证。在本病初起时，肺虚不能抵御外邪为产生本病的最主要原因，随着病情发展，可导致五脏俱虚；而感受外邪则为引起本病或病情急性加重的主要诱因。外感毒热之邪常为本病急性起病或病情急性加重最主要的原因。毒热入里，一方面可以直接侵犯肺脏，使肺宣降失常；另一方面，毒热又可灼液成痰，最终导致痰热互结。痰热是病情进展的主要根源，在其发展过程中，痰热互结、虚实互患的病理恶性循环，最终导致气血阴阳俱虚，五脏皆损。对于呼吸衰竭，中医按照其病因可分为痰热壅肺、痰浊蕴肺、肺气郁闭等证型。本虚标实，虚实夹杂转化，各个病理因素相互影响，贯穿呼吸衰竭演化发展的各个阶段。

（二）中医治疗呼吸衰竭的研究进展

目前，西医在临床上针对确诊为呼吸衰竭的患者所制订的治疗手段以机械通气和抗感染为主，机械通气等方法虽然疗效确切，但有严重的并发症，并且会给患者带来较大痛苦，在寻找其他有效治疗方法的同时，中西医结合在本病治疗中的优势逐渐得到体现。近年来，随着中医学辨证论治体系的不断完善，中医在对呼吸衰竭的病因病机、辨证分型方面已形成了较为统一的认识，为其辨证论治提供了依据。中西医结合治疗呼吸衰竭的优势在于其通过正确的辨证论治，可以使由不同原因导致的不同类型的呼吸衰竭患者得到最适合的治法，并且对机械通气的并发症也可以在一定程度上进行防治。中医对呼吸衰竭主要通过中药组方药物治疗和针灸、穴位贴敷、中药理疗等一些非药物治疗。

1. 药物治疗

根据刘惠梅等对 COPD 合并呼吸衰竭中医证型及证素分布规律的研究，排名前五的证型为痰湿蕴肺、痰热壅肺、痰浊闭窍、肺肾两虚及血瘀证，其中尤以痰湿及痰热所占最多，这也与本病本虚标实的病机特点相吻合，验证了痰、热、瘀为本病的核心病理要素。近年来，中医根据"急则治其标，缓则治其本"的原则，结合病证特点进行论治，主要治疗方案包含清热化痰、活血祛瘀、补肺益气、培土生金、温阳利水、益气养阴等。李学明根据中医辨证，将宣肺泻热的麻杏石甘汤，清热化痰、活血化瘀的千金苇茎汤，以及健脾补肾的苓桂术甘汤合真武汤用于慢性呼吸衰竭患者的治疗，结果显示，经中医辨证论治加服中药的治疗组患者在总体显效率及血氧改善情况方面均优于对照组。李金维等研究宣肺化痰法治疗肺源性心脏病急性发作合并呼吸衰竭，治疗组 120 例患者有效率显著提升，血气分析指标明显改善。裴红霞等将 120 例 COPD 合并呼吸衰竭患者分为西医常规治疗组及经中医辨证为痰浊阻肺、痰热壅肺的试验组，试验组两组患者分别给予中药治疗方案进行治疗，结果显示试验组症状、体征及相关实验室检查指标改善更明显。盖素娴将其自制的清热化痰方、宣肺平喘方及补肺益肾方用于 COPD 合并呼吸衰竭患者的治疗，结果显示，试验组呼吸指标改善更显著。李德科等将祛痰燥湿方及清肺化痰方用于 COPD 合并呼吸衰竭患者的治疗，试验组症状改善更明显，并且肺功能也较对照组提高更显著。陈光将 80 例急性加重期 COPD 患者辨证分为痰湿蕴肺型和痰热壅肺型，给予西医常规治疗及中医治疗，结果显示，中西医结合的治疗方案可有效改善患者的症状。某些中成药制剂若辨证准确则对呼吸衰竭也具有良好治疗效果。如血必净具有清热解毒、活血祛瘀的作用，可用于痰热壅肺证患者的治疗。苏爱峰在关于血必净注射液对急性加重期 COPD 合并呼吸衰竭的疗效观察研究中，发现血必净用于呼吸衰竭的辅助治疗可以提高总体有效率，缩短患者机械通气时间。此外，根据中医脏象理论，肺与大肠相表里，故临床可见呼吸衰竭患者出现消化、吸收、排泄失常等胃肠功能障碍的表现，因此，也有医家将行气通腑的思路运用于呼吸衰竭的治疗。侯梦星、王晨曦等人将自拟的由大黄、黄芪、枳实等药物组成的益气通腑方应用于 II 型呼吸衰竭的治疗，收到了改善症状、有利于呼吸功能恢复等效果。近年来，将中医方药运用于呼吸衰竭治疗的研究越来越多，大多都取得了较好的效果。通过观察分析可知，各医家所选用方药不一，但都能紧扣病因，以化痰为主，同时结合患者临床实际情况灵活选用。

2. 非药物治疗

中医用于治疗呼吸衰竭的非药物手段主要有针灸、中药灌肠、穴位贴敷等。

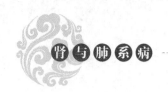

汪靖羽等研究培土生金的针灸疗法对 COPD 患者的临床疗效，治疗组患者在常规治疗的同时采用培土生金法在足三里、丰隆、气海、定喘等穴位予以针灸治疗，2个疗程后复测患者肺功能，结果提示治疗组患者具有更高的总体有效率，且患者肺功能改善更明显。付铃等研究足三里麦粒灸对于急性加重期 COPD 患者的临床疗效，通过对比发现治疗组的抗生素使用天数及炎症指标均较单纯西医治疗组显著下降。李安慈研究了中药穴位贴敷对呼吸衰竭患者的疗效，治疗组患者加用化痰中药如甘遂、芫花、半夏等在神阙、肺俞、定喘等穴位进行贴敷，10 天后，给予中药穴位贴敷患者的咳嗽症状有显著好转，相较于对照组而言，试验组复测肺功能改善更为显著。陈小芳等将大承气汤灌肠运用于呼吸衰竭患者的治疗，结果显示，不仅腹胀、便秘等症状明显好转，咳嗽、咳痰也得到了极大改善。李春辉等研究鱼腥草注射液局部灌洗对患者肺部感染的影响，试验组将鱼腥草注射液运用于肺部感染患者的肺泡灌洗，对照组则用生理盐水进行灌洗，结果显示，试验组患者血气及炎症指标改善更显著，证明鱼腥草注射液用于局部肺泡灌洗可以更好地改善肺部炎症。

综上可知，通过正确地辨证论治，将中医方法运用于呼吸衰竭的辅助治疗，中西医结合论治，对改善患者病情，控制局部感染，改善患者肺功能大有裨益，从而提升整体治疗有效率，并最终延长患者的生存期。

第八节　　肺出血肾炎综合征

肺出血肾炎综合征（pulmonary-renal syndrome，PRS）是一种自身免疫性疾病，其病情较重，预后较差，若未得到及时且正确的诊断治疗，往往会引发严重的后果，严重者将危及生命。PRS 属于内科危重急症，自 1919 年 Goodpasture 首次报道至今，现代医学已经对其发生发展和临床表现有了完善且深刻的认识，并给出了多种治疗方案。但早在几千年前，中医就对此疾病的诊断和治疗有了认识，对此疾病的命名至今依旧使用。在古代中医学中有肺属金，肾属水，肺为肾之母，肾为肺之子，母病及子的观点，这个观念与 PRS 的发病机制不谋而合。因此，本节总结了现代医学、中医两个角度对 PRS 的诊断及治疗方案，以得到更好的临床治疗效果。

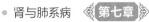

一、现代医学对 PRS 的认识

PRS 是同时出现弥漫性肺泡出血和肾小球肾炎的疾病，是一种自身免疫性疾病，目前已公认肾脏发病原理为抗基底膜抗体型肾炎的免疫反应过程。由于某些发病因素原发性损伤肺泡隔和肺毛细血管基膜，后者刺激机体产生抗肺基膜抗体，在补体等作用下引起肺泡一系列免疫反应。由于肺泡壁基膜和肾小球基底膜（glomerular basement membrane，GBM）间存在交叉抗原，故内源性抗肺基膜抗体又能和 GBM 起免疫反应，损伤肾小球。诊断依靠血清学检测及必要时肺和肾组织活检。经典的治疗方案包括用糖皮质激素和细胞毒性药物进行免疫抑制。PRS 并非一种特异的疾病，而是需要鉴别诊断和特殊检查的一种综合征。肺组织病理学表现是小血管炎，可累及小动脉、小静脉及肺泡毛细血管。肾脏病理学表现是小血管炎造成的一种局灶节段性增生性肾小球肾炎。

（一）PRS 概述

PRS 是指一类少见的、同时具有弥漫性肺泡出血及肾小球联合病变的疾病，属于内科危重急症，包括抗中性粒细胞胞质抗体（antineutrophil cytoplasmic antibody，ANCA）相关性小血管炎及系统性红斑狼疮（SLE）等疾病，其病情较重，预后较差，如未得到及时、正确的诊断及治疗，往往引发严重后果，甚至危及生命。肺出血的主要原因为肺泡毛细血管炎，可能系病毒感染和（或）吸入某些化学性物质引起原发性肺损害。由于肺泡壁毛细血管基膜和肾小球基底膜存在交叉反应抗原，故可以引起继发性肾损伤。本病的特征为咯血、肺部浸润、肾小球肾炎、血和累及的组织中有抗基底膜抗体。本综合征以肺弥散性出血、肺泡内纤维素沉着和肾小球肾炎为特征，临床上多表现为咳嗽、痰中带血，严重者可发生大咯血而危及患者生命，轻症仅表现为肺泡灌洗液中含铁血黄素细胞阳性。肾炎指肾小球肾炎，临床上主要表现为血尿、蛋白尿和不同程度的肾功能不全。

（二）PRS 病因

1919 年，Goodpasture 首次报道了 1 例 18 岁患者表现为严重的肺出血及肾小球肾炎的病例。1958 年，Stanon 及 Tange 首次使用"Goodpasture 综合征"命名了有类似表现的患者。

PRS 病因多种多样，目前认为，其常见病因包括以下方面。①抗 GBM 病，占 20% 左右，包括 Goodpasture 综合征，以及只有肾脏病变、抗 GBM 抗体阳性、

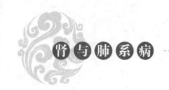

没有肺出血的 Goodpasture 病。②原发性系统性血管炎，主要指 ANCA 相关性小血管炎（占 60%），其他可能导致 PRS 的原发性血管炎还包括过敏性紫癜、冷球蛋白血症、大动脉炎等。③继发系统性血管炎，包括肿瘤、感染、药物（某些抗生素、丙硫氧嘧啶、别嘌呤醇等）、器官移植、结缔组织病（SLE、系统性硬化、抗心磷脂综合征）等引起的继发性血管炎性病变等。据文献报道，抗 GBM 病及 ANCA 相关性小血管炎共占到所有 PRS 患者的 80% 以上。该类疾病进展迅速，及时明确病因，早期开始合理治疗是改善患者预后的关键。但目前仍存在较为严重的误诊、漏诊现象。

（三）PRS 的临床表现

1. 特征性表现及特殊表现

本病可发生于任何年龄，但多为 20～30 岁的男性青年，患者一般表现除合并感冒外，多无发热；常有疲乏、无力、体重下降等。其临床特征性表现为三联征：肺出血、急进性肾小球肾炎和血清抗 GBM 抗体阳性。

（1）肺出血 典型患者除非合并感染，一般无发热。肺部最重要的表现为咯血，约 49% 的患者咯血为首发症状，从咯血丝至大咯血不等，重症（尤其吸烟者）大咯血不止甚至窒息死亡，患者多伴气促、咳嗽气喘、呼吸困难，有时有胸痛症状，肺部叩诊呈浊音，听诊可闻湿啰音。肺一氧化碳摄取率为早期而敏感的肺功能改变指示，在肾衰竭及肺水肿患者中该值下降，而肺出血时此值上升。一般肺部症状可先于肾脏表现数天、数周或数年出现。肺部出血可轻可重，也可严重至危及生命。大量或持续出血可发生缺铁性贫血。一旦出现胸痛，应注意排除 SLE、血管炎或肺栓塞等病变。肺部 X 线片显示弥散性点状浸润阴影，从肺门向外周散射，肺尖常清晰。咯血和肺部浸润是肺部病变的特征。

（2）肾脏病变 肾脏病变的临床表现多样，轻度肾小球损害者，尿液分析和肾功能可正常，临床主要表现为反复咯血，肾活检仍然可显示典型的抗基膜抗体线状沉积的免疫学特征。典型患者肾功能损害发展较快。有少尿或无尿者，血清肌酐浓度逐日升高，于 3～4 天内达到尿毒症水平；无少尿者，肾脏损害常为急进性发展，血清肌酐浓度每周升高，数月内发展至尿毒症。大多数患者其特征性表现是进行性肾功能损害。据统计，81% 的患者于 1 年内发展为肾功能衰竭。血压正常或轻度升高。尿液分析呈现血尿和蛋白尿，常有红细胞管型，少数患者有大量蛋白尿及肾病综合征。

（3）特殊表现

①PRS 向其他病理类型的肾小球疾病转化　Elder 等报道了 1 例患者有典型的肺－肾病理表现与临床表现，肾功能保持良好，血清与组织抗 GBM 抗体呈阳性，显著缺铁性贫血，免疫抑制治疗后贫血改善，血清抗 GBM 抗体消失。9 个月后发生了肾病综合征，肾活检复查显示膜性肾病不伴抗 GBM 抗体肾内沉积。

②其他病理类型的肾小球疾病向 PRS 转化　Thitiarchakul 报道了 1 例特发性膜性肾病患者，病程中肾功能急性恶化，伴有咯血、严重高血压及血清抗 GBM 抗体阳性，肾组织检查显示典型抗 GBM 免疫病理表现，使用大剂量激素、环磷酰胺及血浆置换无效。

③PRS 只局限于肺或肾一个器官　Patron 等报道了 1 例单纯性 PRS。Perez 等报道 1 例可卡因诱发的 PRS，只有典型肾脏改变，肺泡基膜没有 IgG 及补体 C3 呈线样沉积。其他如抗基底膜抗体结合于脉络膜、眼、耳，偶可引起相应的表现，如眼底出血及渗出，其发生率可高达 11%，可能是急剧发展的高血压所致。

除肺出血和肾小球肾炎的表现外，不同病因的疾病也具有各自不同的表现。

2. ANCA 相关性小血管炎

ANCA 相关性小血管炎属于自身免疫性疾病，可以累及多个脏器，主要包括韦格纳肉芽肿病、显微镜下多血管炎和变应性肉芽肿性血管炎。肺脏和肾脏是本病最易受累的脏器。ANCA 相关性小血管炎患者肺受累多表现为哮喘、咳嗽、胸痛和咯血，重症者因肺泡广泛出血而发生呼吸衰竭危及生命。影像学检查最常见的表现是肺脏的浸润影和结节影。肺脏的浸润影形式多样，可以呈弥漫性、双侧、低密度影，提示为肺出血。弥漫性肺泡出血者可以表现为双侧肺门的蝶形阴影而类似于急性肺水肿的征象。结节可以有空洞形成。部分患者表现为肺间质纤维化，双侧中下肺野毛玻璃样改变、网格样改变或晚期表现为支气管扩张。多数患者肾脏受累，表现为血尿、蛋白尿和肾功能不全。肾脏受累可隐匿发生，也可以表现为急进性肾炎。肾脏病理多为肾小球毛细血管襻纤维素样坏死和新月体形成。除 PRS 的表现外，多数 ANCA 相关性小血管炎发病时可有发热、乏力和体重下降，还有其他脏器受累，如眼、耳、鼻，常见"红眼病"、听力下降、鼻塞等，还可以有多发性单神经炎、肌痛、皮疹和消化道受累等表现。

3. 抗 GBM 病

抗 GBM 病也是一种自身免疫性疾病。其特点为外周血中可以检测到抗 GBM

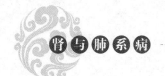

抗体，或肾小球毛细血管襻上有抗 GBM 抗体沉积。该抗体可与肺泡和肾小球基底膜的抗原特异性结合而致病。本病一般可急骤起病，也可隐匿起病。除肺、肾受累，全身的多系统受累不多见。肺出血可表现为咯血、痰中带血，严重的大咯血可危及生命。部分因素可诱发或加重肺出血，如吸烟、感染和吸毒等。肾脏受累多表现为急进性肾炎综合征。由于血清学诊断方法的广泛应用，临床表现较轻，无肾功能损害的抗 GBM 病患者亦时常可以见到，但多为肺出血合并轻度系膜增生性肾小球肾炎。

1/4～1/3 患者同时合并血清 ANCA 阳性，以 p-ANCA/MPO-ANCA 阳性为主。但二者同时存在的原因及发生的时间顺序不清。临床上合并 ANCA 的患者可以出现肺、肾以外的脏器受累，主要为小血管炎所致。

4. 急性肾炎伴左心衰竭

本病可有血痰及呼吸困难表现，与 PRS 类似，但本病多见于青少年患者。多有链球菌感染史，常因严重高血压、水钠潴留而产生水肿、充血性心力衰竭，患者表现为血压显著降低、四肢厥冷，甚至出现晕厥或心脏骤停。

5. 急进性肾炎

急进性肾炎（新月体性肾小球肾炎）的免疫发病机制除了抗 GBM 肾炎外，免疫复合物性肾炎及细胞免疫性血管炎也可引起典型的新月体性肾小球肾炎及急进性肾衰竭。临床表现为病情发展急骤，蛋白尿，血尿迅速发展，几个月甚至几周内出现肾衰竭。

6. 特发性肺含铁血黄素沉着症

本病临床表现为反复发作的呼吸困难和咳嗽，特别是初始时干咳，随后出现咯血。特发性肺含铁血黄素沉着症的患儿可仅表现为发育迟缓及缺铁性贫血。成人患者最常见的症状是由肺出血及缺铁性贫血导致的劳力性呼吸困难和疲劳。

7. 其他相关疾病

SLE 肺脏受累可以表现为急性肺泡炎、间质性肺炎、肺动脉高压、坏死性血管炎、肺水肿、胸腔积液及弥漫性肺泡出血。弥漫性肺泡出血很少见，但进展迅速，死亡率可以达到 60%；少数系统性硬化患者表现为 PRS，病理上为累及肺、肾的自身免疫性血管炎，临床上多表现为肺动脉高压。与硬皮病肾危象不同，患者多血压正常；抗磷脂综合征也可以肺、肾同时受累，患者血清抗磷脂抗体阳性，血小板减少，女性患者可有流产史；血栓性微血管病包括恶性高血压、溶血性尿毒症综合征、血小板减少性紫癜等。

（四）PRS 的特异性诊断

PRS 的诊断国内使用较少，近年来国内有不少 ANCA 相关性小血管炎合并肺出血的报道。赵明辉等报道，在 56 例患者中，肺脏受累占 75%，其中半数以上表现为肺出血和（或）肺部阴影。梅洁卉等报道，在 112 例患者中 34 例有肺出血（占 30.36%），这些具有肺出血表现的患者肾功能损害更重，抗内皮细胞抗体阳性率较高，回归分析发现抗内皮细胞抗体阳性为肺出血的主要风险因素。根据其临床表现，这些患者完全可以诊断为原发性血管炎相关性 PRS，这种状态在一定程度上导致了 PRS 发病率的低估。

PRS 的诊断依赖患者的临床表现、血清学检查及组织病理检查。除典型的临床表现外，多数 PRS 患者血清可检测到自身抗体，为早期诊断提供帮助。

1. 实验室检查

血和骨髓呈小细胞低色素性贫血，半数病例白细胞增多。尿检有红细胞、白细胞、蛋白及颗粒管型。血尿素氮及肌酐升高。痰和胃液中可检出含铁血黄素细胞。可有血沉增快，抗"O"增高，血清白蛋白及 γ 球蛋白降低，α 球蛋白增高。

2. X 线检查

在肺出血期，双肺可见弥漫性斑片状或结节状阴影，多由肺门向周围肺野扩散，肺尖、肺底较少受累。肺出血减轻，阴影亦随之消散。晚期合并尿毒症肺炎时可出现肺泡性和间质肺水肿征象。反复肺泡内出血，含铁血黄素刺激肺组织引起肺纤维化，产生网状和结节状阴影。

3. 免疫学检查

用间接或放射免疫荧光检查证明，PRS 患者血液中有抗 GBM 抗体。虽然其诊断价值较大，但往往不易查出。因此，肺肾组织免疫学检查则对本病的诊断价值更大。通过针吸、纤支镜或开胸肺活检可获得肺组织，然后用免疫荧光检查可发现肺泡隔有 IgG 和补体 C3 呈线状沉积。肾活检免疫荧光检查见 IgG 和补体 C3 沿 GBM 呈线状沉积。ANCA 相关性小血管炎患者血清 ANCA 阳性，通过间接免疫荧光（ⅡF）法联合抗原特异性 ELISA 法检出率可以达到 99%。c-ANCA/PR3-ANCA 或 p-ANCA/MPO-ANCA 分别用来诊断韦格纳肉芽肿病和显微镜下多血管炎。ANCA 既可以用来协助诊断，还可以指导治疗，预测复发。但目前血沉、CRP 和血管炎的 BVAS 积分常用于判断病情活动。抗 GBM 抗体对抗 GBM 病的

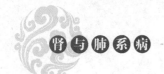

诊断具有重要价值。目前多采用抗原特异性 ELISA 法，其靶抗原为人 GBM 可溶性抗原。该方法敏感性和特异性均较高，而且判定结果较为客观。值得注意的是，1/4～1/3 患者合并 ANCA 阳性。北京大学第一医院肾脏病研究所近年分离纯化了牛 GBM 的 α3（IV）NC1，并证明可以替代人 GBM 可溶性抗原用于检测人抗GBM 抗体，目前已成为国际通用的方法。

SLE、系统性硬化和抗磷脂综合征均可在患者血清中检测出相应的特异性自身抗体，对诊断具有重要价值。

药物相关的 PRS 患者多为由药物引起的小血管炎所致，其中丙硫氧嘧啶引起的小血管炎也为 ANCA 阳性，且可同时识别多种靶抗原。

4. PRS 诊断注意事项

（1）有些患者肺和（或）肾脏的表现轻微，或者两个脏器不同步发生病变。有时抗基膜自身免疫过程只发生于肺或肾中的任一脏器。

（2）抗 GBM 肾炎与其他类型的肾小球疾病（主要是膜性肾病）之间有时可相互转变（见临床表现）。

（3）偶尔自身免疫功能紊乱会产生非特异性基膜抗体，还可引起肺、肾以外的器官损害。

（4）个别情况下如自身免疫高度活动期，大量抗 GBM 抗体沉积，可发生一过性血清抗 GBM 抗体阴性。有报道 1 例有典型的 PRS 肾脏临床与病理表现的患者，同时伴有肺部损害，血清抗 GBM 抗体阴性，他认为这可能是由高度活动期间抗体在靶器官内大量沉积所致。

（5）PRS 与血管炎并存。Rydel 等报道了 1 例 18 岁的男性 PRS 患者，在进行血浆置换及使用细胞毒性药物过程中发生难治性癫痫，磁共振成像显示多发性腔隙性脑梗死，脑脊髓膜活检显示血管炎，但血清 ANCA 持续阴性。给予大剂量皮质激素及细胞毒性药物后，再使用抗癫痫药可控制症状。Kalluri 等报道了 1 例结节性肺部浸润与急性肾衰竭患者，c-ANCA 阳性，肾脏组织检查显示新月体性及坏死性肾炎，IgG 及补体 C3 在肾小球内线样沉积，血清有高滴度抗GBM-IgG。

（五）PRS 预防

1. 积极参加体育锻炼

选择适合自身实际情况的运动项目，以增强体质，提高机体的防病能力。

2. 注意清洁卫生

经常沐浴，更换衣裤，避免或减少上呼吸道及皮肤感染，可大大降低急性肾小球肾炎的发病率。

3. 积极治疗感染

若发生感染性疾病，应及时使用抗菌药物，对于慢性感染病灶，如扁桃体炎、咽炎、龋齿及中耳炎等，应尽早彻底治疗。在链球菌感染流行时，可在医生的指导下，短期使用抗菌药物预防，以减少发病。

（六）PRS 的治疗原则

不同病因的 PRS 治疗原则不尽相同，但早期诊断、及时治疗是逆转肺、肾损害，改善患者预后的关键所在。对原发性系统性血管炎患者，激素联合免疫抑制剂环磷酰胺也是疗效最为肯定的治疗方案。对具有危及生命的大量肺出血患者而言，血浆置换的作用也较为肯定。

ANCA 相关性小血管炎的治疗应分为诱导缓解和维持治疗。诱导缓解治疗：疗效最为肯定的药物为激素联合环磷酰胺。对于 ANCA 相关的局灶坏死或新月体性肾炎，近年的循证医学资料提出了如下推荐意见：首先应用甲泼尼龙 7 ~ 15 mg/（kg·d）（最大量 1 g/d）静脉点滴连续 3 次，口服泼尼松 1 mg/（kg·d）共计 1 个月，在随后的 6 ~ 12 个月内逐渐减量至 10 mg/d 维持。环磷酰胺口服一般为 2 mg/（kg·d），静脉点滴为 0.6 ~ 1.0 g/min，连续应用 6 ~ 12 个月直至病情缓解。应引起注意的是，不应片面强调环磷酰胺的总量而过早将其停用，从而不能有效达到病情完全缓解。对于有危及生命的肺出血的原发性小血管炎患者，血浆置换疗法的作用较为肯定。对与小血管炎密切相关的少免疫沉积型新月体性肾炎而言，即使肾脏病理以细胞纤维性新月体为主，经强化免疫抑制治疗仍可部分恢复肾功能，脱离透析。

抗 GBM 病预后凶险，如无治疗，患者多进展至终末期肾功能衰竭，很少自发缓解。本病最危险的指征是肺出血，迅速、大量的肺出血可危及生命；其次为急性肾衰竭。首选治疗为疾病早期应用强化血浆置换，同时联合应用糖皮质激素及细胞毒性药物。临床上出现少尿或无尿、血肌酐 > 600 μmol/L 及肾活检中 >85% 的肾小球有大新月体形成是本病预后不良的指标。以肺出血为首发表现者，预后较好；对于确诊时血肌酐 < 600 μmol/L 或以肺脏受累为首发表现的患者，给予血浆置换治疗能够改善预后。近年的报道发现，如果强化血浆置换及免疫抑制治疗

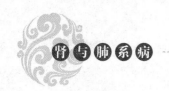

在血肌酐 > 600 μmol/L 之前开始，1 年后约 90% 的患者可以保存正常肾功能。但如果治疗在血肌酐 > 600 μmol/L 之后开始，仅 10% 的患者可恢复肾功能。

SLE 的治疗原则与 ANCA 相关性小血管炎基本一致。药物相关的 PRS 最为重要的治疗是停用可疑药物；但肺肾受累严重者也建议应用强化免疫抑制治疗和血浆置换疗法。

总之，PRS 病因多种多样，但绝大多数表现为 ANCA 相关性小血管炎和抗GBM 病。目前我国已经建立了与国际先进技术接轨的诊断方法，并经过积极治疗已成功抢救了一大批患者的生命。但是在全国范围内，我国医务界对该类疾病的认识尚处于不平衡状态，误诊、漏诊仍很严重，而确诊的患者在治疗上也不够及时和充分。特别是 ANCA 相关性小血管炎，很多患者缺乏维持期的进一步治疗，严重地影响了患者的长期存活和生活质量。因此还应该进一步推广 ANCA 和抗GBM 抗体的检查技术和合理规范的治疗方案。因此，决定 PRS 患者预后的主要措施是及时正确的诊断及有效治疗，其中，提高对儿童 ANCA 相关性小血管炎等系统性血管炎疾病的认识是改善预后的关键所在。

（七）PRS 的现代医学治疗

PRS 治疗的关键在于早期确诊，及时去除诱因，给予有效的治疗。

1. 一般治疗

要加强护理，注意保暖，防治感冒，戒烟，减少和避免各种可能的致病诱因。如合并感染，常使肺部病变反复加重，需及早积极有效地使用抗菌药物治疗，防止继发感染加重病情。临床显示，静脉注射广谱第三代头孢菌素头孢他啶疗效满意。

本病严重而持久的咯血可致严重的缺铁性贫血，应注意纠正，可每日 1 次补充铁剂，常用硫酸亚铁 0.3 g，叶酸 20 mg，每日 3 次，维生素 B_{12} 500 μg 肌内注射，每日 1 次；必要时输新鲜血液。

2. 肾上腺皮质激素和免疫抑制剂

肾上腺皮质激素和免疫抑制剂二者联合应用，能有效地抑制抗基膜抗体形成，可迅速减轻肺出血的严重性和控制威胁生命的大咯血。一般可选用甲泼尼龙冲击治疗，静脉滴注 1.0 ~ 1.5 g/d，于数小时内滴完（不得少于 15 分钟），3 次为 1 个疗程，可以重复 2 ~ 3 个疗程，在强化治疗 2 个月后逐渐减少剂量，并维持治疗至少 3 ~ 6 个月。本疗法尚可防止血浆置换后反馈性抗 GBM 抗体合成亢进，如同时加用免疫抑制剂，方法为环磷酰胺 2 ~ 3 mg/（kg·d），或硫唑嘌呤 1 mg /（kg·d）疗效更佳。亦可一开始既口服泼尼松 1 ~ 1.5 mg/（kg·d），再加用免疫抑制剂。病情控制后，停用免疫抑制剂，泼尼松缓慢减至维持量 5 ~ 15 mg/d 继续口服治疗，全疗程半年至 1 年。

3. 血浆置换与免疫吸附疗法

血浆置换或免疫吸附法可去除抗 GBM 抗体。积极的血浆置换治疗，联合应用免疫抑制剂和中等剂量的皮质激素疗法，可有效地抑制肺出血和改善肾功能。置换血浆 2 ~ 4 L/d，血浆置换的持续时间和频度可根据循环抗基膜抗体的水平而定，一般每日或隔日 1 次，病情稳定可延至每周 2 ~ 3 次，结合口服泼尼松 60 mg/d 和使用大剂量细胞毒性药物（主要是环磷酰胺）。一般情况下，血浆置换配以免疫抑制治疗必须持续至循环抗体水平显著下降或阴转（通常 7 ~ 14 天），在之后的数周到数月内逐渐撤除免疫抑制治疗。经以上治疗 80% 的患者有肾功能的改善。

该疗法只有在疾病的早期，新月体处在细胞型或细胞纤维型，患者尚未进入不可逆性终末期肾衰竭时才有治疗价值。对于急进性发病的患者在尚未发生少尿、血肌酐 < 530 μmol/L 之前进行血浆置换，疗效较佳；而已进入终末期肾脏病期、血肌酐 > 530 μmol/L 或需要透析治疗维持生命者，疗效欠佳。

4. 抗凝与纤溶治疗

因为纤维蛋白相关抗原在受损部位出现，从理论上讲，抗凝血药配以皮质激素和细胞毒性药物对本病的治疗是有益的。但是，研究未能证明肝素常规剂量对肾功能或抗 GBM 肾炎肾组织学改变有改善作用。大剂量华法林在实验性研究中，只有在使用能引起较频繁消化道出血的大剂量情况下才会对本病有效。尿毒症期凝血功能紊乱，使用抗凝血药十分危险，对于抗 GBM 抗体疾病的危险性更高。肾脏活组织检查引起严重出血的危险性也较大。

5. 肾脏替代治疗

对于常规治疗无效或治疗较迟而进入终末期肾脏病，以血液透析或腹膜透析维持生命的患者，如病情稳定，血中循环抗基膜抗体降低至测不出，可考虑肾移植治疗。本病在肾移植后的复发率为 10% ~ 30%。未经免疫抑制治疗的同卵双生

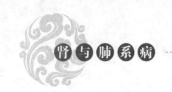

兄妹之间肾移植，在发病后不久做肾移植或血清抗 GBM 抗体滴度较高的情况下接受肾移植，复发的可能性较高。当移植延迟至数月，血清抗 GBM 抗体滴度下降或阴转后，或在使用免疫治疗后，临床复发率可下降至 10% 以下。复发可发生于数月甚至数年之后，在抗 GBM 抗体不升高的情况下也可复发。相反，血清学改变复发不一定伴有临床症状的复发。Daly 等报道了 10 例患者进行了尸体肾移植，7 例功能肾脏维持达 8.2 年。

6. 其他

确诊为本病的患者，如肾活检证明为不可逆性损害，大剂量激素冲击疗法和血浆置换术难以控制肺出血，可考虑做双侧肾切除，以透析治疗替代肾功能，在治疗过程中有加重肺出血的危险者不宜采用抗凝和抗聚集治疗。另外，应加强支持疗法和防止继发感染。

7. 注意

（1）早期治疗至关重要。对高度怀疑为本病的患者不必等待肾脏组织检查，只要抗 GBM 抗体阳性就应及早开始强化治疗。

（2）少数患者对早期强化治疗也无效应。Hidaka 等报道了 1 例 50 岁的女性患者，于发病 1 周后开始使用大剂量皮质激素、细胞毒性药物及血浆置换，但临床表现无明显好转，2 次肾脏组织检查显示病理改变无改善。

（3）有时双肾切除可以改善治疗效果。Pai 等报道了 1 例 49 岁的女性，患有严重的 PRS，使用大剂量的肾上腺皮质激素、环磷酰胺、硫唑嘌呤及血浆置换，血清抗 GBM 抗体滴度及疾病的活动无显著改善，当双侧肾切除后随着血清抗 GBM 抗体滴度下降，PRS 才逐渐静止。

（4）近年研究发现，免疫抑制剂 Deoxyspergualin、IL-1 受体拮抗剂、抗细胞间黏附因子 I 单克隆抗体、淋巴细胞功能相关抗原 I 单克隆抗体及抗巨噬细胞移动抑制因子抗体有可能成为治疗抗 GBM 肾炎的有效药物。

（5）本病缓解后可反复发作。Levy 等报道了 1 例患者在 12 年内反复发作，且抗 GBM 抗体滴度的变化与复发有一定的关系。Guillen 等对 11 例 PRS 患者进行了分析后发现，8 例发生了 11 次复发，9 次与细菌感染有比较明确的因果关系。复发时都有肺出血，主要发生于确诊后的数月内。他们认为，预防感染、早期发现及时治疗感染对于防止本病复发尤为重要。

二、中医对 PRS 的认识

（一）PRS 辨证论治

1. 风寒型

症状：发病急，恶寒，发热，咳嗽，头面浮肿，尿少，舌苔薄白，脉浮紧。

治则：宣肺利水。

处方：麻黄，杏仁，麝干，桑白皮，茯苓，车前子，冬瓜皮，生姜。口渴加生石膏。

2. 风热型

症状：发热不恶寒，咽喉肿痛，面部轻度浮肿，舌苔薄黄，尿短赤涩，可见肉眼血尿。

治则：疏风清热，凉血解毒。

处方：连翘，金银花，桑叶，菊花，蒲公英，薄荷，生石膏，花粉，赤芍，鲜茅根。

3. 湿热型

症状：可有发热，唇干，口苦，舌苔黄，脉滑数，尿少色红，头面或全身浮肿。

治则：清热利湿或清热解毒。

处方：苍术，黄柏，防己，猪苓，茯苓皮，商陆，大腹皮，木通，泽泻，赤小豆，椒目。

（二）PRS 相关疾病的中医治疗

1.ANCA 相关性小血管炎

中医学中并无 ANCA 相关性小血管炎的相应病名，对本病的症状、病因病机的论述似散见于"衄""血痹""咳血"等的论述中。本病患者多为中老年人，男性多见，患者多伴有发热、纳差、体重减轻、盗汗、关节痛等症状，其中以发热最为常见。近年也有学者认为本病属中医学中"伏气温病"的范畴，急性发作期与"血证""癃闭"等病相似，缓解期与"血痹"相似。

ANCA 相关性小血管炎应分期辨证，分为急性期、缓解期。急性期患者可见咳血，血尿，皮肤紫癜等临床表现。气血运行不畅，水液运化失调、积于脉中，化为湿邪，与痰、热夹杂，气机升降失序，痰热上扰，所以一些患者可见神智失常，特别是病变的活动期，阴阳错乱，病情凶险，以上为在急性期的病机。而在

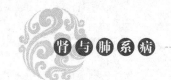

缓解期患者久病体虚，气血不足，不能荣养筋骨皮肉，故可见消瘦，乏力，腰酸等。且瘀血蓄于关节等处，故见关节疼痛等。湿热日久，弥漫中焦，脾气不升，胃气不降，可见恶心呕吐。急性期治以清热解毒、活血散瘀，可予犀角地黄汤合五味消毒饮加减（水牛角、生地黄、牡丹皮、野菊花、蒲公英、紫花地丁、赤芍、白芍、生甘草等）治疗；缓解期治以益气养阴、活血通络法为主，方用参芪地黄汤合鸡血藤、穿山龙等（太子参、黄芪、地黄、山萸肉、山药、泽兰、茯苓、牡丹皮、鬼箭羽、穿山龙、鸡血藤、三棱、莪术、生甘草）。"谨察阴阳所在而调之，以平为期"，强调人体内环境平衡的重要性。中医学治疗疾病的关键在于补其不足，抑其有余。正所谓"阴平阳秘，精神乃治"，从某种意义上讲，中医学治疗免疫系统疾病的核心就在于调节免疫平衡。本病急性期，患者出现咳血、血尿、皮肤紫癜等免疫反应亢进的表现，《内经》所谓"动极者，镇之以静，阴亢者，胜之以阳"，在辨证基础上加白英、白花蛇舌草、半枝莲等药物以期免疫抑制。而在缓解期，患者可出现口干、乏力、腰膝酸软等代谢及免疫功能低下的表现，根据《内经》"损者益之"治疗原则，在此期多用党参、黄芪等具有提高免疫功能的药物。祛邪为先，祛邪以扶正，祛邪贯穿本病的整个治疗过程。本病病机是本虚标实，即虚、瘀、痰、热（毒）、湿。病位主要在肺、脾、肾，可累及全身。肺肾气阴不足，外邪乘虚而入，潜伏于内，也可因素体禀赋不足或年老，导致内生伏邪（如痰、热、瘀等），痹阻脉络，成为发病的潜在"宿根"。伏邪遇新发外邪（如风热、药毒等）引触，内外合邪，滋生痰、热、瘀。急性期当以祛邪为先，"陈莝去而肠胃洁，癥瘕尽而营卫昌"，此举为截断疾病进展之关键。风盛者多选用金银花、菊花子、青风藤、白花蛇舌草等；热盛则用水牛角、生地黄、半枝莲、生石膏、生大黄等药；痰湿盛者则加用茵陈、薏苡仁、竹茹、石菖蒲、郁金等药。缓解期的主要特点是瘀血阻络，鸡血藤、穿山龙、三棱、莪术等可随证选用。且因长期使用激素，患者可出现气阴两伤的表现，若见虚象，可酌予黄芪、党参、熟地黄、山萸肉等益气养阴之品，以扶正祛邪。

在慢性肾脏病治疗中要注重调理气、血、水三者之间的关系。《金匮要略》中指出："血不利则为水。"ANCA 相关性小血管炎经过急性期的风热、痰湿等邪气的袭扰，血脉受损，导致瘀血阻络，这也是血管炎复发的重要的因素。应重视缓解期活血通络法的应用，选用三七、鸡血藤、穿山龙、三棱、莪术等。《血证论》谓："惟以止血为第一要法。血止之后，其离经而未吐出者，是为瘀血……

故以消瘀为第二法。止吐消瘀之后，又恐血再来潮动，则须用药安之，故以宁血为第三法……去血既多，阴无有不虚者矣……故又以补虚为收功之法。四者乃通治血证之大纲。"在 ANCA 相关性小血管炎缓解期，应用益气养阴、活血通络法，符合《血证论》治血四法的整体思想。激素为纯阳之品，用药应当兼顾减轻激素不良反应，ANCA 相关性小血管炎患者西医常规给予糖皮质激素加细胞毒性药物治疗，激素具有"阳、刚、温（热）、燥"四性，为升浮之品，长期大量使用必然导致机体阴液耗伤，激素导致各种不良反应的机制和病理过程是早期应用导致下丘脑－垂体－肾上腺（HPA）轴活化，肾上腺皮质功能亢进，糖皮质激素水平偏高，耗伤阴液，导致肾阴虚证。激素具有阳刚燥烈之性，长期大量使用会导致阴血亏虚，虚火内盛。故对长期服用激素的患者，提倡以滋肾阴、清虚热为法，可用参芪地黄汤或知柏地黄丸为基础方，加用鳖甲、龟板、丹参等，增强滋阴清热之功效。ANCA 相关性小血管炎持续蛋白尿患者在停用或未用激素时，可配合应用雷公藤制剂。中医认为，雷公藤具有祛风解毒、除湿消肿、舒筋通络等功效；而现代医学认为，雷公藤有抗炎及抑制细胞免疫和体液免疫等作用。雷公藤有激素样作用，多数长期依赖激素等药物的患者经雷公藤制剂治疗后，激素能顺利撤除或大大减量，也避免了长期大剂量应用激素的不良反应。雷公藤制剂有抑制肝脏蛋白合成的作用，应用时不仅仅要注意监测肝功能，还要加用黄芪、当归、黄精等中药益气养阴，有助于血浆白蛋白合成。

2. 系统性红斑狼疮

中医古籍中与系统性红斑狼疮（SLE）相关的记载颇多，但是并无相对应的疾病名称。古代医家多从皮肤特征入手命名，有"蝴蝶斑""红蝴蝶疮""马樱丹""猫眼疮"等诸多名称；《金匮要略》提出"阴阳毒"的病名及治疗方药，对后世医家多有启发；《内经》从"痹证"及"五脏痹"的角度命名，其中，"五脏痹"认为 SLE 与五脏虚损相关；还有医家从 SLE 发病的突出表现命名，如"水肿""虚劳""发热"等。

现代医家对 SLE 的中医病名认识承袭古代论著，但是对 SLE 中医病因病机的认识更加深入，辨证分型更加丰富多样，治疗方法的选择上更加注重结合患者实际情况，灵活用药。如胡荫奇认为，SLE 属于"痹病""蝴蝶疮""阴阳毒"，认为本病病机为邪实正虚，将 SLE 分为六型辨证论治，包括气营两燔、阴虚内热、瘀热痹阻、气阴两虚、脾虚肝郁、脾肾阳虚。黄传兵认为，SLE 以先天不足、脾肾亏虚为本，邪毒蕴结为标，并提出 SLE 病情进展分为初、中、后期，并分别对应三种证型，包括热毒炽盛证、气阴两虚证、脾肾亏虚证。冯宪章认为，SLE 的病因为先天禀赋不足、七情内伤和六淫侵袭，将其分为四种证型，包括热毒炽盛、阴虚火旺、脾肾两虚、气滞血瘀，提出清热解毒、凉血消斑、滋阴补肾、活血化瘀、健脾补肾、利水消肿等治法。呼永河认为，SLE 的发病属于本虚标实，肾阴亏虚为本，热毒炽盛、瘀阻脉络为标，病位在周身血脉，并提出了分期论治的方法，早期以滋阴清热为主，佐以活血；中期以凉血通络为主，清热养阴为辅；缓解期以滋补肝肾为主，辅以养阴清热。黄世林认为，SLE 属于"温毒红斑"，病因为温毒，病机为正虚邪实，治疗原则为清温解毒，益肾健脾，并根据疾病进展的不同阶段，自拟清温解毒方、清温益肾方等取得了良好的临床疗效。

施光其认为，SLE 属于"阴阳毒"范畴，并根据病情的轻重，分为气、水、血三个层次，气分病以面部蝶形红斑为主要临床表现，水分病以下肢指凹性水肿为主症，血分病以进行性消瘦为主症。温成平认为，SLE 属于"日晒疮"，热毒炽盛为 SLE 急性活动期的主要证型，以清热解毒为治疗大法。刘维等从阴阳毒的角度治疗 SLE，认为毒邪是 SLE 的病因和病理关键，并以升麻鳖甲汤为底方，随证加减治疗，取得了不错的临床疗效。范永升将 SLE 分为热毒炽盛证、阴虚内热证、瘀毒阻络证，治疗原则为解毒祛瘀滋阴，临床总结为清热解毒、凉血祛瘀、透疹消斑、祛风通络、温阳利水、健脾护胃法。张鸣鹤认为，治疗 SLE 应从"以益气阴，调气血，活血化瘀通络治其本；清热解毒，补肝肾，养心安神治其标"的原则出发。陶筱娟认为 SLE 应分期论治，活动期为热毒炽盛、气营两燔或阴虚内热；缓解期为肺肾两虚，可夹脉络瘀阻及湿毒之邪。苏晓通过长期临床研究发现，阴虚内热证约占 SLE 中医证候的 70%，方用竹叶石膏汤。还有医家从六经辨证角度出发，如黄煌运用小柴胡汤合当归芍药散及其加味方治疗 SLE，取得了不错的临床疗效。大部分现代医家认为，SLE 的病机为本虚标实，涉及的证型包括气营两燔、阴虚内热、瘀热痹阻、气阴两虚、脾虚肝郁、脾肾阳虚等，治疗上多采用分期与分阶段的方法，扶正与祛邪相结合的方法，包括清热、凉血、补益、祛瘀等，显示了现代临床医家不断从前人中汲取经验，学习现代医学的研究成果，结合临床实践，不断丰富着对 SLE 病因病机、辨证分型、治则治法等方面的认识，在临床用药选择、药物使用剂量、药物配伍上不断走向成熟。

三、PRS 饮食注意

（一）适宜食物

主食及豆类选择小米、高粱米、赤小豆、玉米面、大米等。

肉类选择鲤鱼、鲫鱼、黄鱼、青鱼、黑鱼、银鱼、乌鱼、猪肉、猪肾、鸡肉、鸭肉等；胆固醇高者应以补充鱼类优质蛋白为主。

蔬菜选择冬瓜、黄瓜、胡萝卜、荠菜、生菜、青椒、西葫芦、茄子、白菜、菜花、莴笋、卷心菜、番茄、丝瓜、茄子、空心菜、马兰头、山药、莲藕、草菇、紫菜、荸荠等。

水果选择西瓜、甜瓜、葡萄、柑、橘、猕猴桃、草莓、菠萝、橄榄、李子、苹果等。

（二）饮食禁忌

忌辛辣刺激性食物，如辣椒、胡椒、芥末、咖喱等。多食味精会引起口渴而欲饮水，故味精亦应少用。

肾炎患者因肾功能不良，不能及时排出氮元素。氮元素作为机体代谢废物之一，在肾功能减弱的情况下，应减少含氮物质的摄入。忌食食物主要有咸菜、咸蛋、酱菜、腐乳、馒头（加苏打或碱）、海鱼、公鸡肉、猪头肉、鹅肉、菠菜、辣椒、胡椒、芥末、咖喱等。

限制食盐忌食咸菜、酱、豉、腌制制品。

蛋白质中含大量嘌呤碱，会加重肾脏中间代谢的负担，故不宜食用，如黄豆、绿豆、蚕豆、豆浆、豆腐、豆芽等。

忌含有高嘌呤食物如猪头肉、沙丁鱼、鸡汤、牛肉汤、芹菜、菠菜、羊肉、狗肉、雀肉、兔肉、油腻之品花生等。

忌食草酸钙高的蔬菜如竹笋、韭菜、茭白等。

禁食高磷食物如蛋黄、鱼卵、脑等。

（三）参考食谱

早餐：大米、面粉、白糖、肉松。如米粥、包子、肉松。

加餐：苹果。

午餐：大米、冬瓜、猪肉。如米饭、肉末冬瓜。

加餐：酸奶。

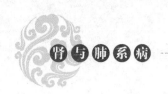

晚餐：大米、茄子、西红柿、糖。如烧茄子、西红柿拌糖、米饭。

第九节　肺肾交互疾病

近年来，有人提出急性呼吸窘迫综合征（ARDS）、急性肾损伤（AKI）并存并相互影响的状态称为肺肾交互，其发病机制复杂，关于肺肾交互病理生理的临床研究逐渐增多，但目前临床尚缺乏有效的药物治疗。目前，对肺肾交互疾病，现代医学主要通过呼吸支持治疗、稳定循环功能、加强液体管理、营养支持及原发病治疗，甚至采用体外膜氧合技术、连续性肾脏替代治疗等先进的治疗方法，但其发病率、病死率及预后未见明显改善。早在古代中医学中，就有肺肾交互的相关文献，文献中记载了肺肾交互的生理与病理关系，并对疾病的诊断与中医药治疗进行了阐述。多项研究表明，中医药治疗肺肾交互危重症效果显著，采取中西医结合的治疗方法可降低危重症患者的病死率，并可改善长期预后。因此，基于中医基础理论去认识肺肾交互，加用中医药干预肺肾交互的治疗，或可降低其病死率并改善长期预后。

一、现代医学对肺肾交互的认识

（一）肺肾交互的发病机制

关于肺肾交互的发病机制，当前观点认为，ARDS 患者出现 AKI 主要有以下几点原因：炎症反应、细胞结构破坏、缺血再灌注损伤和机械通气等。脓毒症、创伤、急性重症胰腺炎、休克等各种损伤因素引起的炎症反应是导致 ARDS 的重要机制，炎症因子通过受损的肺泡上皮细胞－内皮细胞屏障进入血液循环到达肾脏；炎症细胞因子可以通过与肾细胞表面的特异性受体相结合，启动细胞内信号传导途径而引起炎症级联反应，导致肾损伤。肾小管上皮细胞与肺泡上皮细胞在生理上存在许多共性，缺氧可引起肺泡上皮细胞损伤而产生大量液体渗出到肺间质，同时肾小管上皮细胞变性、坏死，肾小管基底膜破裂，肾小管液渗入肾间质引起水肿，导致肾小管堵塞。ARDS 表现为进行性低氧血症，常合并高碳酸血症，二者均可引起血管收缩；其次，为改善氧合而进行的机械通气可导致回心

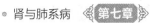

血量不足，促进炎症因子进入血液循环，并激活神经体液系统，引起去甲肾上腺素、加压素等缩血管物质的释放，导致肾脏血流量锐减。在以上各种因素作用下，ARDS 导致了 AKI 的发生。反过来，若发生 AKI，细胞因子、化学因子、氧化应激、尿毒症毒素、白细胞介素等媒介将作用于机体，导致液体负荷加重、肺泡细胞凋亡、钠离子及水通道功能失调、血管通透性增加，损及肺脏，导致 ARDS。

（二）肺肾交互的现代医学治疗

1. 机械通气

急性肺损伤（ALI）患者应用呼吸机时推荐使用较低的潮气量，即使有明显的高碳酸血症，平台压也应当有限制。事实上，一定程度的高碳酸血症性酸中毒对于肺组织可能有独立的保护作用。尽管临床医师常难以接受维持动脉血 pH 值小于 7.25，但是低潮气量肺保护性通气策略引起的呼吸性酸中毒不需要积极纠正。研究显示，ARDS 患者低潮气量（4~8 mL/kg）与传统的高潮气量（12 mL/kg）的机械通气相比，可使患者的病死率明显降低（40%），使患者更早脱机，更重要的是可以减少患者肺外脏器或系统性功能损伤的发生。这可能是因为低潮气量可以减少炎症介质（如 IL-6、IL-8）在血浆和气道里的释放，减少远处脏器的功能损伤，最终降低患者的病死率。应注意的是，应当避免快速输注碳酸氢钠纠正呼吸性酸中毒，因为碳酸氢钠可以转换为 CO_2，进一步加重呼吸性酸中毒。此外，在急性或慢性肾损害的患者中应当慎用三羟基甲基氨基甲烷。这是一种惰性碱，经肾脏清除，肾损害时可能造成药物蓄积。

2. 容量维持

目前在 ALI/ARDS 患者中，液体控制策略对 AKI 的影响（尤其是对于肾脏的恢复）还不清楚，透析对这类患者液体控制的作用尚不肯定。ARDS 网络工作组的一项前瞻性随机临床试验（水分与导管治疗试验）发现，限制进水组表现为血肌酐、尿素氮和碳酸氢盐水平显著增高，但肾衰竭发生率或第六十天时的透析率无显著增加。对于这个结果我们需要谨慎考虑，因为研究中限制进水者中需要透析的患者比例比自由进水者小，而且该研究中并没有记录患者开始透析的原因，两组患者的透析指征可能并不相同（如自由进水组透析的指征是容量过负荷、低氧血症，而限制进水组是氮质血症），可能对研究结果也会造成一定的偏差。一项研究发现，体液负平衡可以降低肺毛细血管静水压，减少肺泡液，从而改善肺的氧合作用和顺应性，缩短机械通气时间和 ICU 住院时间。因此，维持容量平衡

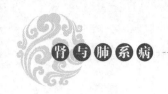

仍被认为是在这类患者中应当努力达到的治疗目标之一。此外，在 ALI/ARDS 相关的 AKI 患者中常常存在低蛋白血症和低血浆胶体渗透压，这些都严重影响了患者的预后。因此，在容量控制的同时适当补充胶体，同时使用袢利尿剂可能更好地改善患者的预后。

3. 药物治疗

糖皮质激素因其具有提高机体应激、抗炎等作用被用于 ALI/ARDS 患者的治疗中，然而临床研究显示，静脉注射糖皮质激素对 ARDS 合并 AKI 患者无有益作用，相反，使用超过 14 天可能会增加患者的病死率。这可能与糖皮质激素促进 AKI 患者蛋白质的分解代谢以致氮质血症的发生，并导致 AKI 患者因代谢性酸中毒诱导的肌肉蛋白代谢的增加而出现尿毒症的早期并发症有关。

4. 肾脏替代治疗

ALI/ARDS 患者一旦出现急性或慢性肾衰竭，并有代谢性酸中毒，应当考虑早期应用肾脏替代治疗来预防严重的混合性酸中毒引起的并发症，包括心律失常和血流动力学的不稳定。

二、中医对肺肾交互的认识

（一）肺肾的生理关系

《内经》中即认为肺和肾在经络上相互联系，《灵枢·经脉》曰"肺手太阴之脉，起于中焦，下络大肠，还循胃口，上膈属肺。从肺系，横出腋下，下循臑内""肾足少阴之脉……其直者，从肾上贯肝膈，入肺中，循喉咙，挟舌本。其支者，从肺出，络心，注胸中"。这种结构上的联系，为二者功能上密切相关奠定了物质基础。中医脏象学说认为，肺为水之上源，肾为主水之脏，肺主呼吸，肾主纳气，肺属金，肾属水，金水互生。肺金与肾水之间相互影响、相互依赖的关系，主要体现在气的生成与转运和水液代谢方面。第一，在气的生成与转运方面，肺为上焦，乃华盖之府，主气、司呼吸，通过肺主呼吸的功能，吸入体外之清气，呼出体内代谢后之浊气，保障机体与外界气体的不断交换，以维持人体的正常生理活动。通过肺主肃降的功能，吸入之清气得以下降至肾，通过肾的蒸腾气化功能将气再上输于肺，通过肺之宣发功能将之输布于全身。肾主纳气，主要体现在肾对吸入之清气的封藏气化作用，维持肺呼吸的深度。诚如《医学入门》所言："肾纳气收血化精，为封藏之本。"又有《类证治裁·喘证》论述"肺为气之主，肾为气之根，肺主出气，肾主纳气，阴阳相交，呼吸乃和"，由此看来，肺和肾二者配合，在气的代谢方面发挥至关重要的作用，维持人体的正常气化功能。第二，在水液代谢方面，肺主通调水道，肾主水，肺、肾二脏相互依托，共同完成水液代谢。肾主水液，升清泌浊，通过肾阳的蒸腾气化作用，升水液之清者至肺，通过肺的宣发作用，将其布散濡养全身，同时通过肺的肃降功能，泌水液之浊者至肾。肾与膀胱相表里，主小便；肺在体合皮，其华在毛，为水之上源，二者分别通过小便与汗液共同完成水液的排泄。第三，在物质相互资生方面，肺主气，即肺将自然界吸入的清气与脾胃化生的水谷精气合而为宗气，为精气的产生提供物质基础。肾主藏精，精气充足，方可使先天之精不损，后天之精充盛，使肾有所藏。金水相生，肺肾阴阳互资，金为水之母，肺阴充足，下输于肾，肾阴充盈；肾阴为诸阴之本，肾阴充盛，上资于肺，肺阴充足；气为阳，肺气旺则可助生肾之阳气；肾阳为诸阳之根，资助肺阳，共同温暖肺阴及肺津，推动津液输布而使痰饮不生、咳喘不作。综上所述，肺肾在物质上相互资生，在功能上相互影响。

（二）肺肾交互的病理关系

肺肾交互，从五行关系上来说，母病及子，子病及母，肺病累肾，肾病及肺。肺金与肾水在生理上联系紧密，在病理病机上也相互影响，主要表现为呼吸功能障碍及水液代谢紊乱。肺肾交互，多为虚证，肖光华认为肺肾两虚是 ARDS 转归的病理关键。肺脏之病，或虚或实，病久多致肺气亏虚抑或肺阴不足，肾无实证，肾阴不足、肾阳亏虚均可致病。肺气亏虚，宣降失调，宣则不能使阳守于外，降又不能下引肾阳，久可致肾阳消散，命火式微，母病及子。肾阳亏虚，蒸腾气化失司，肺气温化不足，是为子病及母。肺燥阴虚，肺津不能下养肾阴，金不生水，母病及子，肾阴匮乏，肾津不能上滋肺阴，而致肺阴不足，或致虚火灼肺。总之，肺阴肺气不足、肾阴肾阳亏虚互为因果，肺阴肺气不足则难司呼吸、肾阴肾阳亏虚则难主纳气，终致呼吸功能不全，出现气促、咳嗽咳痰，肾主水液失常，肺宣降之水道不通则致水液代谢失调，出现水肿、少尿甚至无尿，水液积于肺则可闻及双肺湿啰音。

（三）肺肾交互的中医治疗

肺肾交互属于中医的"喘证""水肿"范畴，基于肺肾交互的中医生理病理病机，肺肾交互总的治则为肺肾同治，扶正祛邪。《类证治裁·喘证》云："肺为

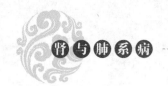

气之主，肾为气之根，肺主出气，肾主纳气，阴阳相交，呼吸乃和，若出纳升降失常，斯喘作焉。"《素问·水热穴论》云："其本在肾，其末在肺，皆积水也。"均从病理关系上论证了肺肾同治的可行性和重要性。所谓肺肾同治，即四诊合参，对肺气肺阴不足、肾阴肾阳亏虚辨证施治，补肾益肺。在补肺气时，应佐以补肾阳之品，肾阳蒸腾气化进而温肺化气，不致因肾虚而子盗母气；补肾阳时，据肺肾同源，亦应补肺气以助生肾阳，使金能生水。金水相生，肺阴亏虚，除予以滋阴润肺之方，应同时滋养肾阴，肾阴足则水能生金，并使肾阴不受损；肾阴不足，无论是否子病及母，均应辅以润肺之品，使金能生水。ARDS、AKI 均属急症，多有六邪因素存在，虚实夹杂，以虚为主，故而在补益肺肾的同时，兼顾予以祛邪之品。

三、肺肾交互的现代医学机制研究

研究表明，AKI 引起远离器官损伤的主要机制是炎症和凋亡，尤其是炎症瀑布级联反应的启动。肾缺血再灌注损伤可诱导产生大量炎症因子和趋化因子，并进入血液循环，使系统性的免疫、炎症平衡状态被破坏，最终导致肺血管的肺泡上皮细胞和内皮细胞功能障碍和结构损伤，最终引起肺水肿。国内的研究也表明肾缺血再灌注损伤可以诱发 ALI，全身和肺组织局部的炎症因子表达明显升高可能参与了肾缺血再灌注损伤相关的肺损伤。上述研究证实急性 AKI 时肾和肺之间存在交互关系，二者之间的关键联系点是水液的代谢障碍——"水肿"。中医学认为，肾脏损伤影响肾主水的气化功能，子病及母，肺的宣发、肃降及通调水道功能失调，引起呼吸困难，这是"子病及母"。而此时肺通调水道的功能受损，水液代谢障碍导致肺水肿的发生，肺通调水道功能的障碍进一步影响肾主水的功能，这是"母病及子"，二者形成恶性循环，逐渐加重病情。

水通道蛋白（AQP）是一种位于细胞膜上的蛋白质（内在膜蛋白），在细胞膜上组成"孔道"，可控制水在细胞的进出。肾小管上皮细胞的 AQP 在水的重吸收方面扮演重要的角色，主要是调节体内外液体的平衡，而肺泡内皮细胞 AQP 在肺组织的水液调节上起到关键作用，防止肺水肿的发生。在各种疾病状态下，AQP 的表达会发生什么改变？国内的学者检测了肺气虚大鼠模型肺、肾组织 AQP1 的表达，发现肺组织的 AQP1 蛋白表达下降，而肾组织的 AQP1 蛋白表达却增多，二者呈相反趋势。肾缺血再灌注损伤时肾小管 AQP1 表达减少，不仅影响 AKI 时尿量的改变，而且有可能对肾小管有保护作用。而 ALI 出现肺水肿时，肺组织 AQP1 的表达同样减少。从以上的研究可以推测，AQP1 可能是肺肾交互的物质基础之一。但 AQP1 减少的机制是什么？有研究发现，脓毒血症时血液和肺组织的炎症因子 IL-1β、TNF-α 水平增多，而 IL-1β、TNF-α 等可以下调肺组织 AQP1 的表达。而最近的研究发现，肾缺血再灌注损伤后血清和肺泡灌洗液的 IL-1β、TNF-α 水平升高，肾和肺组织 AQP1 蛋白表达均下调，而肺组织 AQP1 的表达在再灌注后 72 小时表达最低，这与肺水肿的高峰相一致，提示 AQP1 的低表达与肺水肿相关。因此，肾和肺组织 AQP1 表达变化可能是 IL-1β 和 TNF-α 抑制的结果，在水液代谢过程中，肺"宣发、肃降"的物质基础可能与 IL-1β 和 TNF-α 等有关。有学者将肺肾主持水液代谢的物质基础总结如下：通过肺通气活动影响抗利尿激素的释放和分泌而调节尿量；通气深度压力的改变不但可以通过自主神经系统，而且还可以通过心肺 - 肾反射来影响肾素 - 血管紧张素 - 醛固酮系统（RAAS）的活动，从而调节肾脏的泌尿功能等。

总之，中医"肺肾交互"理论揭示了肺与肾的母子关系，因此在 AKI 诱导 ALI 过程中，中医"肺肾交互"理论的物质基础可能是 AQP1 和炎症介质。但 AQP1 和炎症介质上游的信号机制是什么，这些信号机制是否为"肺肾交互"的物质基础，尚需进一步研究。

四、结语

总之，研究提示 ALI/ARDS 患者是发生 AKI 的高危人样，病死率极高。ALI/ARDS 相关的 AKI 的发生机制较为复杂，肺与肾之间存在着相互作用。目前的治疗手段较为局限。及时诊断、及早治疗对改善患者的预后可能有帮助，积极探索敏感性高、特异性好的生物学标志物将是今后研究的方向。

第十节　尿毒症肺炎

慢性肾功能衰竭最常见的肺部并发症为尿毒症肺炎，狭义的尿毒症肺炎是指尿毒症时，胸部 X 线片呈现以肺门为中心向两侧放射的对称性蝶翼状阴影，病变主要是肺水肿表现；广义的尿毒症肺炎是指尿毒症时呼吸系统出现的病理生理改变和临床表现，包括肺水肿、肺钙化、胸膜炎、肺梗死、肺纤维化和肺动脉高压等，典型症状为咳嗽、咳痰、痰中带血、呼吸困难，夜间尚能平卧，活动后气促。患者不分男女均可患病。治疗尿毒症肺炎，其本在于治疗尿毒症。目前临床上主要以应用抗生素、血液透析、腹膜透析、肾移植等手段对尿毒症患者进行治疗。多项研究表明，服用中药可以大大缓解尿毒症患者的临床症状，改善其生活质量，延缓病情的发展。因此，采用中西医结合的方法治疗尿毒症或可降低其病死率并改善长期预后。

一、现代医学对尿毒症肺炎的认识

（一）尿毒症肺炎的病因

肺在全身器官中处于相当重要的地位，一方面肺直接与外部环境相通，与外界环境相联系。所以，肺既受外界致病因素的侵袭，又受内部环境变化的影响，全身各系统疾病，均可导致呼吸系统的改变。慢性肾功能衰竭时，许多感染、毒素、免疫等因素均可以对肺部产生不良影响。这些因素包括细菌、真菌、病毒等对肺部的直接作用即感染，同时可能对肺脏产生间接作用，如水钠潴留所致的肺水肿，即尿毒症肺炎。慢性肾功能衰竭时因水钠潴留引起的肺水肿，能直接造成肺功能损害，另外，慢性肾衰竭时体内各种毒素可直接造成肺损伤，损害肾脏的病理过程同样可引起肺脏的改变，如硬皮病、韦格纳肉芽肿病、结节病和肺出血肾炎综合征等。近年来，据国外学者报道，引起尿毒症的常见病因依次为糖尿病肾病、高血压肾病、肾小球肾炎、多囊肾等，而患有糖尿病肾病及高血压肾病的大多数为老年人，这些患者多合并有冠心病，故更易发生尿毒症肺炎即尿毒症肺水肿。而多囊肾患者一般要 60 岁左右才出现临床症状，故此类患者也多为老年人。

1. 肺泡－毛细血管通透性增加

（1）小分子物质　包括尿素、胍类物质和胺类。尿素是体液内含量最大的一种代谢物质，慢性肾功能衰竭的中晚期，尿素的血清浓度渐升高，临床常见的尿毒症症状如头痛、乏力、恶心、呕吐、嗜睡、出血倾向等都与尿素有关，还可弥漫性损伤肺泡－毛细血管膜，使其通透性增加，尿素在体内存在的时间愈长其毒性愈大。胍类物质是某些氨基酸及肌酐的代谢产物，正常人每天从尿中排出 10 g 左右，尿毒症患者随血清肌酐水平的上升，血清中胍类物质也呈平行上升，胍类物质的作用与尿素相似。胺类包括脂肪族胺、芳香族胺和多胺，脂肪族胺和芳香族胺都可抑制某些酶的活性，影响代谢。多胺可促进红细胞溶解，抑制促红细胞生成素的生成，抑制 Na^+–K^+–ATP 酶和 Mg^{2+}–ATP 酶的活性，增加微循环的通透性，促进尿毒症肺炎的形成。

（2）中分子物质　包括结构正常但浓度增高的激素、高浓度的正常代谢产物、细胞或细菌的裂解产物。高浓度中分子物质可引起周围神经病变、红细胞生成抑制、各种抗体生成抑制、细胞免疫功能降低，其中的甲状旁腺激素对肺泡 – 毛细血管膜弥漫性损伤最为明显，还可影响心肌功能和心肌细胞代谢。

（3）免疫因素　由于肾小球基底膜和肺毛细血管基膜具有相同的抗原决定簇，故引起尿毒症的病因如慢性肾小球肾炎、肾病综合征等均可损害肺毛细血管基膜，使其通透性发生改变。

2. 容量负荷增加

结扎输尿管产生急性肾功能衰竭的动物模型出现肺部病变，证明其发生机制取决于水分过多。尿毒症患者尿少、尿闭致容量负荷增加，是最主要病理生理改变，是形成肺水肿的重要原因之一。

3. 血浆胶体渗透压降低

大量蛋白尿、营养不良、合并贫血等使血浆胶体渗透压下降，致液体渗出到间质，引起间质水肿。调节跨肺毛细血管液体流动是按 Starling 公式进行的，即净水流动决定于跨膜的净水压差（△P）、跨膜胶体渗透压差（△π），以及膜滤过系数相互作用。正常时在△P 和△π 之间保持一定的平衡，这主要由淋巴系统调节。原发性肺水肿发生于膜滤过系数的改变，膜的液体漏出增加超过淋巴系统引流，出现肺组织间隙液体积聚。继发性肺水肿因△π 或△P 的改变，导致肺毛细血管内液体进入肺间质。患者不一定表现有全身体液容量过多，但可有心腔内压和肺动脉楔压升高。

4. 左心功能不全

尿毒症时，心肌功能阻碍，左心功能不全导致肺毛细血管楔压升高，引起肺水肿和肺顺应性下降。在尿毒症晚期，胸部 X 线片的心血管异常与尿素氮、肌酐并不一定相关，说明肺水肿形成是综合因素所致。

5. 氧自由基、黏附分子和细胞因子的影响

尿毒症时，由于残存肾单位减少，肌酐代谢和易感染等因素使氧自由基产生增多，患者全身抗氧化能力明显下降，不能迅速有效清除这些超氧阴离子，导致

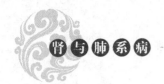

在清除异物同时，加剧组织损伤。其中，次氯酸加速肌酐代谢，所形成的代谢产物极易穿入细胞内发生细胞毒性作用而损伤组织。肺对次氯酸具有高敏感性，在中性粒细胞所致的肺组织损伤中起主要作用。血液透析时由于使用生物不相容膜，激活补体，致白细胞聚集于肺微循环，释放各种溶酶体酶，造成肺部损害。还有研究证明，白细胞聚集于肺微循环与其表面黏附分子表达增加和白细胞活性增加有关。

6. 呼吸肌障碍

尿毒症时因营养不良、活性维生素 D_3 缺乏、甲状旁腺功能亢进、营养不良等因素，导致肌无力和废用，胸壁顺应性改变，影响了肺功能，表现为最大吸气压、最大呼气压和跨膈压均下降。

7. 其他因素

临床上对水分摄入管理不当，代谢性酸中毒和电解质紊乱，也极易造成肺水肿。

（二）尿毒症肺炎的病理生理

尿毒症肺炎的病理表现为弥漫性的橡胶样改变，或称为硬性水肿，同时伴有肺重量增加，镜下改变为典型的肺水肿，肺泡毛细血管扩张、淤血、肺泡膜增厚、肺泡隔水肿、肺泡内含有丰富蛋白的纤维样渗出液，呈胶冻样，易凝固。严重时有出血性和纤维素性肺水肿，肺泡壁细胞脱落，可见巨噬细胞及单核细胞浸润，有时可出现透明膜形成。反复发生的尿毒症肺水肿造成肺间质纤维化和肺泡内含铁血黄素沉着。约 20% 伴有纤维蛋白性胸膜炎。尿毒症肺水肿不同于其他的肺水肿，一般认为其发生与血尿素氮及血肌酐的水平升高相关。尿毒症患者的血液中存在着尿毒症毒素，为一种小分子胍类物质，这种物质可导致肺泡毛细血管通透性增加，导致含蛋白的液体外溢至肺泡和肺间质，发生肺水肿。水钠潴留是引起尿毒症肺水肿的另外一个原因。另外，老年尿毒症患者多伴有左心功能衰竭，其在尿毒症肺水肿的发生发展过程中也起着重要的作用。血浆胶体渗透压降低，如大量蛋白尿、营养不良、贫血，导致液体渗出到间质，引起肺间质水肿。体内自由基增多，而患者全身抗氧化能力下降，不能迅速有效地消除这些超氧阴离子，导致在清除异物的同时加剧组织损伤。

（三）尿毒症肺炎的诊断及检查

1. 症状

尿毒症肺炎的典型症状为咳嗽、咳痰、痰中带血、呼吸困难，夜间尚能平卧，活动后气促。而早期尿毒症肺炎患者症状不明显，具有尿毒症引起的全身症状。某些患者症状不典型，肺水肿已非常明显，但呼吸困难及咳嗽、咳痰的症状却很轻，所以易被忽略。如发展为肺间质纤维化，则可有明显的呼吸困难，约半数患者可并发胸腔积液，多为纤维素性渗出液，少数为血性。

2. 体征

早期尿毒症肺炎患者可无明显体征，晚期可出现典型体征，呼吸急促、口唇发绀、双肺可闻及湿啰音，少数患者可闻及干啰音。

临床上对于已明确诊断为慢性肾功能衰竭的患者，如在病程中出现了咳嗽、咳痰、痰中带血或咯血、呼吸困难等症状，肺底部出现湿啰音及胸腔积液体征时，如能排除其他因素（肺炎、肺出血肾炎综合征、心源性肺水肿等），应考虑尿毒症肺炎的可能性。

3. 实验室检查

可出现慢性肾功能衰竭的所有实验室检查表现，如晚期并发肺间质纤维化，血气分析可出现低氧血症及代谢性酸中毒表现，病原学检查常为阴性，胸腔积液常规检查为渗出液。

4. 其他辅助检查

（1）影像学

①肺部的影像特点

A. 形态多样　可呈蝶翼状、粟粒状、孤立或弥漫小片状，单发或多发大片状，团块状或多发结节状等各种阴影，典型的蝶翼状少见，占4%～10%，肺纹理增多、粗乱最常见，占71%。

B. 密度不等　密度可淡可浓，可均匀或多种影像混杂。

C. 位置不定　可居于两侧或一侧肺部，两侧全肺或两肺中下野，亦可见于一侧全肺或某一肺叶肺段。总体来看，右肺多于左肺，中内带多于外带，中下肺叶多于上肺叶，右肺下叶极易受侵犯。

D. 变化较快　经血液透析、强心、利尿等治疗后，随着肾、心功能的改善，肺部阴影短时间内可明显吸收或完全消散。

②肺部的影像分型

A. 肺淤血型　临床最常见，约占60%，表现为肺纹理增强，肺门影增大、模

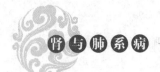

糊，中下肺野呈毛玻璃样改变。

B.肺间质水肿型　肺门周围的支气管和血管断面外径增粗，边缘模糊，称为"袖口征"，约13%出现K线，B线占7%，A线2%～3%。

C.肺泡水肿型　两下肺出现广泛小片状或大片状影，密度不高，连续且模糊，弥漫性点片状阴影及融合为大片阴影，典型者即蝶翼状。此型占临床19%左右。

D.肺间质纤维化型　肺野内多数条索状及网状阴影，约占临床21%。

E.心脏增大　肺泡和间质水肿型多见心脏扩大和心力衰竭，心胸比＞0.5者占61%。

F.胸膜炎　少量或中等积液，一般只肋膈角变钝，临床占31%。

G.其他　可出现胸腔积液，心包积液，胸膜增厚，肺钙化等征象。

（2）肺功能测定　肺活量降低，弥散功能下降出现最早且一直存在，限制性通气改变占51%以上。

尿毒症患者早期即有肺功能异常，其中47%的患者出现肺功能异常时胸部X片尚正常，可见肺功能检查对早期发现尿毒症患者的肺部侵犯有一定意义。肺活量和用力呼气肺活量及第一秒用力呼气量（FEV_1）均低于正常预计值。尿毒症患者肺通气功能、弥散功能和大小气道通气功能均有下降，表现为第一秒用力呼气量占用力肺活量百分率（FEV_1%）、50%和25%肺活量最大呼气流量（V25、V50）均下降，一氧化碳弥散量下降。

上述肺功能指标的下降与血浆尿素氮浓度升高呈负相关。其中一氧化碳弥散功能改变最为重要，在尿毒症早期即下降，肺泡膜的水肿，继发的肺间质纤维化，使肺泡毛细血管面积减少，贫血时肺毛细血管的血红蛋白减少，均是弥散功能下降的病理基础。随着病情加重，混合性通气功能障碍逐渐明显。

（3）血液检查　白细胞总数及中性粒细胞比值不升高，痰培养无病原菌。

（4）动脉血气分析　为低氧血症和代谢性酸中毒。早、中期$PaCO_2$下降或正常，当$PaCO_2$明显升高时，提示病情危重。

（5）磁共振成像　磁共振成像现已被广泛应用于临床，可发现对这类患者的亚临床性肺水肿更具有特异性和敏感性。

（四）尿毒症肺炎的鉴别诊断

1.心源性肺水肿

一部分学者认为，左心衰竭是尿毒症肺炎的重要致病因素，尿毒症时影响心功能的因素颇多，很少有孤立的尿毒症肺水肿，在 X 线下也不能区分尿毒症肺水肿和心源性肺水肿。另有部分学者则认为二者还是有一定的区别。

心源性肺水肿患者有冠心病、心肌病等病史，典型者有胸闷、气急、心前区疼痛、咳粉红色泡沫样痰、痰多、不能平卧，早期有卧位时咳嗽史、端坐呼吸史。发绀明显，双肺听诊可闻及广泛的干、湿啰音。心电图有和原发病相关的特殊改变。胸部 X 线片早期是间质性肺水肿，继之是肺血样改变，肺淤血主要表现为上肺的血管怒张和血管边缘模糊。强心、利尿治疗有明显效果。

尿毒症肺水肿患者即使肺水肿较重，但咳嗽、咳痰等症状仍很轻；除因代谢性酸中毒可致深大呼吸外，气急亦轻，仍能平卧。咯血者少见，很少有粉红色泡沫样痰。40% 患者的胸部 X 线片无心血管异常表现。病理的基本病变是纤维素性渗出，其肺淤血改变是全肺的血管扩张。抗感染治疗、强心和利尿治疗均无效，而透析治疗效果好。

2. 肺部感染

慢性肾功能衰竭患者多伴有免疫功能降低，再加上贫血、代谢性酸中毒等使机体防御因子障碍，容易受到各种感染，肺部的病毒、细菌感染首当其冲。有发热，咳嗽加重，咳脓性痰，气急加重。肺部听诊可闻及干、湿啰音。血常规检查发现白细胞总数升高，中性粒细胞比例升高。C 反应蛋白测定值明显升高。痰培养可获得阳性结果，根据药敏试验抗感染治疗效果明显。

3. 肺结核

尿毒症合并肺结核患者约有 20%，尿毒症晚期接受透析后 2～3 个月是结核病的好发期。因免疫功能低下，可以无午后低热，也可有对一般抗生素无效的高热。盗汗、食欲下降、消瘦等症状往往被原发病症状掩盖，结核菌素试验常呈假阴性。血沉明显加快，可达 100 mm/h，痰涂片或培养可查到结核杆菌，阳性率在 20%～30%。痰结核菌聚合酶链反应检出阳性率可明显提高。胸部 X 线片可能无典型结核表现，CT 检查有一定意义。试验性抗结核治疗有效。

4. 肺出血肾炎综合征

肺出血肾炎综合征晚期进入尿毒症阶段已无鉴别意义，早中期则有其特点。本病好发于 16 岁以下男性；间断性反复咯血，咯血量不等；痰中可查见含铁血黄素巨噬细胞；肺功能呈限制性通气功能障碍；弥散功能减退；$PaCO_2$ 降低，说明通气过度；胸部 X 线片见两肺弥漫性颗粒或结节状阴影，阴影可呈游走性，肺尖

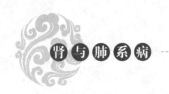
部清晰；血液检查抗 GBM 抗体阳性。

（五）尿毒症肺炎的治疗措施

1. 常规治疗

主要治疗原发病，改善肾功能，氧疗。合并肺部感染时可选用敏感而无肾毒性的抗生素，一般应用青霉素族抗生素。合并心力衰竭时可给予半量或 1/3 量的洋地黄制剂或血管扩张剂如酚妥拉明，用法为 5% 葡萄糖 250 mL 加酚妥拉明 10 mg，每日 1 次，静脉滴注。择优方案为血液透析治疗，可迅速获得疗效。

2. 康复治疗

慢性肾功能衰竭患者常常病程长，病情反复发作，易产生紧张、焦虑、悲观、抑郁等情绪，使病情迅速加剧，因此家属要注意和患者沟通，消除其紧张情绪。住院患者要注意与医护人员配合，以利于病情的恢复。应树立战胜疾病的信心，勇敢地面对疾病，发挥主观能动性，住院期间应积极向医生了解病情，了解疾病的性质、病理过程，配合医生做特殊检查如肾穿刺活检等，还可以阅读有关肾病的书籍，了解有关防护调养的知识，以达到最佳的治疗效果。老年人由于老年性动脉硬化等诸多方面的原因，调节功能减退，同时肾脏血流量减少，肌酐清除率可降至正常人的一半，对药物的代谢和排泄能力减退，药物半衰期延长，容易发生药物蓄积中毒，故在用药方面应遵医嘱，并仔细阅读说明书，禁用对肾脏有损害的药物。

慢性肾功能衰竭的早期治疗，对延缓病情发展、改善患者预后有重要意义。对于中晚期慢性肾功能衰竭患者来说，饮食和药物治疗也可使其症状缓解，透析时间推迟。在应用非透析治疗时，需以营养疗法为基础，配合应用延缓慢性肾功能衰竭的药物，对氮质血症明显的患者，可加用肠道导泻或口服吸附疗法。慢性肾功能衰竭患者，特别是尿毒症肺炎患者，应以休息为主，其运动是在休息基础上进行的，不宜做剧烈运动。

3. 血液透析

充分透析可除去多余的水分和尿毒素，使症状缓解，是目前尿毒症肺炎临床最基本、最重要的治疗手段。透析后通气功能的恢复早于弥散功能的恢复，尤其是小气道通气功能恢复快，这可能与小气道水肿易缓解而肺泡水肿消退较慢有关。国内报道肺功能各项指标在血液透析 2 个月后明显改善。

4. 腹膜透析

尿毒症患者一般应少用这种透析方式，因为腹透液植入大于 3 L 时会使膈肌抬高，造成肺下叶塌陷、肺不张、肺炎、胸腔积液等肺部并发症，直接影响肺功能，特别是弥散功能下降最明显。如在认真控制腹透液量和腹内压情况下，透析 3 个月，肺功能也有明显改善。

5. 肾移植

肾移植的历史近 40 年，现已成为治疗尿毒症的重要手段。肾移植后对心肺功能恢复的有利因素有：排尿功能恢复有利于机体内环境稳定和心肺功能改善；贫血改善，红细胞计数上升，携氧能力恢复；原有高血压恢复正常；纠正了钙磷代谢紊乱。肾移植后对心肺功能恢复的不利因素有：大剂量激素和免疫抑制剂的应用易诱发肺部感染；肺功能中的一氧化碳弥散功能在移植后难以恢复，最可能的解释是，在移植之前，由于反复肺水肿发作，已经进展为肺纤维化，这种纤维化还可进一步使移植者的残气量下降。

6. 其他治疗

其他如抗病毒治疗、抗感染治疗；加强营养，低蛋白、低磷饮食，补充足够的必需氨基酸和维生素，防治贫血；限制水、钠的摄入，应用强心剂、利尿剂、血管扩张剂等，减轻心脏负荷，改善肺水肿症状；针对咳嗽、咳痰、呼吸困难等症状治疗。

（六）尿毒症肺炎的并发症

胸腔积液和肺水肿及呼吸困难是尿毒症肺炎的常见并发症，由于肾脏排泄及代谢功能下降、尿毒症毒素毒性作用及肾脏内分泌功能障碍等因素，会造成代谢性酸中毒、电解质紊乱和水钠潴留，肾脏的排泄能力下降，容易导致蛋白质从尿中大量丢失，使机体处于一种高分解的状态，就会产生负氮平衡，进而引发低蛋白血症，此时血管内的渗透压会降低，水分就容易渗出至组织间隙，形成胸腔积液。尿毒症引起肺水肿后，肺的病理生理改变，影响到肺的顺应性，使肺的弥散功能下降，气体交换效率下降，氧合作用减弱，从而出现呼吸困难的症状。

除了胸腔积液、肺水肿及呼吸困难外，心血管疾病也常常伴随尿毒症肺炎发生。近年来，死于尿毒症肺炎本身原因的患者明显减少，而因心血管疾病死亡者日渐增多，最常见的是心力衰竭。累及心脏的病因较多，除了传统的危险因素外，还有慢性肾脏疾病相关的危险因素。已证实患者存在多种导致心血管疾病的危险

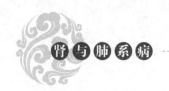

因素，包括高血压、糖尿病、高脂血症等见于一般人群的传统危险因素和贫血、容量负荷过度所致的血流动力学障碍，以及低白蛋白血症、高同型半胱氨酸血症、氧化应激、炎症状态、二价离子紊乱等与尿毒症有关的代谢紊乱。

（七）尿毒症肺炎预后及预防

1. 预后

老年人尿毒症肺炎有合并疾病者，大多预后不良。

2. 预防

尿毒症肺炎的预防应该首先做好尿毒症的预防，临床预防的对象是健康人群和无症状患者。首先，对于患有糖尿病、高血压、多囊肾、系统性红斑狼疮、尿路梗阻的患者应采取一级及二级预防措施，对这些患者进行健康咨询，即对个人进行劝告，改变其行为及生活方式，降低危险因素，阻止疾病的发生发展。

对高危人群进行健康普查，定期复查尿常规及肾功能，早期发现疾病。消除慢性肾功能衰竭恶化危险因素如感染、心力衰竭、脱水或治疗不当。坚持对慢性肾功能衰竭的病因进行治疗，如慢性肾炎、狼疮性肾炎、紫癜性肾炎、IgA 肾病、高血压肾病、糖尿病肾病等都需要坚持长期治疗。对于慢性肾功能衰竭患者要进行营养疗法，宜食用高效价的蛋白质，如鸡蛋、牛奶、鱼肉、瘦肉等，少食用植物蛋白（如豆制品），保证足够的热量，并补充维生素 C 及维生素 B。禁用或慎用对肾功能有损害的药物。如发现尿量减少、水肿加重、夜尿增多等，应及时到医院就诊。对于已确诊为尿毒症的患者出现呼吸困难、咳嗽、不能平卧、痰中带血，考虑合并尿毒症肺水肿，应立即到医院诊治，以免延误病情。

（八）尿毒症肺炎的饮食

1. 适宜食物

在氮质血症期和尿毒症期的患者主要应以低蛋白饮食为主，且蛋白质要以含有人体必需氨基酸的动物蛋白为主，如牛奶、蛋类、鱼、瘦肉等。每天蛋白质摄入量为 20 g。尿毒症患者血钙常常偏低，可多吃一些含钙量高的食物，如鱼、虾、肉等。多吃新鲜蔬菜，如冬瓜、黄瓜、番茄、藕、白菜、萝卜、包心菜、红苋菜、金针菇、银耳、平菇、南瓜、菜瓜、丝瓜等。每天摄入少量水果，如苹果、梨、桃子、西瓜、红枣等。

2. 饮食禁忌

尿毒症肺炎患者尿量减少时不宜食用含钾较高的食物，如海带、蘑菇、扁豆、香蕉、橘子、菠菜等。面筋制品，如面筋、面肠、烤麸等。豆类及豆类制品为尿毒症患者禁忌食物，如黄豆、毛豆、绿豆、红豆、豌豆、豆腐、豆干、豆浆等。干果类及蜜饯，如瓜子、花生、核桃、腰果、栗子、葡萄干、桃子干、杏子干、柿子干等。奶类，如两杯以上的牛奶。蔬菜类，如海带、紫菜、泡菜、腌菜、咸菜等。加盐或腌熏的肉类，如咸鱼、熏肉、腊肉、板鸭、火腿、香肠、咸蛋、皮蛋、沙丁鱼罐头、内脏、脑等。海鲜类，如虾、蛤、蚌、牡蛎、蟹等。主食类，如咸面包、咸饼干等。油脂类，如牛油、加盐的油、玛琪琳。糖，如黑糖、黄砂糖。调味品，如允许量之外的食盐、酱油、豆瓣酱、甜辣酱、咖喱粉、沙茶酱、味精等。

二、中医对尿毒症肺炎的认识

中医认为，肺和肾关系密切，肺主呼气，肾主纳气；肺主宣发肃降，通调水道，为水之上源；肾为水脏，主气化。肺与肾是人体水液代谢的重要脏器，共同维持人体水液代谢的正常运行。现有记载的大量临床研究表明，慢性肾功能衰竭时主要病位在肾，所影响的主要生理功能是人体的气化功能，即水液代谢和分清别浊的功能。虽然气化功能由肾所主，但其他脏腑都参与人体的气化功能，特别是脾的运化、升清，肺的宣发、肃降、通调水道的功能是气化功能的重要组成部分，所以在病程中常常影响其他脏腑，脾和肺所受影响最重也最早。可见慢性肾功能衰竭时出现呼吸系统的并发症是必然的，也是理所当然的。从中医五行学说角度，肺属金，肾属水，金生水，肺为肾之母，肾为肺之子，子病及母。从这个角度来看，慢性肾功能衰竭出现呼吸系统并发症也是有据可依的。

治疗尿毒症肺炎，其重点在于治疗尿毒症。中医自古便对尿毒症有着深刻的认识，虽无此病名但"虚劳""关格"等都在此范畴。《诸病源候论·大便诸病》有言"关格者，大小便不通也。大便不通，谓之内关；小便不通，谓之外格，二便俱不通，为关格也。由阴阳气不和，荣卫不通故也"，提示关格是由人体阴阳不调、三焦气机不畅而致的二便不通之象。另在《金匮要略·血痹虚劳病脉证并治》中所述虚劳诸症"主渴及亡血，卒喘悸""短气里急，小便不利，面色白……兼衄，少腹满""阴寒精自出，酸削不能行""悸，衄，腹中痛……四肢酸痛，手足烦热，咽干口燥""虚劳腰痛，少腹拘急，小便不利者""五劳虚极羸瘦，腹满不能饮食……肌肤甲错，两目黯黑"，与尿毒症主症和并发症基本一致。因而虚

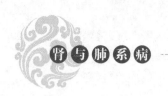

劳病机久病劳倦，耗损精气对尿毒症辨证治疗亦有重要指导意义。故通常情况下，治宜通腑行气、补脾益肾使其阴阳调和，选用补脾益肾、活血泄浊的中药内服为主，常用温胆汤、大黄附子汤等加减，运用理气通腑、温阳散寒之法扶正祛邪。

三、尿毒症肺炎相关疾病的中医学治疗

长期慢性肾病导致脏腑亏虚，致尿毒潴留，宜补益脾肾、祛湿邪，以扶正祛邪。而有相关研究表明，透析联合中医对尿毒症患者进行治疗，能更有效地排出患者机体内的毒素，延缓患者病情的进展，也能增强患者对治疗的依从性及信心，通过服用中药或进行其他中医方面的治疗，可极大缓解尿毒症患者的症状，也可通过中医治疗来增强患者机体的免疫功能，两种治疗方法可互为补充，达到最佳治疗效果。透析联合中医排毒疗法治疗，予以中药汤剂口服、中药灌肠、中药药浴及中药外敷，可通过多种途径促进患者机体排毒，不仅可以延缓患者的病情进展，还可以为患者减轻经济负担，改善生活质量。

（一）早中期治疗

在进入尿毒症之前，对呼吸系统的影响主要表现为肺活量降低，限制性通气障碍和氧弥散能力下降。其临床表现有短气，乏力，自汗，易感冒，甚至呼多吸少。其病机为肺肾气虚，卫外不固，肾不纳气。治疗可在辨证治疗慢性肾衰竭的基础上，兼以益肺固表，或补肾纳气。方如玉屏风散，有肾不纳气表现加用黑锡丹或蛤蚧散等。有研究认为，慢性肾病患者常规服用玉屏风散，可提高机体免疫功能，预防感冒和感染，改善肾脏病损和肾功能。

（二）尿毒症肺治疗

尿毒症肺是指尿毒症时胸部X线片上呈现以肺门为中心向两侧放射的对称性蝴蝶状阴影。病理上主要以肺水肿为主，肺泡上有富含纤维蛋白的透明质膜形成。主要是由慢性肾衰竭时体液过多、低蛋白血症、充血性心功能不全和尿毒症毒素潴留引起的，特别是一些尿毒症毒素可明显引起肺毛细血管通透性增加。一般多见于尿毒症晚期。其临床表现为胸胁支满，咳嗽气喘，甚则不能平卧，小便不利，口渴不欲饮，水入易吐，有时呕吐清水痰涎，舌暗淡，苔滑，脉弦滑。其病机为水气犯肺。治宜宣肺泻水。方用葶苈大枣泻肺汤合苓桂术甘汤加味。

（三）尿毒症性胸膜炎治疗

心功能不全伴体液潴留，尿毒症毒素使胸膜毛细血管通透性增加，尿毒症时

血小板功能障碍，血液透析时使用肝素等，可使患者并发胸膜炎、胸腔积液。因血小板功能障碍和肝素的使用，可使胸腔内出血而形成血性胸水。胸腔积液可为单侧或双侧。临床表现常见胸痛，部分患者有发热，胸水增多则出现胸闷憋气、呼吸困难等水凌心肺的症状。如果以胸痛为主者，治宜宽胸理气，通络止痛，方如四逆散加桔梗、郁金、延胡索、瓜蒌皮、丝瓜络、丹参、红花等；如果有发热者，可用小柴胡汤加减治疗；如果胸水增多，出现水凌心肺的表现，则宜泻肺行水，方用葶苈大枣泻肺汤加减。

（四）肺部感染治疗

慢性肾功能衰竭多伴有免疫功能低下，再加之贫血、营养不良、代谢性酸中毒等使机体防御机制障碍，可出现各种感染，尤其是糖尿病、胶原病、高龄和使用皮质激素的患者更易发生感染，其中肺部感染最为常见，也是导致死亡的重要原因。其临床表现为咳嗽，发热，胸痛，咳痰黄稠，口干口苦，舌红，苔黄腻，脉滑数或弦滑。其病机为痰热阻肺。治宜清肺化痰。方用加味杏仁滑石汤，药用杏仁、滑石、黄芩、黄连、半夏、陈皮、厚朴、郁金、全瓜蒌、通草、川贝母。

（五）肺钙化治疗

肺钙化是继发性甲状旁腺功能亢进引起的转移性钙化的肺部表现，病理上可见肺泡间隔钙质沉着，肺组织变硬，重量增加，肺泡间隔增宽进而纤维化。钙化亦可见于支气管壁和小动脉壁，致肺的弥散能力降低，换气障碍及肺活量下降。临床上主要表现为干咳，气短，口燥咽干，形体消瘦，腰膝酸软，五心烦热，头晕耳鸣，舌红少苔，脉沉细。其病机为肺肾气阴两虚。治宜益气养阴，双补肺肾。方用参芪麦味地黄汤加味，药用西洋参、炙黄芪、生地黄、山药、山茱萸、牡丹皮、茯苓、泽泻、麦冬、五味子、沙参、百合、川贝母、胡桃肉、蛤蚧粉等。

四、结语

尿毒症肺炎是否是一个独立的疾病，参考尿毒症肺炎认识的历程，目前大多数观点认为其是由多种机制共同作用的结果，常见于炎症活跃的肾脏疾病，或与尿毒症继发凝血功能激活有关。新的研究也表明肺－肾之间的串联机制会造成肺泡损伤，一些患者可能服用了免疫抑制剂，这也是肺功能障碍的另一个原因，另外，免疫功能低下常常叠加肺部感染的发生。有人也提出，尿毒症肺炎更多与败血症和 AKI 继发的损伤性肺水肿有关，这可能会最终向 ARDS 和多器官功能衰竭

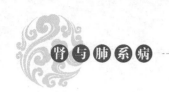

演变。尿毒症肺炎可表现为多种形式，需结合相关检验结果，影像学资料及治疗反应等方面加以综合判断。尿毒症肺炎具有一定欺骗性，区分尿毒症肺炎与肺部感染等疾病意义重大，因为治疗方式截然不同，尿毒症肺炎需要强化透析治疗，而肺部感染则是以抗感染为主。目前，肺水肿主要可分为静水压性（心源性或压力增高性）肺水肿或毛细血管通透性增加性（非心源性）肺水肿，同时，也可以是通透性水肿合并弥漫性肺泡损伤，形成 ARDS。既往的病理更多提示与 ARDS 相关，目前单纯依靠影像学表现未能准确判断是哪一种类型，必须依靠病理或组织学（肺泡灌洗液），或一些间接的生理标准（低氧血症等）来进一步判断。区分尿毒症肺水肿的类型有助于指导临床治疗，对于正在接受透析利尿等治疗手段，而肺部表现仍倾向于缓慢而不完全地消失，甚至留下纤维化的患者，除了静水压因素外，我们需更多考虑主要为弥漫性肺泡损伤因素参与其中。

第十一节　肾与放射性肺损伤

放射性肺损伤（radiation-induced lung injury，RILI）是胸部恶性肿瘤放射治疗（简称放疗）后常见的并发症，主要表现为放射性肺炎（radiation pneumonitis，RP）和放射性肺间质纤维化（PF），临床症状为轻微或严重的呼吸困难、干咳，有时会出现短暂的低热、咳血，严重者可能会出现呼吸衰竭。目前 RILI 的机制尚不十分明确，现代医学的治疗方法常以大量的肾上腺皮质激素连续使用数周，并辅予抗生素、支气管扩张剂等。必要时可予以对症治疗，效果都不显著。由于 RILI 发病机制不明确，暂无治疗方案，因此关键在于预防。中医学认为，放射线是一种热毒杀伤物质，热毒灼阴，津枯肺燥，母病及子导致肾阴损伤。因此"治咳必须论虚，壮肾同时滋源"，从肺肾"金水相生"的角度防治肺癌放疗后 RILI 可以取得较好疗效。

一、现代医学对 RILI 的认识

（一）病因

RILI 是胸部肿瘤经放射治疗后引起的常见且较为严重的不良反应，包括早期的 RP 和后期的 PF，目前现代医学尚无法有效方法防治 RILI，限制了胸部肿瘤放疗剂量，从而影响了肿瘤控制率及放疗后患者的生存质量。如何尽量减少 RILI 是临床亟待解决的问题。目前 RILI 的机制尚不十分明确，但大多数学者普遍认为 RILI 是由放射线所致，肺泡上皮细胞、血管内皮细胞、巨噬细胞和成纤维细胞等肺内效应细胞参与，转化生长因子、白细胞介素、血小板源性生长因子等介导的炎症和纤维化过程。由于 RILI 发病机制不明确，暂无治疗方案，主要工作以防治为主。

（二）临床表现

有患胸部恶性肿瘤接受放疗的病史及相关的呼吸道症状。症状一般可在放疗开始后 4~16 周出现，多数在放疗结束后 2~4 周内发生，少数在放疗结束半年内发生，主要表现为干咳、少痰、吞咽困难、胸闷、胸痛，严重者呼吸困难、低热、血白细胞正常，抗菌治疗无效。急性期接受照射的肺野闻及湿啰音，呼吸音粗糙。慢性期局部叩诊呈浊音。呼吸音低或闻及细湿啰音。

（三）相关检查

1. 早期的 RP

放疗早期致肺部充血及渗出改变，在放射的相应部位出现纹理增多和小片状影，边缘较模糊，严重时逐渐融合。

2. 后期的 PF

放射区域出现 RILI，部分经治疗吸收，但部分患者后期出现明显的纤维化，呈现放射区肺纹理粗乱、密集，纤维收缩，牵拉邻近组织移位，如纵隔和气管向病侧移位，横膈上拉，肋间隙变窄，肺容积缩小等。健康区域代偿性肺气肿。

3. 其他改变

在纵隔区放射致放射性纵隔炎，表现为纵隔增宽，边缘不清，有时与肺内的放射区互相融合；大面积放疗可致胸膜肥厚、粘连，或少量胸腔积液，叶间裂增宽等；广泛纤维化导致动脉高压，肺门增大和右心受累的征象。

（四）鉴别诊断

RILI 和感染性肺炎的鉴别：RILI 和感染性肺炎很难鉴别。对肺放射治疗患者，出现发热和肺部浸润性改变，有 75%~90% 患者属于感染性肺炎，但是有相当一部分接受胸部放射治疗的肿瘤患者例外，RILI 就是这部分例外患者最突出的例子。因此，医生在给患者进行临床检查时，首先应对患者的痰涂片做革兰氏染色和病原菌培养。如果革兰氏染色和痰培养提示有细菌感染，应立即做抗生素药敏试验。

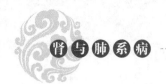

在药敏结果出来前，给予经验性抗生素治疗，抗生素的使用应覆盖军团菌、支原体、衣原体、链球菌和流感嗜血杆菌等。其次，支气管镜检查可以较快得到肺部浸润性病灶的性质，包括支气管肺泡灌洗、刷检和经支气管肺活检，了解气管、支气管病变情况和获取标本。对于症状严重、肺浸润灶播散迅速、其他检查无法确诊者才考虑开胸肺活检。

（五）现代医学治疗

近年来，用于治疗 RILI 的药物不断增加，类固醇、氨磷汀、番茄红素等治疗方式都有其各自的独到之处。然而，包括肺移植在内的多种治疗方式，都有明显的并发症和不良反应，难以广泛应用。因此确诊 RILI 后，一般情况下调整或停止放疗，对症治疗，如吸氧、止咳、平喘，可疑有肺内继发感染时给予抗生素治疗。急性期，症状严重，呼吸困难者给予肾上腺皮质激素治疗，初用剂量 30 ~ 40 mg/d，当症状明显缓解时逐渐减量，直至停用。

（六）其他防治手段

随着现代医疗的飞速发展，用来防治 RILI 的手段也越加丰富，纳米药物治疗、3–3' 二吲哚甲烷和脐带间充质干细胞等在防治 RILI 方面有较为显著的效果，但其不良反应和用药剂量依旧有待深入研究。

二、中医学对 RILI 的认识

（一）RILI 辨证论治

中医古籍中并无对 RILI 的记载，但"咳嗽""喘证"在临床表现上与其极为相似，同时该病病理性质属一种弥漫性间质性肺疾病，可从属为"肺痿""肺痹"范畴，治疗以"益气补阴润肺"为主。其病机为肺热血瘀，气阴两伤，宣肃失司。放射线属"火热毒邪"，侵袭肺脏，灼伤肺阴，致肺热津伤。热邪与痰浊相搏结，阻滞肺络，日久耗伤正气，致气阴两虚。气虚不能运血，血行停滞，致瘀血内生。因此，RILI 以肺阴亏损为本，痰、热、瘀为标。中医学根据 RILI 不同时期的临床表现，将其分为急性期、迁延期和肺纤维化期。急性期病机为痰热内阻，肺气上逆，治以清热化痰、宣肺平喘；迁延期病机为阴虚内热，治以滋阴润肺、益气养阴；肺纤维化期病机以肺肾气阴两虚为主，兼有血瘀，治以补肺益肾、益气活血、祛瘀通络。

（二）中医治疗

1. 急性期——清热化痰，宣肺平喘

急性期一般出现在放疗 1 个月左右，患者多有咳嗽、咯痰黄稠、发热、胸痛、舌红苔黄腻、脉滑数等痰热壅肺表现。治以清热化痰，益肺平喘。方用千金苇茎汤、麻杏石甘汤等加减。

（1）千金苇茎汤 《灵枢·痈疽》言："热胜则腐肉，肉腐则为脓。"放射线为热毒之邪，热毒伤肺而成痈。千金苇茎汤原方用于治疗肺痈，症见咳嗽、吐黄稠痰、发热、舌红苔黄腻、脉弦数或滑数等。现代医家将其加减用于 RP 也有很好的疗效。丁雪委等将千金苇茎汤用于 RP 的早期治疗，有效率可达 68.75%，明显高于单用地塞米松的疗效。刘晴发现千金苇茎汤加味联合西药可有效缓解 RP 患者的肺纤维化，改善临床症状，且安全性较高，值得临床推广。孙宏新等通过临床观察发现千金苇茎汤可有效治疗恶性肿瘤放射治疗所致 RP，有效率为66.7%，高于对照组西药对症治疗 43.8% 的有效率。朱纪彬采取随机对照试验证实千金苇茎汤与氨溴索、激素联合应用对于急性 RP 疗效显著，安全性较高，临床操作性较强，具有极高的应用价值。

（2）麻杏石甘汤 麻杏石甘汤首见于《伤寒论》，以清、宣、降三法并用，功用清热解毒、宣肺平喘。彭仁通发现加味麻杏石甘汤配合抗生素、激素治疗 RP，有效率为 93.33%。林胜友等将 81 例患者随机分为单纯激素抗生素组（对照组）41 例，麻杏石甘汤联合激素、抗生素组（治疗组）40 例，发现后者能有效降低患者的血清 IL-6、TGF-β 水平，同时减轻肺组织的损伤，延缓 RF 的发生。王珏等发现加味麻杏石甘汤对放疗中和放疗后血浆 TGF-β1 的过度表达有明显的抑制作用，可以有效预防和治疗 RILI。周晓娜等临床研究发现加味麻杏石甘汤可以抑制血浆 TGF-β1 的生成，减轻 RILI 的发生率及严重程度，显著提高患者生活质量。

2. 迁延期——滋阴润肺，益气养阴

迁延期发生在照射停止后 2~3 个月。患者多以气阴两亏症状为主，可见干咳少痰、痰黏难咳、口燥咽干、气短喘促、舌红少苔、脉细数等。治以滋阴润肺，益气养阴。方用麦门冬汤、沙参麦冬汤、清燥救肺汤、百合固金汤等加减治疗。

（1）麦门冬汤 《金匮要略》言："火逆上气，咽喉不利，止逆下气者，麦门冬汤主之。"麦冬长于益胃生津，又能清肺润肺，清润相合，肺胃同治。人参、大枣、粳米、甘草与麦冬相伍，温而不燥，以补益脾胃之气。脾胃为后天之本，气

血化生之源，且为肺金之母，滋补胃津可以上输于肺以润肺燥，取培土生金之意。增入辛燥的半夏，一方面能温散宣通，开胃行津，另一方面又可减轻麦冬滋腻之性，使其补而不滞，且在大量麦冬的制约下，半夏温燥之性被抑而降逆之功犹存，既降肺胃之逆气，又不致燥伤阴津。二药润燥并用，相反相成，共奏清养肺胃，降逆下气之功。宋建平等发现麦门冬汤可以抑制 TNF-α 的过度表达，从而减轻早期 PF 的病理变化。刘珺等采用前瞻性随机对照设计，选取 60 例接受根治性放疗的晚期胸部肿瘤患者，对照组单纯放疗，治疗组在放疗基础上加用麦门冬汤。结果显示，应用麦门冬汤的患者放疗结束后血浆中的 TGF-β1 水平明显低于单纯放疗患者，且 RILI 的发生率明显下降，可以指导临床应用。

（2）沙参麦冬汤　沙参麦冬汤见于吴鞠通《温病条辨》，主治"燥伤肺胃阴分，或热或咳者"。该方由麦门冬汤演变而来，延续了甘寒养阴之法，适用于燥伤肺胃阴分、津液亏损导致的干咳少痰、痰少而黏、咽干口渴。现代药理组方研究提出，本方可以增强机体免疫、抑制气道高敏性、止咳化痰，从而有效缓解 RILI 患者的临床症状。李守山等证实沙参麦冬汤与激素、抗生素联合治疗 RP 疗效显著且无明显不良反应。马珺等将沙参麦冬汤应用于胸部肿瘤放疗患者，发现对比单纯放疗，联用沙参麦冬汤后 RP 和 PF 的发生率明显下降，显著提高患者生活质量，同时还能减轻Ⅲ～Ⅳ度骨髓抑制的发生，且未出现中药相关不良反应，值得临床推广应用。

（3）清燥救肺汤　清燥救肺汤源于《医门法律》，原方记载其主治温燥伤肺、气阴两伤之证。其症见干咳少痰、咽喉干燥、胸满胁痛、气逆而喘，与 RILI 的症状极为相似。吴金平应用清燥救肺汤治疗 RILI 的总有效率可达 96.7%。朱新瑜等采取回顾性研究，结果表明该方能够改善患者放疗后的肺气阴亏虚，可减轻肺泡血管内皮细胞损伤，减少肺部炎症渗出，有效改善患者肺功能，有效预防 RILI 且无明显不良反应。奚蕾等采取随机对照试验观察到清燥救肺汤能抑制放射治疗后血浆 TNF-α 和 ET 的过度表达，降低放射治疗后弥散功能的恶化，可以用于 RILI 的预防。

（4）百合固金汤　百合固金汤为润肺养阴的名方，方中的北沙参、生地黄、石斛、天花粉、百合等，均可起到滋阴润肺、祛除痰瘀的效果；川贝母可化痰祛湿，助痰液排出。药理学研究表明，该方具有显著的抗菌、消炎、镇咳祛痰、加速氧自由基清除、促进免疫功能等多种作用。张育荣等将百合固金汤应用于非小细胞肺癌放疗患者，发现该方可明显降低 RP 发生率。赵玉芬临床试验结果显示，放疗联合百合固金汤，不仅可提高肿瘤的治疗效果，还能显著减少 RP 的发生。

3. 肺纤维化期——补肺益肾，益气活血，祛瘀通络

肺纤维化开始于照射 6 个月后并逐渐加重，1 年达到最严重的程度。此时咳嗽症状渐轻，胸闷气促症状明显，甚则动则加重，唇舌紫暗，脉涩。若久病肺脏以气阴虚为主，重在治肺，兼以化瘀，可选用生脉散，配合水蛭、地龙、郁金、当归、红花等活血通络药物。若以痰瘀阻肺为主的患者，治宜化痰逐瘀，方用血府逐瘀汤加减治疗。

（1）生脉散　生脉散首见于《千金要方》，是养阴益气固脱的经典名方。现今临床较多应用的生脉注射液就是由生脉散中三药进行有机结合，通过科学技术提取精制而成。其有效成分具有扩张血管、增加血流量、改善微循环、耐缺氧、抗炎、促进组织再修复、提高机体免疫功能等功效，且人参、麦冬具有不同程度的抗氧化和清除自由基的作用，从而减少射线造成的过氧化损伤，减少成纤维细胞的增生，可以有效防治肺纤维化的发生。近年来，许多临床研究证实生脉注射液应用于胸部肿瘤放疗患者，可有效降低 RP 与肺纤维化的发生率。徐惠等以生脉注射液联合地塞米松治疗 RILI 患者 30 例，其中显效 12 例，有效 15 例，无效 3 例，总有效率为 90%，证实生脉注射液能明显改善 RILI 患者临床症状，同时减轻激素用量，降低激素不良反应，显著提高患者生存质量。

（2）血府逐瘀汤　血府逐瘀汤出自清代王清任《医林改错》一书，为活血化瘀之要方。适用于病理学表现为肺间质和肺泡壁毛细血管的充血、出血、渗出，后期肺泡壁增厚，肺泡腔变小，符合瘀血阻滞病机特点的 RP 患者。张洪峰等发现血府逐瘀胶囊可以使患者血浆中 TGF-β1、TNF-α 水平降低，从而在一定程度上改善患者临床症状，降低 RILI 的发生率。李晶等将 50 例 RP 患者随机分为口服加味血府逐瘀汤组（治疗组）和口服泼尼松组（对照组），通过临床观察，治疗组的有效率为 86.7%，肺纤维化的发生率仅为 26.7%，均优于对照组，提示加味血府逐瘀汤对 RP 有良好的治疗作用，且预防肺纤维化的同时无明显不良反应，可广泛应用于临床。

三、从肾论治 RILI

以往的中医认为 RILI 的病机为热毒伤阴，肺燥血瘀，预防以清热凉血。然另

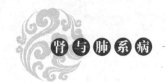

有观念认为其外因为放射线所伤，内因为正气不足。中医学认为正气存内，邪不可干。肺肾阴津互相滋养，肾阴为一身阴液之根本。肿瘤患者大多体虚，正气不足，肾阴亏虚，阴津不能上承滋肺，加之热毒灼肺，肺失清润。肺肾阴亏为本，肺失肃降为标。所以采用金水相生法以滋补肺肾，活血通络，预防 RILI。方药以六味地黄丸加润肺活血之品。六味地黄丸，出自宋代著名医家钱乙在《小儿药证直诀》中的一首方剂，曾有人把它誉为"直补真阴之圣药"，其中药物有熟地黄、山萸肉、山药、牡丹皮、茯苓、泽泻。三补三泻，补中有泻，以补为主，补而不腻，泻不伤正。再加用沙参、麦冬、石斛、玉竹以润肺，赤芍、地龙、丹参以活血，诸药合用，共奏滋补肾阴、活血通络之功效，以防治 RILI。六味地黄丸正为该类病症所设，方中熟地黄滋肾阴、益精髓，山茱萸酸温滋肾益肝，山药滋肾补脾，共成肾、肝、脾三阴并补而又重在补肾阴。再加上泽泻降浊，牡丹皮泻肝火，茯苓渗脾湿，诸药合用，滋阴而不生腻。并根据辨证灵活与其他方药配伍，扶正固本，兼祛邪排毒，攻补兼施。常收到相辅相成，相得益彰的效果。

现代医学认为，熟地黄能提高机体免疫功能，抑制肿瘤生长，增加人体白细胞及血小板数量，能使接受放疗患者的血小板伤害减轻，回升加快。茯苓、山茱萸可以减轻放疗所引起的骨髓抑制。临床证明，六味地黄丸对骨髓造血功能有良好的保护作用，可以促进骨髓造血干细胞的分化，从而有效防止放疗引起的外周血白细胞降低。同时，六味地黄丸能增加机体免疫功能，还具有抗疲劳、抗缺氧的作用，可能与其促进肾上腺皮质功能有关。

四、结语

近年来，广大学者们对 RILI 发生机制展开了一系列深入研究，在病机和临床治疗方面均有了较大突破。除传统的糖皮质激素、抗生素、支气管扩张剂外，3-3'二吲哚甲烷和脐带间充质干细胞等也被发现具有防治 RILI 的作用。但现代医学对 RILI 的诊断治疗还不尽完善，新发现的药物用量和不良反应尚不明确。与此同时，中医药在防治 RILI 上取得了显著成果，相比西药，应用中医药的不良反应更少、耐药率更低，且不易产生药物依赖，具有明确的临床治疗效果。且可以根据不同患者病情的轻重缓急辨证论治，对目前 RILI 的临床治疗有着重要的价值，值得广大学者们进一步深入研究。

第十二节　肺与肾疾病相关

慢性肾衰竭患者通常会出现呼吸衰竭和高碳酸血症等呼吸功能障碍；血液透析者呼吸道感染的发病率和死亡率均高于普通人群；肾移植后肺部并发症发病率升高，成为肾移植术后死亡的主要原因；急性肺损伤和机械通气对肾功能造成一定影响；某些肾性疾病影响全身水液代谢，导致水肿……这些均说明了肺与肾系疾病具有强相关性，也进一步证实了肺肾相关理论。

一、慢性肾衰竭患者呼吸功能障碍的意义

通过呼吸消除 CO_2 是一种强大而迅速的机制，可调节血液和整个人体的酸碱状态。肺脏每天清除的碳酸超过 10 000 mEq，而肾脏每天清除的固定酸不到 100 mEq。通过调节（增加）肺泡通气，也能够维持正常的血液 pH 值。

通常，可以在碳酸氢盐水平低的患者中观察到过度换气和低碳酸血症。在这种患者的临床评估中应考虑到这一点，因为这种状态可能会引起对肺部疾病的怀疑。代偿性换气过度通常与 PO_2 的水平有关，PO_2 的水平趋于正常上限。尽管换气过度，但低水平的 PO_2（低氧血症）应导致伴随呼吸问题的假说。

患有晚期囊性纤维化的患者通常会出现呼吸衰竭和高碳酸血症，可能已经改变了电解质的运输和营养不良。这种情况可能会导致代谢性碱中毒，因此可能导致高碳酸血症，尤其是在急性加重期间。慢性肾功能衰竭患者经常使用的药物，如利尿剂，会影响酸碱平衡。

二、血液透析中的呼吸道感染

慢性肾脏疾病和终末期肾脏疾病会增加细菌感染，特别是尿路感染、肺炎和败血症的风险。该风险部分归因于透析通路设备，但需要肾脏替代治疗的患者也容易受到非通路相关感染的影响。在这些患者中，许多还患有糖尿病，服用免疫抑制剂并长期保留尿毒症毒素。因此，应特别注意这些感染的诊断和治疗。选择合适的抗生素类别和剂量至关重要，如果可能，则应在残留肾功能的患者中避免使用肾毒性药物。

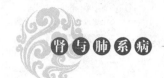

在进行血液透析的受试者中，肺炎是造成严重感染的第二大原因。它们是最常见的社区获得性肺炎，主要由肺炎链球菌和季节性流感引起。血液透析患者对肺炎的治疗与普通人群的治疗没有区别，但是死亡率高出 14~16 倍。在这些特定受试者中可获得抗链球菌肺炎的多糖疫苗。但是，经过 6 个月以上的观察研究表明，与一般人群相比，血液透析患者的抗体效价下降更快。通常建议对所有终末期肾病患者进行疫苗接种，并于 5 年后再次接种。

流行性感冒影响了总人口的 10%~20%，大流行爆发时达到了 50%。即使血液透析患者对流感疫苗的免疫反应可能降低，但仍可提供足够的保护，应每年进行 1 次。第二剂季节性流感疫苗对血液透析患者没有益处。

终末期肾病患者也极有可能被最后一种强毒的 H1N1 甲型流感病毒感染。疑似病例应在 48 小时内开始治疗，甚至在确定 H1N1 甲型流感毒株之前。每次血液透析疗程后服用剂量为 30 mg 的神经酰胺酶抑制剂奥司他韦是治疗的选择。但是，它的使用应仅限于具有高度诊断怀疑性的受试者，以避免出现之前的抗病毒药物（如金刚烷胺）所产生的耐药性。

结核是另一种呼吸道感染，在终末期肾病患者中呈特殊特征。后者患活动性结核的风险增加，也可能因来源不明或肺外定位而发热。因此，疾病控制中心建议所有血液透析患者均应接受结核菌素皮肤测试。在该人群中，由于细胞免疫缺陷引起的无反应性比例很高（30%~40%），从而导致皮肤过敏反应和结核菌素皮肤测试敏感性降低。因此，在血液透析患者中，如果皮肤硬结直径大于 5 mm，则认为结核菌素皮肤测试阳性。在结核菌素皮肤测试阳性的情况下，建议单独使用异烟肼或与利福平联合预防性治疗。在许多国家中，由于移植后激活的风险增加，该政策仅限于肾移植接受者。已经提出了其他诊断潜伏性结核的方法，如 INF-γ 释放测定法甚至血清学检查。

三、肾移植后肺部疾病的发生

肺部并发症是肾移植后发病和死亡的主要原因。它们的发生严重影响肾移植患者的预后，并与 20% 的移植失败发生率相关。最常见的并发症是肺炎，其次是肺外细菌性败血症导致的心源性肺水肿和急性肺损伤或急性呼吸窘迫综合征。肾移植后的非感染性并发症包括肺不张、肺血栓栓塞和移植后恶性肿瘤。

肺炎的高发病率和死亡率，以及与治疗感染所需的药物相关的频繁并发症，对肺炎的早期和准确诊断至关重要。

肾脏移植后第一个月的大多数感染是由医院细菌引起的。在移植后第二个月至第六个月之间，当免疫抑制达到最大水平时，患者极易发生机会性肺部感染。

在此期间，最常引起肺炎的病原体包括细菌、真菌和病毒。在接受慢性排斥反应或复发性急性排斥反应的患者中，机会感染的风险特别高，免疫抑制水平通常会降低到 6 个月以上，此时感染主要是由常见的社区获得性病原体引起的。

应当注意，几种免疫抑制剂已明确显示对肺脏有毒性。有几个报道表明，他克莫司和霉酚酸酯也可导致肺损伤。

四、急性肺损伤和机械通气对肾功能的影响

急性肺损伤（ALI）和急性肾损伤（AKL）是严重疾病中的常见并发症，与高发病率和高死亡率相关。

两种形式的终末期器官损伤通常发生在全身性炎症反应综合征，休克和发展中的多器官功能障碍的相似环境中。多器官功能障碍综合征患者的受损器官之间复杂的相互作用被称为"危重病的累加效应"。

呼吸系统并发症在 AKI 患者中很常见，包括肺水肿，需要机械通气的呼吸衰竭，机械通气时间延长及难以脱机。AKI 可能发生心源性肺水肿（源于容量超负荷）和非心源性肺水肿（源于由炎症和凋亡引起的内皮损伤）。

最近的数据表明，肾脏在 ALI 炎症介质的产生和消除中起着重要作用。另一方面，暴露于 ALI 的炎症环境和机械通气引起的损伤可能会加速 AKI 的发作。建议使用呼吸机诱发的肾损伤来描述这种现象。

人们认为，在正压机械通气期间，血流动力学和神经激素因素能够减少肾脏灌注和功能。脉压变异的血流动力学效应来自胸腔内压力的升高，这反过来又降低了静脉回到心脏的压力（前负荷），并可能导致心排血量下降。这可能会导致低血压和液体反应性休克，这在开始脉压变异的初始插管后阶段很常见。在脉压变异期间，胸腔内压力的增长与肾脏血浆流量、肾小球滤过率及尿量减少有关。

脉压变异的神经激素作用包括血管活性物质的产生，肾素－血管紧张素轴的激活，非渗透压血管升压素分泌的增加，心钠素释放的抑制，醛固酮产生的下游刺激。这些神经激素途径中的每一种都可能导致肾血流量减少和肾小球滤过率降低，体液潴留（盐和水）和少尿。

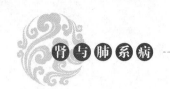

允许性高碳酸血症是一种普遍接受的机械通气策略，其中减少潮气量和肺泡通气以减少在治疗 ALI 时呼吸机诱发的肺损伤。通过多种机制，允许性高碳酸血症可能会有利地影响 ALI 的进程，相关的呼吸机相关肺损伤以及受损肺与其他器官之间的有害器官干扰，从而导致针对肾损伤发生有保护作用。

五、肾性水肿

肾性水肿的产生原因如下。大量蛋白尿导致血浆蛋白丢失，引起低蛋白血症、血浆胶体渗透压降低，影响了血管内外液体交换的平衡；肾小球及肾小管对水、钠的重吸收失衡引起体内外液体交换平衡失调，形成水钠潴留；肾小球滤过率下降；肾素－血管紧张素－醛固酮系统（RAAS）被激活，抗利尿激素分泌增多，导致水钠潴留。

肾病综合征肺水肿主要因肾脏大量丢失蛋白，导致血中白蛋白降低而引起。由于长期大量的蛋白尿，致使体内血浆白蛋白水平明显下降，从而导致血浆胶体渗透压下降，使血管内的水分渗出进入组织间隙，表现为严重的水肿，一部分甚至可以出现浆膜腔积液，如胸腔积液、腹腔积液及心包积液等。由于继发性的血容量减少和有效循环量的减少，可引起肾素－血管紧张素系统的激活，出现醛固酮和抗利尿激素分泌增多的情况，使肾小管和集合管对水钠的重吸收增加，加重了水钠潴留。建议根据肾脏疾病的情况进行治疗，必要时补充蛋白、透析等治疗。肾病综合征有大量蛋白尿、严重低蛋白血症、高脂血症和严重水肿几大特征。

王德山等研究发现，虽然影响全身水液代谢最重要的器官是肾脏，但肺组织可以通过调节醛固酮、心房利尿钠肽的释放，进而调控肾小管上皮细胞 ENac 和 rBSC1 的表达，影响着对水钠的重吸收，调节着尿量变化，从而调节水液代谢。此研究证实了肺肾共主体液代谢。研究发现，肾阳虚患者有明显的 β 受体减少及 cAMP 含量降低状态，而 cAMP/cGMP 比值下降会促使肥大细胞释放炎症介质、血小板活化释放活性因子，从而导致气道痉挛产生通气障碍。丛培玮等研究发现，大鼠肺气虚时，TNF-α 水平较高，通过血运影响肾组织 p38MAPK 的表达，使之增加，通过 NF-κBp65 信号途径转导使肾 AQP2 蛋白表达增强，从而影响了肾脏尿液生成过程和环节，导致全身水液代谢发生变化。

参考文献

［1］张霆，潘晓婵.金水相生法治疗放射性肺炎证治举隅［J］.新中医，2005，37（10）：87.

［2］王淑珍，王静.金水相生法防治放射性肺损伤 50 例临床观察［J］.江苏中医药，2010，42（4）：35.

［3］李红升，李宝生.非小细胞肺癌放射性肺损伤的研究进展［J］.中华肿瘤防治杂志，2007，14（18）：1437，1439.

［4］SANDERS J S，RUTGERS A，STEGEMAN C A，et al.Pulmonary：renal syndrome with a focus on anti-GBM disease［J］.Semin Respir Crit Care Med，2011，32（3）：328-334.

［5］CASIAN A，JAYNE D.Management of alveolar hemorrhage in lung vasculitides［J］.Semin Respir Crit Care Med，2011，32（3）：335-345.

［6］ETTER C，GASPERT A，REGENASS S，et al.Anti-hLAMP2-antibodies and dual positivity for anti-GBM and MPO-ANCA in a patient with relapsing pulmonary-renal syndrome［J］.BMC Nephrol，2011，12（1）：26.

［7］USUI K，OCHIAI T，MUTO R，et al.Diffuse pulmonary hemorrhage as a fatal complication of Schönlein-Henoch purpura［J］.J Dermatol，2007，34（10）：705-708.

［8］YADLA M，KRISHNAKISHORE C，REDDY S，et al.An unusual association of anti-GBM diseases and lupus nephritis presenting as pulmonary renal syndrome［J］.Saudi J Kidney Dis Transpl，2011，22（2）：349-351.

［9］NANIWA T，BANNO S，SUGIURA Y，et al.Pulmonary-renal syndrome in systemic sclerosis：a report of three cases and review of the literature［J］.Mod

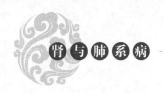

Rheumatol，2007，17（1）：37-44.

［10］BOSCH X，FONT J.The pulmonary-renal syndrome：a poorly understood clinicopathologic condition［J］.Lupus，1999，8（4）：258-262.

［11］赵明辉，章友康，刘玉春，等.抗中性粒细胞胞浆抗体相关小血管炎的临床表现［J］.肾脏病与透析肾移植杂志，1999，8（3）：210-212.

［12］梅洁卉，胡伟新，刘春蓓，等.抗中性粒细胞胞浆抗体相关血管炎肾损害的临床病理分析［J］.肾脏病与透析肾移植杂志，2007，16（2）：127-133.

［13］中华医学会呼吸病学分会肺癌学组，中华肺癌防治联盟专家组.肺结节诊治中国专家共识（2018 年版）［J］.中华结核和呼吸杂志，2018，41（10）：763-771.

［14］吴阶平医学基金会模拟医学部胸外科专委会.人工智能在肺结节诊治中的应用专家共识（2022 年版）［J］.中国肺癌杂志，2022，25（4）：219-225.

［15］谭可欣，郑佳彬，张旭，等.中医药在肺结节全程管理中的优势及展望［J］.中医杂志，2022，63（14）：1388-1393.

［16］程晨，张念志.张念志运用散结方治疗肺部结节病经验［J］.江西中医药，2018，49（8）：27-28.

［17］刘新新，郑心.郑心教授运用肺康方加减治疗肺结节病经验［J］.世界最新医学信息文摘，2018，18（28）：179-180.

［18］郭军，刘国安.刘国安教授辨证论治肺结节病经验［J］.甘肃中医，2009，22（10）：17.

［19］丁强，唐亮.中医药治疗肺结节病 2 例并相关文献复习［J］.中医药导报，2019，25（7）：105-108.

［20］张晓梅，姜良铎，肖培新.肺结节病因病机探讨［J］.环球中医药，2019，12（3）：435-437.

［21］朱丽娜，刘丽坤.中医治疗孤立性肺结节思路探讨［J］.亚太传统医药，2019，15（2）：79-81.

［22］田震西，姚德蛟.肺结节的中医辨证论治探析［J］.亚太传统医药，2019，15（11）：115-116.

［23］王剑锋，周天，刘殿娜，等.从气血理论探讨肺结节的病机与防治［J］.环球中医药，2021，14（1）：36-40.

［24］夏逸飞，孙子凯，丁振洋，等．从偏颇体质论孤立性肺结节的中医辨治［J］．广州中医药大学学报，2019，36（8）：1267-1271．

［25］陆王娟，周贤梅．中医体质在肺结节早期诊治中的应用探讨［J］．陕西中医，2018，39（4）：518-520．

［26］徐佳仪．肺部小结节患者中医体质分布规律探析［D］．杭州：浙江中医药大学，2019．

［27］许海柱，祝佳佳，张栩，等．381例肺小结节患者中医体质分布特点研究［J］．时珍国医国药，2019，30（9）：2178-2180．

［28］张妙芬，刘城鑫，黄慧婷，等．基于"阳化气，阴成形"理论探讨温阳散结法治疗肺结节［J］．中医杂志，2021，62（22）：1960-1962．

［29］郝云，赵一敏．三焦膀胱水液代谢职司异同及临床意义探究［J］．中国中医基础医学杂志，2019，25（8）：1038-1039．

［30］王儒平，陈雪梅．"脾为生痰之源，肺为贮痰之器"的机理［J］．河南中医，2013，33（9）：1396-1397．

［31］刘树民，王秋月，卢芳，等．中药引经药性理论溯本寻源与现代研究评述［J］．中草药，2020，51（19）：5099-5104．

［32］申梦岚，李全，宋凤丽，等．李全从"正虚伏痰"分期分证论治肺结节病经验［J］．中医药导报，2021，27（4）：192-195．

［33］魏华民，朱瑞丽，刘瑞，等．从痰瘀窠囊论治肺结节［J］．世界中医药，2018，13（11）：2701-2705，2708．

［34］张仲景．金匮要略［M］．北京：中国医药科技出版社，2018．

［35］巢元方．诸病源候论［M］．北京：中国医药科技出版社，2021．

［36］朱丹溪．丹溪心法［M］．北京：中国医药科技出版社，2020．

［37］虞抟．医学正传［M］．北京：中国医药科技出版社，2011．

［38］田德禄，蔡淦．中医内科学［M］．2版．上海：上海科学技术出版社，2013．

［39］南京中医学院．诸病源候论校释［M］．北京：人民卫生出版社，1980．

［40］陈无择．三因极一病证方论［M］．侯如艳，校注．北京：中国医药科技出版社，2011．

［41］陈延之．小品方［M］．高文铸，辑注．北京：中国中医药出版社，1995．

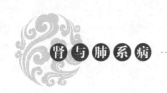

　　［42］喻嘉言.医门法律［M］.丁侃，校注.北京：中国医药科技出版社，2011.

　　［43］甄雪燕，邹慧琴.御制"中医教材"：《医宗金鉴》［J］.中国卫生人才，2017（4）：90-91.

　　［44］张锡纯.重订医学衷中参西录［M］.柳西河等，重订.北京：人民卫生出版社，2006.

　　［45］陈士铎.陈士铎医学全书［M］.太原：山西科学技术出版社，2012.

　　［46］柯新桥，范鹏，朱焱林.支气管哮喘从肾虚辨治［J］.新中医，2008，40（4）：3-4.

　　［47］李泽钊.朱佳教授补肾祛风化痰法治疗哮喘经验［J］.中国中医急症，2009，18（4）：576.

　　［48］周兆山，王燕青，姜洪玉，等.哮喘缓解期从肾虚体质辨证［J］.中医研究，2005，18（9）：22-24.

　　［49］王伟，张燕萍，苗青，等.清肺纳肾平喘汤治疗支气管哮喘临床疗效观察［J］.中国临床医生，2003，31（12）：30-32.

　　［50］欧广升.仙露喘哮康胶囊治疗支气管哮喘50例临床观察［J］.湖南中医杂志，1996，12（3）：12-13.

　　［51］吕英，成云水，肖春燕，等.小儿肾虚哮喘与哮喘易感人群基因表达谱相关性研究［J］.成都中医药大学学报，2006，29（4）：17-19.

　　［52］郭奕斌，吕英，蔡浩武，等.广东肾虚型哮喘病ACE基因的遗传多态性［J］.中国优生与遗传杂志，2006，14（8）：20-22.

　　［53］宾博平，李明忠，殷丽.防哮饮早期干预治疗对哮喘小鼠Th1/Th2细胞因子水平的影响［J］.新中医，2010，42（8）：128-130.

　　［54］薛卫林，周兆山，姜文青，等.防哮灵胶囊对哮喘大鼠肺泡灌洗液IFN-γ和IL-4的含量的影响［J］.现代中医药，2009，29（2）：61-63.

　　［55］许建华，范忠泽，吴敦序，等.补肾定喘汤对哮喘大鼠肺组织糖皮质激素受体及血浆皮质酮、ACTH的影响［J］.中国中医基础医学杂志，2003，9（1）：27-29.

　　［56］赵学军，李卫民，熊天琴，等.温肾咳喘片组分的正交法优选及其主要药效学实验研究［J］.成都中医药大学学报，2005，28（1）：56-59.

［57］Erdös E G.Angiotensin I converting enzyme and the changes in our concepts through the years［J］.Hypertension，1990，16（4）：363-370.

［58］罗仁，成玉斌，薛耀明，等．小四五汤治疗糖尿病肾病疗效与 ACE 基因相关性研究［J］.上海中医药大学学报，2001，15（1）：24-26.

［59］冯学斌，刘凤，王福猛，等．支气管哮喘病人胸导管淋巴液与血清 IL-6、IL-8、IL-10、IL-12、TNF-α 水平的对比研究［J］.中国病理生理杂志，2002，18（1）：99-100.

［60］宋淑霞，吕占军，侯洁，等．益气补肾方药对肾虚小鼠细胞因子 IL-1、IL-2 及 IL-12 基因表达的影响［J］.中国实验动物学报，2002，10（2）：101-104.

［61］陈小峰，许少锋．肾虚患者的细胞因子研究［J］.福建中医学院学报，2000，10（2）：12-13.

［62］钟历勇，沈自尹，蔡定芳，等．补肾健脾活血三类复方对下丘脑－垂体－肾上腺－胸腺轴及 CRF 基因表达的影响［J］.中国中西医结合杂志，1997，17（1）：39-41.

［63］沈自尹．中西医结合防治支气管哮喘的探讨［J］.中国中西医结合杂志，1995，15（7）：426-427.

［64］薛红丽，赵佩霞，魏睦新，等．补肾活血延缓衰老作用的实验研究［J］.江苏中医，1999，20（9）：40-41.

［65］褚东宁，陆航，俞锡林，等．清热定喘汤治疗支气管哮喘 70 例临床观察［J］.中国中西医结合杂志，1995，15（4）：240-241.

［66］韩明向，朱慧志，李泽庚，等．金泰冲剂对哮喘豚鼠 TNF-α 与 sIL-2R 水平及氧自由基代谢的影响［J］.中国中医基础医学杂志，2001，7（6）：28-30.

［67］许建华，吴敦序，方肇勤，等．哮喘大鼠肺组织 cAMP、cGMP 的动态变化及补肾定喘汤对其的影响［J］.中国中医药信息杂志，2000，7（1）：26-27.

［68］邵长荣，傅继勋，唐忆星．支气管哮喘缓解期补虚后气道反应性测验［J］.上海中医药杂志，1988，22（10）：21-22.

［69］刘鹏，李柳宁，刘伟胜．刘伟胜"补肾培元"法治疗晚期肺癌的证治探讨［J］.江苏中医药，2015，47（9）：19-22.

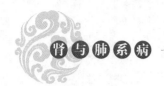

［70］冯解语，罗斌，董昌盛，等 . 田建辉治疗肺癌转移的用药规律［J］. 湖北中医药大学学报，2017，19（3）：101-106.

［71］北京医学奖励基金会肺癌青年专家委员会，中国胸外科肺癌联盟 . 肺癌骨转移诊疗专家共识（2019 版）［J］. 中国肺癌杂志，2019，22（4）：187-207.

［72］吴万垠，刘伟胜 . 肿瘤科专病中医临床诊治［M］.3 版 . 北京：人民卫生出版社，2013.

［73］姚喧 . 补肾壮骨中药对大鼠乳腺癌骨转移模型的影响［D］. 北京：北京中医药大学，2009.

［74］贾萍萍，曹亮，马力天，等 . 中医药治疗骨转移癌痛的进展［J］. 现代肿瘤医学，2022，30（11）：2097-2102.

［75］缑娇，陈捷，谢燕华，等 . 穴位埋线联合止痛药治疗骨转移癌痛的临床效果［J］. 临床医学研究与实践，2020，5（7）：115-117.

［76］欧阳迪，阮兴秋 . 金水相生法治疗肺腺癌骨转移的理论探讨［J］. 湖北中医杂志，2021，43（5）：53-56.

［77］江啸锋，张海波，陈惠惠 . 刘伟胜辨治肺癌骨转移经验［J］. 山东中医杂志，2019，38（8）：774-777，786.

［78］FERRONE S，WHITESIDE T L.Tumor microenvironment and immune escape［J］. Surg Oncol Clin N Am，2007，16（4）：755-774.

［79］汤钊猷 . 现代肿瘤学［M］.2 版 . 上海：复旦大学出版社，2003.

［80］杨丽，雷君，张琳，等 .T 细胞亚群测定在非小细胞肺癌（NSCLC）患者中医证型中的临床意义［J］. 新疆中医药，2008，26（1）：15-17.

［81］李际强，徐凯，罗翌，等 . 肺癌患者中医证候分型与 T 淋巴细胞亚群及 NK 细胞的相关性研究［J］. 江西中医学院学报，2007，19（4）：36-39.

［82］BISCHOFF J，BRASEL C.Regulation of P-selectin by tumor necrosis factor-alpha［J］. Biochem Biophys Res Commun，1995，210（1）：174-180.

［83］马科，马立凤，施志明 . 原发性支气管肺癌中医证型与免疫指标、细胞因子的相关性研究［J］. 北京中医药大学学报，2008，31（1）：64-66.

［84］李庆阳，郑家铿 . 老年肾虚与 T 细胞亚群关系［J］. 福建中医学院学报，2001，11（2）：5-6.

［85］王泽坤，臧云彩，王俊涛，等 . 郑玉玲运用补肾护骨方治疗恶性肿瘤骨

转移经验［J］. 中医杂志，2022，63（14）：1323-1326.

［86］付淑娟，张士强，吴婷婷，等. 补肾法对肺癌骨转移微环境影响的机制研究［J］. 中医药临床杂志，2021，33（11）：2164-2168.

［87］李泽云，陈芝强，刘城鑫，等. 中医药防治肺癌转移的研究进展［J］. 中医肿瘤学杂志，2020，2（4）：1-6.

［88］梁芳. 刘嘉湘扶正法治疗肺癌学术思想探析［J］. 实用中医内科杂志，2006，20（4）：369-370.

［89］上官文姬，田建辉. 从肾论治肺癌转移［J］. 中医学报，2022，37（3）：475-478.

［90］毛昀，陈峥，褚雪镭，等. 国医大师朱良春治疗骨转移临证经验［J］. 湖南中医药大学学报，2020，40（9）：1101-1105.

［91］王哲. 肺气虚证模型大鼠肺、肾组织 AQPs 表达及其影响机制研究［D］. 沈阳：辽宁中医药大学，2007.

［92］王德山，王哲，单德红，等. 肺气虚证模型大鼠肾组织钠离子转运相关蛋白表达变化研究［J］. 中国中医药信息杂志，2010，17（6）：39-41.

［93］赵敏. 肾阳虚对肺主气功能的影响及其机制研究［D］. 武汉：湖北中医药大学，2013.

［94］王淑玲，宗全和. 中西医结合探讨"肺肾相关"［J］. 中国医药学报，2002，17（4）：221-223.

［95］孙瑛，孙仁宇，杜烨玮，等. 银杏叶提取物对人工衰老大鼠肺肾功能的保护作用（英文）［J］. 中国临床康复，2005，9（27）：239-241.

［96］王淑玲. "肺肾相关"的物质基础［J］. 中国中医基础医学杂志，2002，8（4）：9-10，18.

［97］丛培玮，尚冰，王哲，等. 肺气虚模型大鼠肺、肾组织水液代谢相关性的机制研究［J］. 辽宁中医杂志，2012，39（2）：357-359.